병원 총액예산제

이·론·과·실·제

이·론·과·실·제

병 원
총액예산제

HOSPITAL

|고수경 著|

KSI 한국학술정보(주)

머리말

　1989년 전 국민 의료보험이 도입된 이후 의료 이용의 경제적 장벽이 낮아지면서 국민의 의료 이용은 급격히 증가하였고 의료비 또한 크게 증가하였다. 의료비의 지속적 증가와 함께 의료비 억제를 위한 진료비 지불제도 개편 논의 또한 꾸준히 제기되어 왔으며, 2000년 건강보험통합과 의약분업실시 등 중요한 제도 변화와 함께 건강보험 진료비가 급격히 증가하면서 포괄수가제, 총액예산제 등 예산제 방식의 진료비 지불제도 도입 논의가 구체화되기도 하였다.

　포괄수가제나 총액예산제 등의 진료비 지불제도 변화에 의한 의료비 절감 대책은 이론적으로 공급자의 행태가 의료비 증가에 가장 결정적인 영향을 미치며, 주요 선진국들에서 억제 효과를 나타낸 대부분의 의료비 절감대책이 공급자에 중심을 두었던 것이라는 연구결과와 관련이 있다. 우리나라에서도 2000년대 초반 건강보험 진료비의 급격한 증가 속에 진료비 지불제도의 개편 논의가 본격화되었으며, 본 연구는 당시 우리나라에서 총액예산제 도입 가능성을 검토하기 위해 시행된 것으로서 저자의 서울대학교 박사학위논문으로 제출되었던 것이다.

　본 연구에서는 총액예산모형의 설계와 예산제 적용분야와 관련하여 다양한 외국사례를 수집·분석하는 한편, 건강보험 자료를 이용하여 우리나라에서의 구체적 적용 가능성을 실증적으로 검토하였다. 본 연구는 제도에 대한 이해가 비교적 부족했던 초창기에 선진국에서 적용되고 있던 다양한 방식의 제도 현황 소개와 이를 응용한 국내 모형을 구축하였다는 점에서 의의가 있다. 또한 저자의 연구 이후 몇몇 후배 연구자들이 저자가 이용했던 외국자료들을 토대로 예산제의 효과를 평가하거나 국내 적용 모형을 응용하여 개별 병원에서의 제도 적용 모형을 개발하는 등의 연구를 하였던 점은 상당히 고무적이었다.

그러나 학위논문에서 아쉬움으로 남았던, 그래서 반드시 후에 보완 발전시켜 지속적으로 연구하고자 하였던 부분들이 여전히 과제로 남아 있음은 부끄럽고도 안타까운 일이다. 이러한 안타까움이 학위논문으로 제출되었던 논문을 단행본으로 발간하는 데 마음에 부담이 되기도 하였으나, 앞으로 진료비 지불제도, 특히 총액예산제를 공부하고자 하는 많은 후배 연구자들이 쉽게 참고하여 이 분야의 연구를 더욱 발전시킬 수 있었으면 하는 바람에서 결국 이 책의 발간을 수락하였다. 모쪼록 이 책이 관심 있는 연구자들에게 많이 참고가 되고 활용되어 앞으로 보건정책이나 제도분야의 다양한 연구서를 발간하여 연구하기 쉬운 환경을 만드는 데 기여하겠다는 저자의 오래된 다짐에 자극이 되기를 기대한다. 끝으로 출판을 의뢰하고 맡아주신 한국학술정보(주)와 박주선 씨의 수고에 감사드린다.

❧ 목 차 ❧

I. 서 론

1. 연구의 배경 및 필요성

　보건의료 분야의 급격한 지출증가는 전 세계적으로 보건정책 분야의 의사결정자들에게 관심의 대상이 되고 있으며, 우리나라의 경우에도 보건의료부문의 지출증가는 지속적으로 정책적 이슈가 되어 왔다. 특히 2000년 전후로 행해졌던 건강보험통합, 실거래가 상환제 및 의약분업 실시, 뒤이은 건강보험수가인상 등으로 인해 악화된 건강보험의 재정위기가 현재까지도 여전히 지속되면서 건강보험진료비를 중심으로 한 의료비 지출억제는 더욱 중요한 이슈가 되고 있다. 2001년에 17조 8천억 원(국민건강보험공단, 2002a)에 달하여 전년도에 비해 40% 가까이 증가하였던 건강보험의 진료비 지출 추세는, 이후 여러 가지 재정안정대책이 시행되었음에도 불구하고 크게 꺾이지 않았다. 2002년 1/4분기 건강보험진료비 지출 또한 4조 6천억 원 정도에 이르는 것으로 나타나(국민건강보험공단, 2002b), 이 추세대로라면 2002년의 건강보험진료비 또한 전년도와 유사한 수준을 나타낼 전망이다.

　비교적 오랜 기간에 걸쳐 건강보험의 재정위기가 지속됨에 따라 의료비 억제 혹은 건강보험재정안정을 위한 정책대안들도 다양하게 제시되었다. 이들 대책은 소액진료비 본인부담 및 중증도별 본인부담차등제, 의료저축제도(Medical Savings Account: MSA), 참조가격제(reference price system), 민간보험도입, 보험급여범위 축소(일반약 급여범위 제외 등) 등 수요 측 관리방안뿐 아니라 DRG 전면실시 혹은 국공립병원 총액예산제 실시 등 진료비 지불제도 개편, 진료량 통제, 의료공급제한, 고가의료장비규제, 진료비심사 강화, 의료보험 수가조정 등 공급 측 관리방안 또한 포함하고 있다.

　다양한 의료비 억제 방법들 중에서, 기존에 우리나라에서 사용해 왔던 방법들은 주로 수요측면에 중심을 둔 것으로써, 대부분의 정책이 의료소비자의 비용 의식을 높여 의료이용의 도덕적 해이(moral hazard)를 방지하고 이를 통해 보험진료비를 억제하는 것을 목적으로 하였다. 결과적으로, 우리나라는 전 국민 의료보험의 실시에도 불구하고 광범위한 보험비급여항목이 존재하게 되었고, 보험급여항목에 대해서도 20~55%에 이르는 높은 본인부담률이 부과되게 되었다. 결국 전체 보건의료지출 중 환자에 의해 부담되는 의료비(out-of-pocket payment) 비율이 2001년 현재 40%를 상회하게 되었는데, 이는 대부분의 국가에서 진료비 본인부담률이 20% 내외로 나타나고 있는(OECD, 2002) 점을 감안하면 상당히 높은 것이며, 이러한 높은 국민부담에도 불구하고 우리나라에서 건강보험진료비 증가추세가 지속되고 있다는 사실 때문에 더욱 문제가 된다.

또한, 공급측면에 중심을 둔 다양한 의료비 억제책 중 우리나라에서 사용해 온 것은 병상과 고가장비에 대한 규제 및 건강보험 수가통제 등이었으며, 최근 1~2년을 제외하면 건강보험의 수가인상률은 물가인상률보다 낮거나 비슷한 수준에서 고시되었다. 그러나 병상과 고가장비에 대한 규제는 신고나 허가 사항에 불과할 뿐 선진국 등에서 사용하고 있는 의료계획과는 차이가 있고 따라서 실제적인 병상 및 장비 억제 효과는 크지 않다. 건강보험 수가의 통제 역시 개별 공급자 입장에서는 수가가 통제되더라도 이 수준이 서비스 생산의 한계비용 이상일 경우 공급량을 늘려 수입을 늘리는 것이 가능하기 때문에, 수가통제는 진료량의 증가를 가져왔고 결과적으로 의료비 억제에 기여하지 못하였다. 또한 행위별 수가제하에서 진료량에 대한 감시는 진료내역 심사에 의해 이루어질 수밖에 없으나, 심사지침이 의사들에게 공개되어 있는 우리나라 상황하에서 심사에 의한 진료량 통제는 거의 기능을 하지 못하였다. 이는 심사조정률이 진료비 기준 1%[1] 내외에 불과하다는 것에서도 확인된다. 여기에 최근 1~2년간의 급격한 건강보험수가인상은 진료량의 증가와 함께 새로운 공급자의 진입 등을 가져와 폭발적인 진료비 증가를 초래하였다.

---

1) 2001년도에 진료비심사에 의한 조정액은 약 2.200억 원으로 2001년에 청구된 보험진료비 총액 18조 800억 원의 1.21%에 불과하였다(국민건강보험공단, 2002a).

요컨대, 그간 우리나라에서 사용되어 온 본인부담증가, 보험급여제한 및 현재 논의 중인 민간보험도입 등의 보험진료비 억제방식은 건강보험의 진료비 지출을 가입자에게 이전(cost shifting)한 것에 불과하였을 뿐 실질적인 의료서비스이용감소나 의료비 절감을 가져온 것은 아니었다. 뿐만 아니라, 이미 환자의 진료비 부담수준이 상당히 높은 상황이기 때문에 앞으로의 보험진료비 억제 논의에 있어서 비용이전을 통한 방식에만 의존하는 것은 의료수요자의 저항을 가져올 수 있을 것으로 생각된다. 즉, 더 이상의 보험재정악화를 방지하기 위해서는 의료비 증가로 인한 손실위험을 공급자가 부담하게 함으로써, 의료제공행태를 변화시켜 실질적으로 보험진료비 억제를 가져올 수 있는 예산 설정(budget setting) 방식의 의료비 억제책 도입의 필요성이 제기된다는 의미이다[2]. 이미, 선진국의 경험을 통해 수요측면의 관리보다는 공급측면의 관리가 의료비 억제에 효과적이고, 보건의료부문의 예산제 도입이 비용절감을 위한 가장 효과적인 수단이 된다는 것이 받아들여지고 있다(Abel-Smith, 1992).

예산제 도입을 통한 의료비 지출 관리에 있어서 특히 병원 부문을 중심으로 고려하게 된다. 입원(병원)분야는 대부분의 국가에서 보건의료지출의 가장 큰 부분을 차지하고 있을 뿐 아니라 기관단위의 진료비 지출 수준이 비교적 안정되어 있어 예산제 도입이 용이하기 때문이다. 또한 병원은 전통적으로 비영리 기관으로 발달해 오면서 비용을 보전하는 수준에서 예산(수입)을 확보하여 왔기 때문에 의사부문에 비해 예산제 도입에 대한 저항도 적다. 이미 유럽의 많은 국가들에서 보건의료지출억제를 위해 병원에 대한 예산제를 실시하고 있다.

우리나라의 경우에도 2001년 현재 전체 건강보험요양기관 62,744개

---

2) 물론, 우리나라에서도 예산 설정(budget setting)방식의 의료비 억제책에 대한 논의가 전혀 없었던 것은 아니다. 입원진료비 억제를 위해 실시되었던 DRG시범사업은 일종의 case-based budget이라고 할 수 있고, 최근 논의되었던 주치의 등록제도 person-based budget의 개념과 관계가 있다. 또한 최근 정부가 국공립병원을 중심으로 한 총액예산제(provider budget) 도입 가능성을 시사함으로써, 예산 설정방식의 의료비 억제책에 대한 필요성이 전혀 제기되지 않은 것은 아니지만, 아직까지는 총액예산제에 관한 초보적인 논의나 인식도 부족한 실정이다.

[약국 제외 시 44,372개] 중 병원급 이상의 의료기관(치과 및 한방병원 제외)이 984개로 기관 수로는 전체 대비 1.57%[약국 제외 시 2.22%]에 불과하나 보험진료비 규모로는 30.9%[약국 제외 시 42.1%]를 차지하여 (국민건강보험공단, 2002a) 병원급 의료기관이 건강보험진료비에 미치는 영향이 크다. 또한, 1990년에서 2000년까지 기관 수의 연평균 증가율은 종합병원이 2.3%, 병원이 6.6%, 의원이 5.8%였으나, 진료비의 연평균 증가율은 입원의 경우가 종합병원 13.6%, 병원 18.3%, 의원 14.5%, 외래의 경우가 종합병원 14.3%, 병원 11.9%, 의원 11.8% 등으로 나타나, 병원급 이상 의료기관에서 기관 수 증가에 비해 진료비의 증가속도가 빠르게 나타난다(<표 1-1>). 이를 보더라도 건강보험진료비 관리를 위해서는 병원급 의료기관에 대한 진료비 관리가 중요하다는 것을 알 수 있다.

〈표 1-1〉 의료기관 종별 기관 수 및 진료비(1990-2000)

		1990년	2000년	총 증가율	연평균 증가율
종 합 병 원	기관 수	230	288	25.2%	2.3%
	입원진료비	806,128	2,888,135	258.3%	13.6%
	외래진료비	384,850	1,811,281	370.6%	14.3%
병 원	기관 수	360	680	88.9%	6.6%
	입원진료비	111,496	599,821	438.0%	18.3%
	외래진료비	105,475	376,338	256.8%	11.9%
의 원	기관 수	11,172	19,690	76.2%	5.8%
	입원진료비	110,905	428,915	286.7%	14.5%
	외래진료비	1,183,283	4,160,198	251.6%	11.8%

자료. 건강보험통계연보, 각 년도.

　이상에서 제기한 바와 같이 건강보험의 재정안정이 주요한 이슈가 되고 있고 수요 측 관리방안이 설득력을 갖기 어려운 상황에서, 향후 우리나라의 건강보험진료비 억제책은 주로 공급 측 관리, 특히 병원을 중심으로 한 총액예산제 도입 등에 대한 구체적인 논의들을 포함하게 될 것으로 생각된다. 본 연구는 이러한 배경하에 병원예산제를 실시하고 있는 국가들을 중심으로 예산의 결정방식에 대해 조사하고 이를 응용한 우리나라에서의 병원예산제 도입모형을 제시함으로써 향후 예산제 도입을 위한 정책결정의 참고자료를 제공하기 위해 시행되었다.

2. 연구목적 및 연구내용

본 연구는 병원예산제 도입국가들의 병원재원조달방식에 대한 연구를 통해 병원의 예산산출방식을 도출하고 이를 응용한 모형을 우리나라 진료비 자료에 적용시켜 봄으로써, 우리나라에서 가능할 수 있는 병원 부문 예산제 도입방안을 모색하여, 예산제 도입과 관련된 정책결정에 있어 기초 자료를 제공하는 것을 목적으로 한다. 본 연구의 구체적인 내용은 다음과 같다.

첫째, 병원진료비 지불보상제도의 유형을 개괄하고 각 방식이 가지는 경제적 유인 및 의료서비스의 양과 질, 비용에 미치는 효과에 대해, 총액예산제와 비교하여 이론적으로 고찰하고, 예산 설계에 있어서 이들 진료비 지불방식이 어떻게 활용될 수 있는지에 대해 제시한다(Ⅱ장 1절).
둘째, 총액예산제하에서의 예산 설계 시 예산상한의 강제성, 예산의 결정기전, 예산의 적용범위, 예산의 적용수준, 예산의 배분기준, 예산의 규모 결정방법의 차이에 따른 총액예산제 유형에 대해 고찰한다(Ⅱ장 2절).
셋째, 병원에 대한 재원조달방식으로 총액예산제를 도입하고 있는 국가들을 대상으로 하여, 병원의 진료비 예산이 주로 어떤 요소에 의해 결정되는가를 기준으로 병원의 예산결정모형을 분류하고, 각 분류에 해당되는 국가별로 병원 부문의 구조, 예산규모의 산출방법, 예산결정과정, 예산의 범위, 예산의 분배 혹은 적용방식 등에 대해 체계적으로 비교분석한다(Ⅲ장).

넷째, 위에서 분류된 예산결정모형을 우리나라 건강보험 자료에 맞게 수정하여 1999년 이후 2001년까지 진료월별로 구축된 우리나라의 의료기관별 진료비 자료에 적용하여 병원진료비 예산규모를 예측하고 이를 실제진료비와 비교, 평가함으로써 우리나라에서 도입 가능한 진료비 산출 모형을 제시한다(Ⅳ장).

3. 연구과정 및 연구방법

본 연구는 총액예산제의 구체적인 내용에 대한 이론적 검토와 병원예산제 도입국가의 병원재원조달모형에 대한 사례연구를 통해, 병원 총액예산제의 유형을 분류하고 이를 우리나라 건강보험진료비 자료에 적용시켜 봄으로써, 우리나라에서 도입 가능한 예산결정모형 및 예산제 도입 시에 보완해야 할 사항들을 제시하고자 한 것이다. 연구의 전개과정은 <그림 1-1>과 같다.

이때, 총액예산제에 대한 이론연구 및 병원예산제 도입국가의 사례연구를 위해서는 기본적으로는 선행연구 및 발표된 기존 문헌에 의존하였으나, 병원 부문의 주요 진료지표 및 병원재원조달방식의 최근의 변화 경향을 파악하기 위해서는 OECD health data, European Observatory on Health care system에서 발행하는 각종 통계자료와 제도조사자료, 각국 보험자와 보건부에서 웹 페이지를 통해 제공하는 자료들을 이용하였다. 일부 국가의 경우에는 병원협회 및 보건부, 보험자단체를 직접 방문하거나 서면 질의를 통해 병원예산제 관련 실무자와의 접촉에 의해 자료를 수집하거나 의견을 청취하였다.

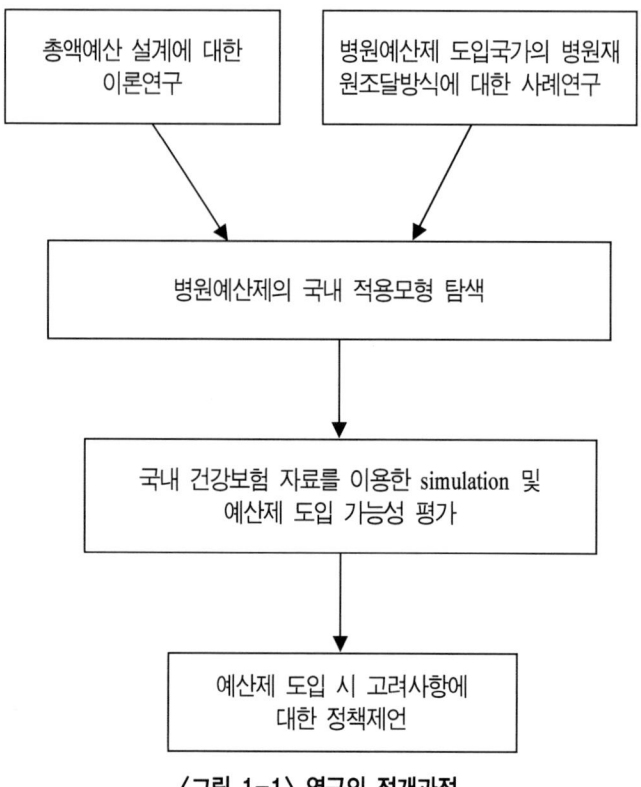

〈그림 1-1〉 연구의 전개과정

　　제도 연구를 통해 도출된 모형의 우리나라 적용을 위해서는 국민건강보험공단에서 보험진료비 청구 및 지급에 이용한 건강보험진료실적자료 및 건강보험가입자의 보험자격자료를 이용하였다. 건강보험진료실적자료로는 의료기관별로 구축된 1999년부터 2001년까지 진료월별 진료실적 자료와 환자별로 구축된 1999년에서 2001년까지의 수진월별 의료이용자료, 의료기관별로 구축된 인력 및 시설, 전문과목 등의 의료기관 현황 자료, 비급여 규모 파악을 위한 국민건강보험공단의 수진내역신고자료 등이 본 연구에 사용되었다.
　　각 자료에 포함된 변수들은 다음과 같고, 연구목적에 맞게 일부 변수만 추출하여 분석에 이용하였다.

- 건강보험가입자 자격자료: 가입자 일련번호, 보험직역구분(지역, 직장, 공단), 가입자유형구분(피보험자 / 피부양자 구분), 거주지구분(시군구읍면동 코드), 보험료
- 상병별 진료비 자료: 수진자 일련번호, 요양기관기호, 서식구분, 진료개시일, 입내원일수, 진료일수, 총 진료비, 공단부담금, 주상병기호, 부상병기호, DRG코드
- 의료기관별 진료비 자료: 요양기관기호, 서식구분, 진료년월, 진료과목, 청구매체, 진료건수, 입내원일수, 처방전 발행건수, 진료일수, 총 진료비, 공단부담금
- 의료기관 현황자료: 의료기관의 개설특성(설립구분), 의료인력(전문과목별 의사 수, 보조인력 수 등), 시설(병상 수, 신생아실, 중환자실 등), 장비 현황(CT 등 의료장비)
- 수진내역신고자료: 요양기관기호, 입원외래 구분, 보험 총 진료비, 보험본인부담금, 비급여본인부담금 등

Ⅱ. 총액예산제의 개념과 형태

1. 진료비 지불보상제도의 유형과 총액예산제

진료비 지불보상제도는 자원 사용과 의료공급자의 업무량(workload) 간의 관계를 계량화하는 것에서 출발한다. 초기의 진료비 지불보상제도는 의료서비스 공급에 소요된 비용을 완전히 보상(full-cost reimbursement) 하는 것을 원칙으로 하였다. 따라서 지불보상을 위해서는 공급자가 의료서비스 생산을 위해 사용한 자원량을 보상하거나 의료서비스 생산을 위해 투자한 업무량을 반영할 필요가 있게 된다. 이때, 공급자의 자원소비량에 중점을 두는 경우 총 업무시간으로 측정한 인력자원 혹은 감가상각비 등을 반영한 자본자원을 계량화하게 되고, 공급자의 업무량에 중점을 두는 경우 업무량을 측정하는 단위, 즉, 의료서비스 혹은 처치절차 시행횟수, 총 재원일수, 입퇴원건수, 질병별 입퇴원건수 등이 진료비 지불보상수준을 결정하는 중요한 요인이 된다. 이러한 요인에 따라 진료비 지불보상제도의 유형이 행위별 수가제, 일당 정액제, 건당 정액제, 인두제 등으로 정해지게 된다.

병원 부문에 대해서도 이상의 진료비지불제도 유형을 모두 적용할 수 있으며, 과거에는 서비스별 가격제(일당 정액(기본)에 임상서비스비용, 편의시설비용을 추가하는 형태)나 등록제(등록된 병원에 매주, 매월, 매분기 등으로 일정액을 미리 내고 아플 때 거의 본인부담 없이 그 병원을 이용) 방식도 사용되었다(Glaser, 1987). 병원 부문 진료비지불보상방식에서 최근 나타나는 뚜렷한 경향은 진료비 통제가 가능하지 않은 사후적 보상방식(open-ended retrospective funding)에서 사전에 예산이 정해지는 방식(prospective budget)으로 변화하고 있다는 것이다(Mossialos, 1999a). 병원 부문에 나타나는 선지불보상방식(prospective payment system)의 대표적 형태에는 크게 DRG(Diagnosis-Related Group) 등 일정한 기준에 근거하여 진료건당 지불할 금액을 미리 정하는 포괄수가제와 진료량을 포함한 총 진료비규모를 진료 이전에 미리 정하는 선지불예산제

(prospective budget) 등이 있으며, 최근에는 이 둘을 혼합하여 사용하려는 경향이 나타나고 있다(Wiley, 1998).

1) 진료비 지불보상제도의 유형

진료비 지불보상제도의 유형은 크게, 실제로 이루어진 행위량에 관계없이 사전적으로 예산이 정해지는 형태(prospective budgeting)와 실제로 이루어진 행위량에 근거하여 사후적으로 진료비가 지급되는 형태(open-ended, retrospective service-based financing)의 두 가지로 나눌 수 있다.

선지불예산제는 그 예산이 적용되는 대상 혹은 수준에 따라 기관별 혹은 부문별 진료비 전체에 예산이 적용되는 형태인 총액예산제(global budget), 입원건 혹은 질병건 등 사례별로 예산이 정해지는 건당 정액제(case budget), 입원일별로 예산이 정해지는 일당 정액제(per diem budget), 가입자 수 혹은 등록자 수에 따라 예산이 정해지는 인두제(capitation fee, person budget) 등으로 나눌 수 있다. 행위량에 근거한 사후적 진료비 보상제는 우리나라의 진료비 지불보상제도인 행위별 수가제(fee-for-service)가 대표적이다. 한편, 선지불예산제 중 건당 정액제나 일당 정액제의 경우에는 건별로 혹은 일별로 진료비 수준이 미리 정해지기는 하지만, 진료건수를 늘리거나 재원일수를 늘림으로써 진료비를 늘리는 것이 가능하므로, 엄격한 의미에서는 선지불예산제에 포함하지 않고 행위별 수가제의 변형된 형태(fee-for-case, fee-for-day)로 본다.

(1) 총액예산제

총액예산제는 대개 지불자가 하나(single payer)일 경우 가능하며, 일단 시행되면 가장 간단한 진료비 보상방법이다. 제도에 따라 예상된 것 이상의 지출증가를 허용하지 않을 수도 있고(hard cap) 허용할 수도 있으나(soft cap), 총액예산제에 의한 진료비 지불보상방식의 중요한 목표인 "예측 가능함(predictability)"은 (다른 방식의 진료비 지불제도와는 달리) 복잡한 계산 없이도 가능하다(Glaser, 1987).

총액예산제는 의료기관에 대한 소유형태, 주요 보건의료재원의 종류, 진료비 지불자의 수 등 각 나라의 보건의료제도여건에 따라 다르게 설계될 수 있으며, 벨기에의 경우처럼 건강보험의 지출에 대해서만 예산을 설정할 수도 있고, 네덜란드의 경우처럼 민간보험의 지출을 포함하여 예산을 설정할 수도 있으며, 뉴질랜드나 덴마크 등 국가보건서비스를 제공하는 나라들에서처럼 전체 보건의료부문에 대한 예산을 설정할 수도 있다.

이 방식하에서는 정해진 예산 내에서 모든 의료서비스 공급이 이루어져야 하기 때문에, 의료공급자들이 비용 의식적이 되어 의료공급의 효율성이 높아질 것이 기대된다. 그러나 적절히 모니터링되지 않을 경우 서비스 공급량의 감소로 비용절감을 꾀하려는 반유인을 제공할 수도 있고, 신기술 도입을 억제하며 대기시간이 길어지는 등의 비효율을 낳을 수도 있으며, 의료이용에 관한 구체적 정보를 알기 어렵다는 등의 단점이 있다. 소비자에 대한 반응이 늦고 의료의 질이 저하된다는 점 또한 문제로 부각되고 있으며, 예산방식하에서 나타나는 비용절감이 실질적인 비용절감이 아니라 미래 혹은 다른 부문으로의 비용이전일 뿐이라는 비판도 존재한다.

예산제가 비용절감도구로써 갖는 문제점은 고정예산이 예산초과에 대한 불이익만 있고 예산미달 시 보상이 없는 경우 예산상한까지 지출하게 만든다는 점, 대부분의 예산이 단물 빨기(cream skimming)와 비용이전의 유인을 제공하여 기관으로 하여금 예산에 대한 수요가 적은 사람들을 선택하려는 유인을 제공한다는 것, 예산이 비용절감에 성공한다면 배분(rationing)이나 대기목록(waiting list)의 문제가 생길 수 있으며 이 경우 정치적인 문제가 될 수 있다는 것 등이다. 이 문제에 직면하여 정부는 예산의 엄격성을 완화할 수도 있으나 이런 경우가 너무 자주 일어나면 기관이 불이익을 받지 않게 될 것으로 생각하여 비용절감

효과가 감소하게 된다(Mossialos, 1999a).

　병원에 대한 총액예산제는 병원의 재원이 주로 정부에 의해 조달될 때 시행되는데, 대개 민간 부문을 통한 재원조달이 위기를 겪으면서 병원의 비용이 제3자의 지불능력을 넘어서게 되어 병원이 파산하게 되면 정부가 병원의 빚과 함께 소유권을 넘겨받는 방식으로 시작되었다. 병원의 예산이 실제적으로 소요된 비용에 근거하여 결정(retrospective cost-based reimbursement)되었던 시기에는 병원이 지불자(정부 혹은 보험자)에게 예산을 제안하고 검토·승인 받은 후 지불자가 그 비용을 지불하는 상향적 예산결정방식을 취하였다. 그러나 예산이 실제 의료행위량과 관계없이 사전적으로 결정(prospective budgeting)되는 현재에는 대개 지불자에 의해 각 병원의 예산이 결정되는 하향적 예산결정방식이나, 지불자와 병원 간의 협상에 의해 예산이 결정되는 방식을 취하게 된다(Glaser, 1987).

　병원예산제의 가장 큰 장점은 비용이 보험자와 병원 간에 고정되므로 병원이 사전에 제한된 자원의 효율적인 사용을 계획할 수 있다는 것이다. 그러나 어떻게 예산이 결정되는가와 관리자가 책임감을 갖는 정도에 의해 효율의 크기가 달라진다. 병원의 진료량 및 성과지표로써 질병의 중증도나 DRG를 이용하여 예산이 생산성을 반영하도록 할 수도 있다. 높은 생산성을 보이는 경우에 대해 예산조정이 있는 경우 비용을 절감하려는 유인이 커지나 예산이 부적절하게 설정되었을 경우 부정적인 영향을 미칠 수도 있다. 단점으로는 입원한 환자에 대한 서비스 과소제공이 가능하다는 것과, 예산이 과거지출에 근거하여 배분되는 경우 현재의 자원 사용 경향을 유지하려는 문제가 생긴다는 것 등이 있다.

　○ 총액예산제하에서의 의료의 질 관리 사례

　이상에서 언급했다시피 총액예산제가 시행되는 경우 가장 큰 문제는 과소진료로 인한 의료의 질 저하이다. 이러한 의료의 질 저하 문제로

인해 총액예산제하에서는 의료의 질 평가가 주기적으로 이루어져야 한
다. 1998년 이후 치과 부문을 시작으로 하여 현재 한방, 의원, 병원 부
문까지 총액예산제를 확대시행하고 있는 대만에서는 의료의 질을 평가
하기 위한 지표를 선정하여 정부와 공급자단체 주도로 주기적으로 평
가, 관리하고 있다.

〈표 2-1〉 대만 총액예산제하에서의 질 평가 지표

부 문	지 표 항 목
치 과	• 의료이용률: 의료이용률, 지급액 변화율 • 보험가입자의 의료권익: 만족도 조사, 국민들의 상담, 불만건수 • 의료서비스의 질: 임상진료지침, 진료량 총량 심사, 치과 의료서비스의 질 표준 • 구강건강지표: 연령별 충치감염률 등
한 방	• 진찰 의료이용률: 의료이용률, 지급액 변화율 • 보험가입자의 의료권익: 만족도 조사, 국민들의 상담, 불만건수 • 의료서비스의 질: 한방과 양방의 동시 이용률, 중복 진찰률
양 방	• 보험가입자의 의료권익: 만족도 조사, 국민들의 상담, 불만건수 • 의료서비스의 질: 환자의 재진비율, 평균 처방일수, 주사제 사용률, 항생제 사용률, 중복 재진율, 부당한 약의 사용건수, 사용한 약의 중복일수, 만성병의 연속처방전 작성비율, 처방전의 설명비율, 의사의 평균 진찰시간, 의사가 지속적으로 참가한 교육 횟수 등 • 이용률 지표: 자궁경관검진 이용률, 성인병예방 검진 이용률, 아동병예방 검진 이용률, 제왕절개율, 진찰과 수술건의 증가율, 6세 이하 아동 천식 입원율, 입원율, 전문병원입원비율, 1인당 평균입원일수, 1인당 응급실 이용률 등 • 중장기 지표: 진료지침과의 부합비율 등

대만에서는 의료의 질 평가를 위해 의료이용률 지표(수진율, 재진비율,
지급액 등), 적정진료 지표(주사제 사용률, 항생제 사용률, 중복 진료율,
평균 처방일수, 평균 진료시간, 제왕절개율, 입원율 등), 소비자 만족도
지표(만족도 조사, 국민 불만건수 등) 등이 이용되고 있으며(<표 2-1> 참
고), 가장 먼저 예산제가 실시된 치과 부문의 경우 건강상태 지표(연령별
충치감염률 등)도 의료의 질 평가 항목에 포함된다(Yaung, 2002).

(2) 일당 정액제

일당 진료비 방식은 최근까지도 병원에 대한 진료비 지불방식에서 아주 흔히 사용되어 왔던 것으로, 일당 진료비 수준은 병원이 적자를 보지 않을 정도의 수준에서 정해졌다. 대개 병원의 신청 또는 최근 비용에 가격변화를 반영하여 병원의 예산을 정한 후 그 병원의 예상환자 수로 나누어 일당 진료비를 정하게 되고, 예상환자 수는 대개 병원의 예측치 또는 최근 환자 수에 인구구성, 유병률 등의 변화를 반영하여 정해진다.

하나의 평균 일당 진료비만 사용하는 것이 실제 비용과 지나친 차이를 가져올 수 있으므로, 이 차이를 반영하기 위해 서비스항목별, 진료과목별, 질병 종류별로 일당 진료비를 다르게 운영할 수도 있다. 예로, 총액예산제를 도입하기 이전에 병원에 대한 진료비 지불방식으로 일당 정액제를 사용하였던 프랑스에서는 병원그룹을 소재지역과 특성(도시병원 / 농촌병원 / 대학병원 등)에 따라 분류하고 다시 이를 진료과 혹은 임상서비스별(대학병원은 내과 / 외과 / 산부인과 / 정신과 / 중환자, 농촌병원은 내과 / 노인 장기간호, 허약노인 호스피스, 건강노인 호스피스 등)로 세분하여 일당 진료비를 다르게 보상하였다(Glaser, 1987). 그리고 현재 의사서비스를 제외한 병원의 예산을 결정하는데 일당 진료비 방식을 사용하는 벨기에에서도 숙박서비스와 임상서비스에 대한 일당 진료비(및 예산)를 별도로 결정한다(Crainich, 1999). 이때, 개별병원별로 일당 진료비를 별도로 책정하게 되면 운영이 어렵기 때문에, 병원들을 형태나 규모, 임상서비스의 복잡성에 따라 그룹별로 분류하고 동일그룹에 속하는 모든 병원의 평균 일당 진료비를 고정하는 방안을 채택할 수도 있다.

일단 일당 진료비가 계산되면 진료비 청구나 지급 업무는 상당히 간단해지며, 병원은 일정 기간 동안의 재원일수와 해당 병원의 일당 진료비를 곱하여 진료비를 청구하고, 보험자도 특별한 심사가 필요 없으므로 즉각적으로 병원으로 진료비를 송금할 수 있게 된다. 또한, 일당 진료비 방식은 보험자가 다수인 경우에도 적용하기가 용이하나, 특정 보험자가 자신의 가입자들이 중증정도가 평균보다 낮으므로 그 가입자에게 적용되는 진료비 수준을 낮추어야 한다고 주장하게 되면 제도 운용이 어려울 수 있다.

일당 진료비는 처음에, 임상서비스가 간단할 때 병실료와 식대를 커버하기 위해 시작되어 점차적으로 더욱 많은 서비스가 포함되었고, 대체로 병원에 고용되는 의사의 봉급은 일당 진료비에 포함되나 행위별 수가제로 보상되는 의사 서비스는 포함되지 않는다. 네덜란드의 경우 1980년대 중반까지 이윤이 없다는 전제하에 병원이 "all-in rate(모든 진료행위를 포함하는 일당 진료비)"와 "all-out rate(기본진료비만 일당 진료비로 보상하고 나머지 서비스에 대해서는 별도 가격 부과를 허용)" 중에서 선택하게 하는 방식을 운영하기도 하였다(Glaser, 1987).

일당 진료비 방식에 대한 가장 큰 비판은 재원일수를 늘리려는 반유인을 제공한다는 것인데, 대부분의 환자들은 초기에 비용을 많이 쓰게 되므로 재원일수 감소나 낮 수술 시행 등은 잘 일어나지 않게 된다. 이때, 재원일수가 특별히 긴 병원을 색출하여 그 병원의 수가를 낮춤으로써 이러한 반유인을 제거할 수 있고, 경우에 따라 입원일수나 환자상태에 따라 보상수준이 달라지는 체감적 일당 진료비를 적용할 수도 있다. 과거 스위스의 경우 도시별, 병원규모별로 체감률을 다르게 적용하였고 프랑스의 경우 급성기 환자가 일정 재원일수를 넘기게 되면 장기요양병상으로 옮겨 다른 수가를 적용하기도 하였다. 총액예산제와 마찬가지로 일당 진료비 지불방식 또한 의료이용 및 서비스 내용에 관한 정보를 수집하기 어렵다는 단점이 있다.

(3) 건당 정액제

건당 정액제는 미국, 독일 등에서 사용되고 있으며, 일정한 기준에 의해 사전적으로 정해진 일정한 건별 금액을 실제 재원일수나 소요비용에 관계없이 지불하는 방식이다. 건당 정액제는 질병명에 관계없이 퇴원건별(fee per discharge)로 적용될 수도 있으나, 이 경우 건별 진료비가 지나치게 다양해지게 되므로 질병 종류별 건당 정액제가 보다 수용성이 높다. 미국의 진단명 기준 건당 정액제인 DRG(Diagnosis-Related Group: 입원)와 APC(Ambulatory Patient Classification: 외래)가 대표적이고, 독일의 경우 진단명 기준의 질병건당 정액(Case fee) 외에 몇몇 고가처치 기준의 고가의료행위별 정액(Procedure fee)이 사용되고 있다.

건당 정액제가 일시적으로 의료비를 억제하는 효과가 있는 것은 분명하나, 이러한 절감이 건당 정액제가 적용되지 않는 부분으로 의료비를 이전시켰을 뿐이라는 지적도 많다. DRG에 근거한 건당 정액제하에서 건당 진료비를 결정하기 위해서는 환자를 진단명에 따라 분류하고 각 진단명별로 가장 흔한 처치절차와 평균비용을 추정해야 한다. 이러한 연구는 행위별 수가제에 의한 진료비 지불방식을 적용하는 경우에만 가능하기 때문에, 이것이 행위별 수가제를 실시하고 있었던 미국에서 진료비 지불제도의 개선을 위해 건당 정액제를 고려한 이유가 되었다(Glaser, 1987).

일단 건당 진료비가 정해지고 나면, 건당 정액제 역시 일당 정액제와 마찬가지로 환자의 비용을 일일이 계산할 필요가 없으므로 행정비용이 절감된다. 건당 정액제의 설계와 적용에 있어 문제가 되는 점들은 적절한 질병군 분류, 열외군에 대한 보상의 문제, 비용이전의 문제 등이다. 전통적으로 병원에 대한 진료비 지불보상 방식으로 예산방식을 주로 사용해 왔던 유럽의 경우 건당 정액제에 의한 청구나 지급을 하는 경우는 아직 흔하지 않지만, 환자중증도(Case-mix)를 활용하여 병원별 예산의 보정기준으로 사용하거나 병원별 자원 사용의 효율성을 평가하기도 한다(Wiley, 1998).

(4) 인두제

인두제는 대상자 수에 따라 지불될 진료비가 결정되는 것으로, 주로 보험자별로 예산을 배분하거나 주치의별로 예산을 배분하는 기준, 혹은 국가보건서비스 체계하에서 지역별로 예산을 배분하는 기준 등으로 사용된다. 인두제 방식의 진료비 지불보상제도의 특징은, 지불되는 진료비가 보험가입자 수나 주치의별로 등록된 환자 수에 비례할 뿐 실제 의료서비스 이용자 수와 관계없다는 점이다. 따라서 인두제하에서는 치료적 행위보다 예방적 행위에 노력을 기울이게 되고, 가입자에 따른 의료위험의 차이를 반영하기 위해 성별이나 연령 등 인구학적 특성을 고려하여 가입자당 지불할 금액(weighted capitation)이 정해지게 된다.

병원의 경우 인두제는 과거에 영국 및 미국 등에서 일정 기간 동안 일정 일수의 입원일을 보장하는 대가로 보험료를 병원에 직접 지불하는 형태로 적용되기도 하였다(Glaser, 1987).

(5) 행위별 수가제

행위별 수가제는 주로 개별 의사들에 대해 사용되며, 병원에 대해 행위별 수가제를 적용하고 있는 나라는 현재에는 흔하지 않다. 병원에 대해 주로 예산제를 적용하고 있는 유럽 국가들에서는, 과거 공적 보험자와 계약하지 않은 민간병원의 경우에는 환자에게 서비스항목별로 청구하는 것이 가능하기도 하였다.

행위별 수가제하에서의 의료수가결정방법은 나라별로 매우 다르며, 공적 보험자와 계약하고 있는 의사들은 전체 수가표를 보험자와 협상하거나 수가규제기관에 의해 검토받아야 한다. 의사에 대한 지불방법으로 행위별 수가제를 실시하고 있는 나라들 중, 벨기에(non-conventioned physician)나 프랑스(sector 2 doctor)에서처럼, 의사들이 전국적 수준에서 협상된 수가를 적용받지 않겠다고 선택하는 것이 가능한 나라도 있고, 호주의 경우처럼 전국적 협상이나 고시에 의해 보험자가 상환할 수준이 정해지더라도 의사별로 상환수준 이상의 수가를 적용하여 그 차액을 환자에게 청구(balance billing)하는 것이 가능한 국가들도 있다 (European Observatory, 2000a; 2000b; 2001a).

행위별 수가제하에서는 서비스 제공량에 따라 개별 공급자의 수입이 결정되기 때문에 의료비 증가의 가능성이 가장 크며, 환자에게 행해진 모든 의료행위에 대해 청구하여야 하나 의학적 처치의 종류도 많고 복잡하기 때문에 환자나 보험자 모두 잘못 청구된 것을 발견하기 어렵고, 따라서 부당청구(fraud)의 가능성도 높아진다.

2) 진료비 지불제도의 유형에 따른 총액예산의 결정

이상에서 진료비 지불제도의 유형에 대해 개괄하였으며, 총액예산제 외의 진료비 지불방식하에서 예산을 결정하기 위해서는 다음과 같은 방식을 사용할 수 있다.

먼저, 일당 정액제하에서는 기대되는 일당 진료비와 재원일수의 곱에 의해(병원 입원에 대한) 예산규모를 총액으로 산출하는 것이 가능하며, 이때, 비슷한 유형의 병원 간에는 비용이 크게 차이를 보이지 않을 것으로 기대되기 때문에 그룹별로 병원을 묶어서 일당 진료비를 적용할 수 있다. 건당 정액제하에서 역시 일당 정액제하에서와 마찬가지로 기대되는 질병종류별 건당 진료비와 질병건수만 예측되면(병원에 대한) 총 진료비 예산을 결정할 수 있고, 건당 진료비는 주로 진단명에 의해 결정하는 것이 선호된다. 또한, 일당 정액제와 건당 정액제하에서 기대 재원일수 또는 기대질병건수는 최근 연도의 재원일수 혹은 질병건수에 적절한 보정기준을 사용하여 정할 수 있다.

일당 정액제와 건당 정액제는 주로 병원의 예산을 결정하는 데 사용될 수 있고 외래나 다른 보건의료부문에 대한 예산결정방식으로는 적절

하지 않으며, 단독으로 사용되기보다는 총액예산제 적용 시 예산을 보
정하는 기준으로 많이 사용된다. 즉, 병원에 대해 선지불예산제 형태의
진료비 지불방식을 사용하는 많은 유럽 국가들의 경우, 행위량에 근거
해서 예산을 보정(Activity-adjusted prospective budgeting)하거나 환자중
증도를 반영하여 예산을 보정(Case mix-adjusted prospective budgeting)
하기도 한다(Saltman, 1997).

독일의 경우 병원의 예산은 크게 3가지 항목, 질병건당 정액(Case
fee), 고가의료행위별 정액(Procedure fee), 일당 정액(Per diem)으로 구분
되어 각각의 진료량을 정함으로써 결정되는데, 병원의 진료량이 사전에
결정된 진료량에 미달하거나 초과하는 경우 고정비용 및 한계비용에 근
거하여 진료비를 지불한다(Activity-adjusted prospective budgeting). 1984
년 이후 병원 부문에 총액예산제를 도입한 프랑스의 경우 예산제 도입
초기에는 예산의 규모를 주로 과거지출에 의해 결정하였으나, 1996년의
보건의료개혁에 의해 예산의 일정부문(1996년 0.5%)을 진단명별 정액제
(French DRG)에 의해 결정하는 방식으로 바꾸었고, 건당 진료비 방식에
의해 결정되는 예산규모를 점차로 증가시키고 있다. 1980년대 이후 인
구집단기준에 의한 총액예산제와 함께 병원 부문에 대한 예산제를 사용
해 왔던 노르웨이에서도, 1990년대의 보건의료개혁에 의해 병원의 효율
성을 증가시킬 목적으로 환자구성을 병원예산결정에 반영하게 되었으
며, 오스트리아의 경우 1997년의 병원 부문개혁에 의해 진단명에 근거
한 재원조달방식을 병원의 예산결정에 사용하게 되었다(Case-mix adjusted
prospective budgeting)(Saltman, 1997).

한편, 행위별 수가제하에서는 일당 정액제나 건당 정액제하에서와는
달리 개별 서비스항목의 수가와 개별 항목별 빈도가 모두 진료비 규모
에 영향을 미치므로, 총액으로 예산규모를 결정하는 것이 쉽지 않다.
다만, 우리나라와 같이 자원기준상대가치체계(Resource-Based Relative
Value Scale System: RBRVS)에 근거한 행위별 수가제를 적용하고 있는
경우 점수당 단가의 조정에 의해 총액을 결정하는 것이 이론적으로는

가능하고, 독일의 경우처럼 외래부문에 대한 예산제를 적용하고 있는 나라들에서는 예산의 공급자별 배분과정에서 행위별 수가를 이용한다.

2. 예산 설계방식에 따른 총액예산제 유형

총액예산제하에서의 예산 설계에 있어서 다음과 같은 내용들이 고려될 수 있고, 이에 따라 총액예산제의 유형이 달라진다. 이러한 유형구분은 총액예산제의 구조와 과정을 고려하여 총액예산제 유형이 16개로 분류될 수 있다고 한 Bishop(1994)의 관점(<그림2-1>)을 기초로 하고 여기에 부가적으로 고려해야 할 필요가 있다고 판단한 조건들을 추가하여 이루어졌다.

첫째, 보건의료지출상한에 대한 개념에 대한 것이다. 이는 예산상한을 강제적(hard cap or expenditure cap)으로 적용할 것인가 혹은 지출목표(soft cap or expenditure target)로써 정의할 것인가에 대한 결정을 의미한다.

둘째, 예산을 결정하는 기전에 대한 것이다. 이것은 예산의 전체적인 규모나 공급자 간 배분규칙을 정함에 있어 공급자와의 협상(negotiation)에 의할 것인가 혹은 정부나 보험자의 일방적인 규제(regulation)에 의할 것인가에 대한 결정을 의미한다.

셋째, 예산의 적용범위에 관한 것이다. 즉, 예산을 보건의료부문 전체에 대해 적용할 것인가(global budget), 입원·외래·약제 등 부문별로 적용할 것인가(sectoral budget), 개별 공급자별로 적용할 것인가(provider budget)에 대한 것이다. 이때, 보건의료부문에 대한 전체 예산이 이와 같이 공급자 수준(provider level)에서 부문별 혹은 개별 공급자별로 배분되지 않고 보험자 수준(purchaser level)에서 배분된 후 다시 공급자별로 배분될 수도 있다.

넷째, 예산의 적용수준에 대한 것이다. 이것은 예산이 국가수준(national level)에서 결정되는가, 주 등의 지역수준(regional level)에서 결정되는 가, 개인수준(individual level)에서 결정되는가 등에 대한 것인데, 지역 수준의 예산은 지방정부 혹은 지역별 보험자에 대한 예산일 수도 있고 지역별 공급자단체에 대한 예산일 수도 있다.

다섯째, 예산의 배분규칙에 관한 것이다. 이것은 총예산을 배분함에 있어 보건의료부문별로 배분할 것인가(sectoral budget) 혹은 인구집단기 준으로 배분할 것인가(population-based budget)에 관한 것으로서, 인구 집단기준으로 배분할 경우 지역(region)이나 진료권(catchment area), 또 는 등록인구(enrolled-group) 등에 의해 배분하는 것이 가능하다.

여섯째, 예산의 크기를 결정하는 방식에 대한 것이다. 이는 당기의 예산이 전기의 예산을 근거로 약간의 증가를 허용하여 결정되는가 (incremental approach), 혹은 일정한 기준에 의해 자원의 사용과 프로그 램의 목적을 부합할 목적으로 결정되는가(programmatic approach)에 관 련된다. 점증적 예산방식(incremental approach)을 이용하는 경우 일정한 기준에 근거한 예산 증가율(system-wide percentage increase)이 필요하 게 되며, 목적적 예산방식(programmatic approach을 이용하는 경우 전 기의 예산이 당기의 예산과 관계없다는 점에서 "zero-based" approach 라고 할 수 있다.

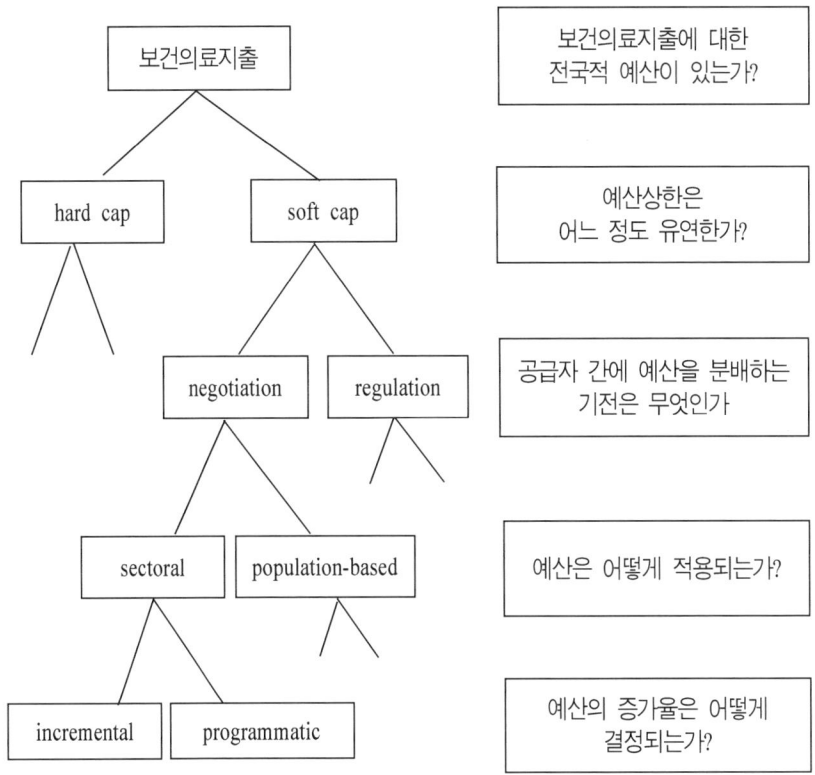

〈그림 2-1〉 정책선택: 총액예산제의 구조와 과정(Bishop, 1994)

1) 예산상한의 강제성에 따른 총액예산제 유형:
지출상한제와 지출목표제
(Expenditure Cap vs Expenditure Target)

○ 개 념

Glaser(1993)에 의하면, 지출상한(expenditure cap or hard cap)은 "고정된 재원(fixed amount of money)으로 한 해 동안에 제공되는 모든 서비스는 이 금액 안에서 일어나야 하는 상한"이며, 지출 목표(expenditure target or soft cap)는 "가능한 한 올해 안에 달성해야 하는 목표이지만 다음 연도로 이월될 수도 있는 목표"로 정의된다. 즉, 지출상한 방식하에서는 결정된 예산이 지급한도임을 뜻하며 초과된 비용은 보상되지 않는 데 반해, 지출목표 방식하에서는 예산이 초과되면 다음 연도에 차감 지급하거나 아니면 일정한 비율을 삭감하여 그해에 지급할 수도 있다.

따라서 지출상한이 보다 강력한 지출억제책이며 모든 재원이 단일 지불자 혹은 잘 조직된 지불자 연합체에서 나올 때 가능하고, 지출 목표는 대개 공급자와 지불자 간의 자발적인 협상에 의해 결정되며 이 경우 정부의 역할은 작아진다. 그러나 엄격한 지출상한제는 총수요의 탄력성을 허용하지 않을 수 있다. 즉, 사회는 정해진 지출상한(cost)보다 의료서비스로 얻는 편익(benefit)이 더 큰 경우 더 많이 지불할 용의를 가질 수도 있으나 엄격한 지출상한제하에서는 이를 반영하지 못한다. 또한, 지출상한이 엄격해질수록 의료서비스의 질에 대한 모니터링이 필요하게 되는데, 캐나다 병원의 사례(Glaser, 1987)에서처럼 예산제한이 엄격해지면 일부 핵심진료 외의 진료를 하지 않거나 다른 병원으로 의뢰하는 등의 문제가 발생할 수도 있기 때문이다.

○ 적용 사례

독일, 벨기에 등의 외래부문과 캐나다(브리티시컬럼비아 주, 병원과 의사서비스) 등에서는 지출상한제가, 네덜란드와 미국의 HMO 및 메디케어 등에서는 지출목표제가 적용되고 있다. 지출상한을 결정함에 있어, 확정된 신호(예를 들면, 임금총액, 보험료수입, 인플레이션과 인구변화 등을 보정한 전기의 지출)에 근거하는 것이 효과적이다(Bishop, 1994).

독일의 경우 보험료수입에 근거하여 지출하는 정책(revenue oriented expenditure policy)에 의해 지출증가가 보험료부과소득의 증가율과 동일한 수준으로 제한되게 되었으며, 외래부문의 경우 의사에 대한 진료비는 여전히 행위별 수가방식에 의해 보상되나, 의사에게 지불할 총액이 제한되어 있기 때문에 분기별로 의료행위량을 평가하여 의료행위의 상대가치점수를 조정함으로써 지출상한을 달성하게 된다(Schwartz, 1996).

벨기에 외래부문의 경우 지출이 예산을 초과할 것으로 예상되면 수가를 인하하거나 상환비율을 감소시켜 건강보험의 지출상한이 달성되도록 한다(Crainich, 1999). 룩셈부르크에서도 건강보험지출에 대한 예산제가 1994년에 도입되었으며, 질병금고연합이 예산제의 실행을 감독하여 예산초과 시 의사수가를 인하하는 등 조정기전을 작동시킨다(Mossialos, 1999).

캐나다 브리티시컬럼비아 주의 경우 의사수가에 대해서 총액예산제가 운영되고 있으며, 특정 해에 의사에 대한 진료비 지출이 과잉되면 다음 해에 진료비를 미리 조절하거나 수가를 인하함으로써 조정한다. 이 주에서 의사에 대한 예산은 지방정부와 주의 의사협회 간 협상에 의해 정해지나, 최근 들어서 인구증가에 의해 설명되는 의료이용량 증가만을 수가인상에 반영함으로써 엄격하지는 않지만 지출상한방식과 유사한 총액예산제로 변화하고 있다(Barer, 1995).

미국 메디케어의 경우 GDP증가 및 의료비용증가지수를 이용한 의료행위량 조정기준(PVS: Performance Volume Standard) 및 지속가능한 성장률(SGR: Sustainable Growth Rate)에 의해 목표지출액을 정한다.

○ 병원 부문의 적용 사례

병원의 경우에는 정부에 의해 재원이 조달되는 영국, 캐나다, 스웨덴 등에서 지출상한 방식을 적용하는 것이 적절한데 이들 국가들에서는 모든 정부 지출이 예산 내에서 운영되고 있기 때문이다. 캐나다 브리티시컬럼비아 주의 경우 병원의 운영비용에 대해 지출상한제를 적용하여 왔고 1990년 이후 인구의 의료필요에 의한 예산결정방식을 적용하기 전까지는 전년도 예산에 일정한 증가율을 적용하여 익년도 예산이 결정되었다(Barer, 1995). 예산제 도입 초기에는 개별병원들이 직접 예산안을 작성하여 보건부에 제출하면 보건부가 이를 승인하여 예산을 지급하는 형태로 이루어졌으나 현재에는 점차로 정부가 예산을 직접 결정하여 개별병원에 지불하는 형태로 바뀌고 있다.

지출목표 방식은 사회보험 국가에서 보다 적절한데, 이는 이들 국가

들에서는 진료비 지불이 총액방식보다는 단위별로 이루어져 왔고 예산
상한제에 대해서는 공급자들의 저항도 적지 않기 때문이다. 이들 국가
의 진료비 지불방식은 대개(병원 부문) 총예산을 추정되는(병원 전체)
재원일수로 나누어 표준 일당 진료비를 산출한 후, 이를 개별병원의
재원일수에 따라 지급하는 형태로 이루어져왔기 때문에, 총액예산제를
도입하는 경우에도 일당 진료비는 여전히 계산되어 병원에 대한 진료
비 지불에 사용된다. 다만, 지출목표제하에서는 실제 재원일수가 추정
된 재원일수를 초과하는 경우 다음 해의 일당 진료비를 조정하는 등의
방법을 통해 손익분기점을 맞추게 된다.

2) 예산의 결정기전에 따른 총액예산제 유형: 총액예산제와 총액계약제

예산의 결정 또한 지불자가 임의로 정할 수도 있고, 지불하는 자와
지불받는 자 사이의 협상에 의해 결정할 수도 있다. 예산의 결정 기전
으로 협상(negotiation)을 이용하는 경우 대개 공급자 대표와 보험자(혹
은 정부) 대표 간의 협상에 의해 예산이 정해지며 계약 형태를 띤다.
지불자가 단일지불자(single payer)로서 수요독점력(monopsony power)을
가질 때에는 공급자별 예산은 정해진 자원을 배분하는 형태를 가지므
로, 이때의 예산결정기전은 협상이라기보다는 일종의 규제(regulation)적
성격을 띤다. 예산결정방식에 있어 규제에 의한 일방적 배분보다 협상
에 의한 쌍방적 계약을 선호하는 경우, 우리나라에서와 같이 총액예산
제를 총액계약제로 표현할 수도 있다[3].

---

3) 우리나라에서는 종종 총액계약제와 총액예산제가 별도의 개념인 것처럼 사용되
   기도 하나, 엄밀히 말하면 총액계약제는 계약방식에 의한 총액예산제라고 하는
   것이 정확하다.

○ 규제방식의 총액예산제 적용 사례

규제적 지시가 예산자원을 배분하는 데 사용되는 환경하에서는, 중앙의 예산당국이 각 예산주체별 자원의 양을 일방적으로 배분하게 된다. 이 방식은 보건의료시스템 전체가 통합되어 있을 때, 즉 중앙의 예산당국이 의료기관을 소유하고 의료인을 고용하고 있는 경우에 유리하고, 보건의료시스템 전체가 통합되어 있지 않더라도 지불자가 하나이거나 혹은 연합체를 구성하여 수요독점상태를 이룬 경우이면 가능하다(Bishop, 1994). 대개 국가보건서비스를 도입하고 있는 국가들은 제도차원에서 운영되는 예산제를 가지고 있으며, 중앙정부 혹은 지방정부차원에서 공급자와의 협상 없이[4] 예산규모가 결정된다.

공급자에 대한 규제의 특성은 규제기관의 지위, 규제의 범위(특정 공급자, 특정 지불자 등), 규제의 내용(예산총액, 수가수준, 지불단위, 의료이용량, 서비스 내용 등), 규제자의 권한 혹은 영향력의 수준(규제자의 결정에 이의신청가능 여부, 규제 내용의 수정가능 여부, 피규제자에 대한 조사 혹은 제재조치 등)에 따라 달라진다.

영국은 1948년 NHS가 도입된 지 20개월 후에 최초로 전국적인 차원의 예산결정절차를 도입했으며, 병원과 지역사회서비스의 경우 전국적 수준에서 예산이 결정되고(Fattore, 1999), 아일랜드에서는 공공지출에 대한 상한이 보건부와 재정부에 의해 결정된다(Hughes, 1999).

덴마크의 경우 예산배분을 위한 협상이 중앙정부의 보건부(Ministry of Health)및 재정부(Ministry of Finance)와 주의회 및 시의회(counties and municipalities) 간에 연례적으로 이루어지는데, 이 협상과정에서 지방세의 수준, 중앙정부의 보조금 등이 논의되게 된다. 주의회 및 시의회는 이 협상과정에서 합의된 보건의료지출 목표 내에서 대부분의 보건의료서비스를 제공할 책임을 갖게 된다. 덴마크의 주의회는 대부분의 병원을 소유하고 있으며 이들 병원에 대해 총액예산제를 적용한다. 병

---

4) 정부 차원의 협상(중앙정부와 지방정부)은 있을 수 있음.

원별 예산의 수준은 병원관리자와 지방정부 간의 협상에 의해 정해진
다(Christiansen, 1999).

○ **협상방식의 총액예산제 적용 사례**

예산을 결정하는 데 있어 지불자와 공급자 간의 협상방식을 사용하는
경우, 공급자들은 환자진료에 필요한 자원의 예상추정치를 제시하고 이
를 근거로 협상하게 되며, 협상과정에서 공급자들은 예산에 대한 대가
로 제공할 의료서비스량을 구체적으로 제시하게 된다. 즉, 공급자와의
협상은 공급자들이 다양한 예산량에 따라 얼마만큼의 의료서비스를 공
급할 용의가 있는가를 드러내게 된다. 반복되는 협상경험을 통해 예산
이 늘거나 줄었을 때 어떤 서비스의 제공이 늘어나고 줄어들지 정부당
국이 예측할 수 있게 되기 때문에, 규제방식보다는 협상방식이 상대적
으로 사회적으로 합당한 수준의 예산을 결정할 수 있다(Bishop, 1994).

지불자와 공급자 간의 협상은 협상에 참여하는 당사자(개별 공급자
와 지불자, 공급자단체와 지불자), 협상의 범위(협상이 포괄하는 공급자
수준 / 지불률, 지불단위 및 지불제도), 협상수준에 따른 협상의 내용(예.
전국적 수준에서는 지침 결정 후 지역적 수준에서 예산결정 등), 협상
결렬 시의 해결 및 중재 방법, 계약 기간 내 협상내용 변경가능 여부
등의 조건에 따라 다양한 형태를 가질 수 있다.

독일의 경우 공급자에 대한 수가수준을 결정할 때 협상방식을 사용
해 온 대표적인 국가인데 협상은 연방차원과 주차원에서 두 단계에 걸
쳐 일어난다. 먼저, 외래부문의 경우 보험자단체의 연방연합회와 보험
의사의 연방협회가 총괄계약을 통해 단가의 가이드라인과 상대가치점
수(통합가치척도: EBM)를 계약하면, 연방차원의 지침에 기준을 두되
주별 협상에 의해 점수당 단가(진료비 총액)가 정해진다. 따라서 주별
로 단가는 약간씩 다르고, 주별로 단가가 정해지면 연방차원에서 정해
진 상대가치점수에 곱하여 수가표(fee schedule)가 만들어지게 되며, 이

수가표는 보험의협회가 보험자로부터 받은 진료비 총액을 개별 보험의에게 배분하는 기준으로 사용된다. 한편, 최근까지 독일에서 보험자는 보험의협회와 총액을 계약하고 개별의사와는 협상하지 않았으나, "보건개혁 2000"에 의해 보험자가 개별 보험의사와 협상을 체결하는 것이 가능해져, 현재는 집단계약과 개별계약이 공존하고 있는 상태이다(독일 연방보험의협회, 2001). 병원 부문의 경우, 진료비 지불방식에 따라 협상주체가 다른데, 건당 정액방식과 고가처치별 정액방식에 의해 보상되는 부분의 경우 점수는 연방보건부에 의해 정해지고 점수당 단가는 주별 보험자연합회와 병원협회 간의 협상에 의해 결정되지만, 일당 정액방식에 의해 보상되는 부분의 경우 주별 보험자연합회와 개별병원과의 협상에 의해 진료비 수준이 정해진다(Busse, 1997).

벨기에의 경우 의료수가는 보험의사-건강보험조합위원회(Committee of mutualities and doctors)에서 전국적 수준으로 협상된다. 여기에서 합의된 안은 사회복지부의 승인을 거쳐 2년 동안 유효하게 되고, 모든 의사들이 동의한 것을 의미하게 되어 지역 내 의사들의 40%이상이 반대하거나 일반의나 전문의의 50%이상이 반대하지 않는 한 효력을 발휘하게 된다. 만약 어떤 지역에서 합의안이 부결되면, 정부는 일방적으로 수가를 강제하는 것, 대안을 제시하는 것, 수가는 의사들이 자율적으로 매길 수 있게 하고 상환수준만 고정시키는 것 등 3가지 조치 중 하나를 취하게 된다. 합의안이 통과된 지역의 경우, 합의안을 수용한 의사(conventioned physician)는 일반적으로 설정된 수가를 따라야 하고, 합의안을 수용하지 않는 의사(non-conventioned physician)의 경우 수가를 자유로이 매길 수 있다. 그러나 합의안을 수용한 의사의 경우에도 환자의 소득이 일정액을 넘으면 이 수가를 따르지 않아도 된다(European Observatory, 2000a).

대만에서는, 연간 예산과 각 부문의 예산이 공급자, 가입자 및 정부 대표로 구성된 NHI 산하의 독립기구인 보건의료비조정위원회(HCAC: Healthcare Cost Arbitration Committee)에 의해 결정되고 나면, 전체 예산이 한방(chinese medicine)부문, 치과진료부문, 의원부문(외래 환자와 주로 일차의료), 병원 부문(입원 및 외래) 등의 부문별로 나누어진다. 각 부문별 예산은 해당 의료협회와 보건의료비조정위원회의 가입자대표 간의 협상에 의해 정해지는데, 의료서비스의 질 부분이 총액예산 협상의 중요한 부분이며, 여기에는 의료이용 및 결과, 환자만족 등에 대한 다양한 지표 등이 포함된다. 별도 기구가 해당 부문의 의료의 질을 심사하며 이것이 다음 연도 예산협상의 중요한 요소가 된다(Yaung, 2002).

3) 예산의 적용범위에 따른 총액예산제 유형: 총액예산제, 부문별 예산제, 공급자별 예산제 (Global budget vs Sectoral budget vs Provider budget)

예산의 적용범위에 따라 예산제를 분류할 수도 있는데, 예산이 보건의료 전 부문을 포괄하는 단일한 예산으로 결정되는 경우를 엄격한 의미의 총액예산제(global budget)라고 할 수 있다.

○ 총액예산제 적용 사례

대만의 경우에는 1998년 치과진료부문부터 부문별 예산제를 도입하기 시작하여 2000년 한방부문, 2001년 의원부문, 2002년 병원 부문으로 확대하면서 총액예산제가 실시되고 있다. 대만에서는 전국단위로 정해진 총액예산을 부문별로 일단 배분한 후, 병원 부문을 제외한 나머지 세 가지 부문의 부문별 예산을 6개의 지역예산으로 나누어 배분한다(<그림 2-2>). 각 지역별로 예산을 배분하는 기준은 일부는 지역의 인구수이고 일부는 그 지역의 실제 의료비용이다(Yaung, 2002).

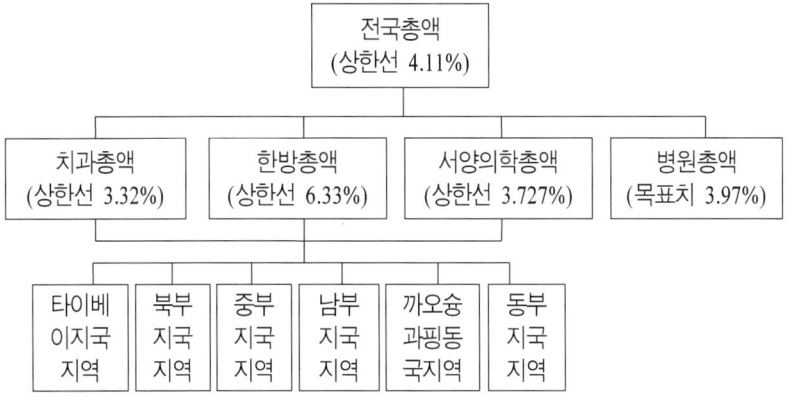

* **지역분배비율:** 치과(보험대상자 수 40%, 실제의료비용 60%)
  한방(보험대상자 수 5%, 실제의료비용 95%)

〈그림 2-2〉 대만의 총액예산 배분(2001년)

벨기에의 경우 전체 보건의료부문에 대한 예산은 아니지만 1992년
이후 건강보험진료비에 대한 예산이 정해지고 있다. 건강보험위원회가
연간 부문(병원, 일차의료, 약제, 치과진료, 임상검사)별 지출 목표를 정
의하며, 전체 건강보험의 예산이 이러한 부문별로 배분된다. 정부가 예
산이 초과될 때 의사의 수가를 낮추는 것과 같은 조정기전을 작동한다
(European Observatory, 2000a).

룩셈부르크에서는 건강보험지출에 대한 예산제가 1994년에 도입되었
고(Mossialos, 1999), 영국의 경우 NHS(국가보건서비스) 전체에 대한 예
산이 결정된 후 부문별로 배분되며, 뉴질랜드나 덴마크 등 조세에 의해
보건의료부문의 재원조달이 이루어지는 국가들은 매년 정부의 공공지출
예산을 결정하는 과정에서 보건의료부문의 예산도 함께 결정된다.

○ 부문별 예산제 적용 사례

예산이 보건의료부문별로 별도로 결정되는 경우 부문별 예산제(sectoral
budget)라고 할 수 있으며, 이 경우 예산이 병원(입원), 외래, 약제, 건강

검진, 치과, 장기요양 등의 부문에 대해 각각 적용되며, 한 부문에서 초과되는 예산을 다른 부문에서 미달되는 예산과 상쇄시킬 수 없다는 점에서 총액예산제와 구별된다. 즉, 부문별 예산제하에서는 부문별 예산교환이 불가능하여 입원서비스를 보다 비용절감적인 외래서비스로 대체하는 행위 등에 대한 유인이 감소된다.

독일의 경우 부문별 예산제를 실시하는 대표적인 나라로, 1990년대 독일은 외래진료와 병원진료에 대해 부문별 예산을 도입하였고, 치과진료 및 약제비에 대해서는 지역 차원에서 협상에 의해 예산을 정하였다. 이 중 외래부문에 대한 예산은 잘 작동하고 있으나 병원 부문에 대한 예산은 잘 작동하지 않는데 이는 부분적으로 예산상한의 적용이 엄격하지 않은 데 기인한다. 병원 부문에 대한 예산을 보다 엄격하게 하는 새로운 법이 1996년에 도입되었으나 외래진료와 병원진료에 대한 부문별 예산은 1997년에 폐기되었다. 약제비 예산제는 의사의 처방약에 대해 적용되어 예산초과 시 의사협회가 일정부분을 부담하게 된다(Dixon, 2002).

네덜란드의 경우 부문별 예산(지출 목표)은 병원 부문, 정신과 입원부문, 정신과 외래부문, 가정간호부문, 정신지체 치료부문, 전문의 부문, 치과 부문, 물리치료 부문, 일반의 부문, 처방 약제 부문 등에 대해 다양하게 적용되고 있는데, 부문에 따라 보건의료부문의 공공지출뿐 아니라 민간지출까지도 포함하여 예산총액이 결정되는 점이 특징적이다(Maarse, 1996).

프랑스에서는 민간의사, 간호, 임상검사에 대한 지출목표제가 1992년 처음으로 도입되었으며 1994년에는 물리치료 및 약제비까지 확대되었고 1996년에는 일반개원의에게까지 확대되었다(Lancry, 1999).

아일랜드에서는 일반의에 대한 행위별 수가제가 1989년 인두제에 근거한 예산제로 바뀌었다. 지역사회의료 및 병원에 대한 부문별 예산이 적용된다. 전체 병원 병상의 40%를 차지하는 공공병원에 대한 예산은 보건부와 개별적으로 협상된다(Hughes, 1999).

핀란드에서는 병원진료 및 일차의료에 대해 부문별 예산이 있으며 (Hakkinen, 1999), 1990년대 초 이후 이탈리아에서는 민간병원의 지출과 외래진료에 대해 예산을 설정하였다(Fattore, 1999). 스페인에서는 일차의료, 약제, 입원진료, 관리비, 연구 및 훈련 등에 대해 목표예산이 있다(Lopez, 1999). 덴마크에서는 병원의 선지불 예산이 매년 정해지며, 일차의료와 약제비에 대해서도 지출 목표가 정해져 감시된다(Christiansen, 1999).

○ 공급자별 예산제 적용 사례

예산이 개별 공급자별로 결정되는 경우를 공급자별 예산제(provider budget)라고 하며, 여기에서 공급자란 대개 의사, 치과의사, 전문의 등의 개별 공급자를 의미하기보다는 병원, 간호요양소 등의 개별 기관 공급자를 의미한다. 병원의 진료비 예산제가 공급자별 예산의 대표적인 형태이다.

많은 유럽 국가들에서 병원에 대해 공급자별 예산제를 시행하고 있고 네덜란드의 경우에는 병원 외에 간호요양소, 외래 정신치료센터 등에 대해서도 공급자별 예산제를 사용한다(Maarse, 1996). 오스트리아에서는 부문별 병원예산의 일부가 사전적으로 고정되며, 개별병원에 대한 예산제가 실시된다. 공급자 수준에서 벨기에의 병원들은 숙박비용과 간호비용에 대해 선지불 예산을 지불받는다. 룩셈부르크에서는 병원에 대한 총액예산제가 도입되어 있으며 의사에 대한 수가는 제외되어 있다. 그리스는 병원예산이 설정되어 있으나 실제로는 엄격하지 않아서 병원지출에 대한 영향을 거의 미치지 못한다. 프랑스에서는 1984년 이후 공공병원에 대한 총액예산제가 도입되었다.

○ 총액예산제하의 부문별 예산과 공급자별 예산배분

총액예산제와 부문별 예산제 혹은 부문별 예산제와 공급자별 예산제 등이 동시에 실시되는 경우 예산을 각 부문별 혹은 각 공급자별로 배분하는 기전이 필요하게 된다. 이러한 배분은 보건의료에 대한 수요변화, 의료서비스 생산비용의 변화 등을 반영한 일종의 예산식에 의해 합리적으로 일어날 수도 있고, 예산배분과 관련된 이해당사자들의 역관계에 의해 정치적으로 결정될 수도 있다.

부문별 예산제와 공급자별 예산제의 특징적인 차이는 예산초과 시의 제재조치에 관한 것으로서, 공급자별 예산제하에서는 개별 공급자가 예산초과에 대한 책임을 지게 되고 예산초과지출에 대한 불이익을 직접 받지만, 부문별 예산제하에서는 예산초과에 대한 책임이 공급자들 간에 분산되게 된다.

한편, 전국적인 차원에서 결정된 예산은 구매자와 공급자 분리가 있는 국가들에서 이상에서와 같이 총액-부문별-개별 공급자별 등 공급자 수준에서 예산이 배분되는 대신에 구매자 수준에서 예산이 배분될 수도 있다. 이때, 대개 지역정부 혹은 지역보험자가 구매자가 되지만, 영국의 기금보유 일반의(GP fundholder)처럼 의료서비스 공급자가 동시에 구매자 역할을 할 수도 있다. 구매자는 예산범위 내에서 그 지역 혹은 보험가입자에게 필요한 보건의료를 구매하게 된다.

4) 예산의 적용수준에 따른 총액예산제 유형: 전국적 예산, 지역별 예산, 개인별 예산
(National Budget vs Regional Budget vs Individual Budget)

전국적 수준에서 예산이 결정되면 적당한 배분기전에 따라 지역수준으로 예산이 배분될 수 있으며, 일단 지역수준으로 예산이 배분되고 나면 각 지역에서 그 지역 내의 보건의료부문별로 예산을 배분하는 것이 가능하다. 또 이외에 오스트리아와 네덜란드에서 장기요양간호에 대해 개인을 기준으로 예산을 설정하려는 시도가 있었으나 아직은 그 효과에 대해 알려지지 않았다.

아일랜드에서 연간 예산은 8개의 보건위원회(health board)에 배분되는데, 보건위원회는 여러 보건의료프로그램에 재원을 배분하고 예산이 준수되도록 감독할 책임을 진다(Hughes, 1999).

스웨덴은 예산을 26개의 주의회(county council)로 할당한다. 주의회의 예산은 매년 정해지고 보건소로 배분되며 행위별 수가제로 보상되는 민간의사들에 대해서는 예산이 적용되지 않는다. 병원예산에 대해서는 26개의 주의회별로 상당한 차이가 있다. 대부분의 주의회에서 진료행위는 지역구(district)에 근거하여 제공되는데, 지역구의 조직은 크게 두 가지가 있다. 먼저, 지역구에 따라 한 개의 병원과 여러 개의 일차의료센터를 가지는 경우에는 지역구가 주의회로부터 예산을 받아 이 예산을 개별병원과 일차의료센터에 배분한다. 이 경우 지역구는 그 지역 내에서 독점적 지위를 갖는 HMO(staff model HMO)로 간주될 수 있다. 다음으로 구매자와 공급자가 분리되고 각 병원이 여러 구매자로부터 개별적으로 지불받는 경우가 있고, 마지막으로 일차의료센터가 병원과 별도로 조직되는 주의회의 경우에는 지역구의 병원들에 대해 그룹을 조직하여 이 그룹에 대해 예산을 배정한다(Anell, 1999).

핀란드는 시지자체(municipalities)로 예산을 할당한다. 공공보건의료지출에 대한 전체적인 예산은 없으나 시지자체에 대한 정부보조금이 연간으로 고정되기 때문에 예산의 성격을 갖게 된다. 정부는 또한 건강보험의 보험료수준을 고정시키지만 건강보험에 의한 지출은 고정하지 않는다(Hakkinen, 1999).

이탈리아와 포르투갈은 지역당국(Regional Authorities)에 예산을 할당한다. 포르투갈의 지역당국은 이 예산을 부문별(일반의, 약제, 재료 등)로 나누게 되는데 대개 예산은 잘 지켜지지 않는다(Pereira, 1999).

영국에서는 1991년 내부시장도입에 따라 보건당국과 기금보유 일반의(GP fundholder)들은 이차의료를 구매할 예산을 받았는데 보건당국은 예산을 초과하거나 미달할 수 없었지만, 기금보유 일반의들은 예산을 환자에게 혜택이 가는 방법으로 사용했다는 전제하에 예산미달 시 잉여액을 보유할 수 있었다. 노동당정부에 의해 기금보유 일반의와 보건당국은 일차의료그룹으로 대체되었고 기금보유 일반의와 마찬가지로 동일한 규칙이 적용되었다(Fattore, 1999).

5) 예산의 배분기준에 따른 총액예산제 유형:
부문기준예산제 대 인구기준예산제
(Sectoral Budget vs Population-Based Budget)

예산이 국가수준(national level)에서 결정되고 나면, 예산을 부문별 (sectoral)로 혹은 지역별(regional)로 배분하는 기전이 필요하게 된다. 부문별로 예산을 배분하는 경우 중앙당국은 총예산을 각 부문별 몫, 즉 의사, 병원, 기타 보건의료서비스 등에 배분하게 되며, 이 방식하에서는 각 부문별 자율관리가 가능하고 부문별 비용증가를 방지하는 데 효과적이다. 그러나 일단 정해진 부문별 자원배분량은 고정되는 경향이 있어 의료전달체계의 개선이나 효율성 증진을 위한 부문 간 환자이동이 극히 제한되고, 총액예산제도를 위한 진료전달체계의 효율성 개선에 장애가 될 수 있다. 인구에 따라 예산을 배분하는 것은, 예산을 받을 기관이 일정한 등록 인구집단(메니지드케어 등), 진료권 인구집단, 일정한 지역의 인구집단 등에 대해 전반적인 보건의료서비스제공의 책임이 있을 때 사용하게 된다. 인구기준에 의해 예산을 배분하게 되면 보다 효율적인 의료서비스 생산을 위해 공급자가 포괄적인 범위의 서비스를 조합하는 것이 가능하다. 또한, 인구기준 예산은 보건의료서비스의 구매자와 공급자가 분리되지 않은 경우에 구매자별 예산을 결정하거나, 전체 건강보험 예산을 보험자별로 배분하는 경우 등에서도 사용할 수 있다.

○ 인구기준예산제 적용 사례
인구기준예산배분 방식은 영국의 RAWP식(Resource Allocation Working Party formula)이 대표적이다. 영국의 경우 일단 NHS 전체 예산이 결정되고 나면 보건부가 이 예산을 두 개의 주된 보건의료부문, 즉 '병원과 지역사회보건서비스(Hospital and Community Health Service)' 부문과 '가족보건 서비스(Family Health Service)' 부문으로 배분하게 된다. 이 중 '병원과 지역사회서비스' 부문의 예산을 지역보건당국(RHA: Regional Health Authority, 현재는 HA)별로 배분할 때 이 RAWP식을 이용하였다. RAWP식이 만들어지기 전에는 예산배분이 주로 전년도 예산에 근거하되 특별한 환경변화에 따른 보정분을 일부 감안하는 수준에서 정해졌다. 그러나 이러한 예산배분이 지역 간 비형평을 야기하였기 때문에, 1976년 이후에는 지역 인구집단의 보건의료'필요(needs)'에 근거한 Weighted Capitation Payments의 원칙에 의해 자원을 배분하는 RAWP식에 따라 예산배분이 일어나게 되었다. 보건의료'필요'는 지역의 인구 규모, 성별 및 연령 구조, 이환율 수준(표준 사망비 이용), 서비스 제공비용의 지역 간 차이 등에 의해 측정되었으며, 1994년부터는 만성질환 및 저체중 출생아 발생률, 실업률과 독거노인 수 등이 보건의료필요측정에 반영되었다. 이렇게 지역보건당국별로 배분된 예산 중 얼마만큼을 병원서비스에 사용하고 기타 서비스에 사용할 것인지, 즉 부문별로 얼마만큼의 예산을 배분할 것인지는 미리 정해지지 않는다(European Observatory, 1999c).

스웨덴의 경우도 영국과 유사한 Weighted Capitation formula에 의해 주정부(state)의 예산이 시의회(county council)로 배분되는데, 이때 성, 연령, 독신 여부, 직업, 수입, 가구, 기타 보건의료필요 요인들을 고려하게 된다(Anell, 1999). 뉴질랜드의 경우 보건부(Ministry of Health)의 예산을 21개의 지역보건위원회(District Health Board)로 배분할 때, 지역별 인구수, 인종 및 연령 구조, 보건의료필요에 영향을 미치는 인구특성 등에 근거한 인구기준 재원조달방식을 사용한다(European Observatory, 2001e). 이 밖에, 호주의 경우에도 연방정부(Commonwealth)가 각 주별로 예산을 배분할 때 인구기준공식에 근거하되 성과측정 요인을 일부 반영하는 방식을 사용한다(European Observatory, 2001a).

6) 예산의 규모 결정방식에 따른 총액예산제 유형: 목적적 예산 대 점증적 예산
(Programmatic Budgeting vs Incremental Budgeting)

예산의 규모를 결정함에 있어서 단순히 과거의 추이에 의존하는가 아니면 예산규모 산출을 위한 별도의 근거 등을 적용하는가에 따라 점증적 예산(incremental budget)과 목적적 예산(programmatic budget)으로 구분할 수 있다. 점증적 예산제하에서는 전기의 예산에 연도별 가격차, 의료제공량, 생산성, 의료요구의 변화 등을 반영하여 보정하는 방식으로 예산이 결정되고, 목적적 예산제하에서는 대상 집단의 인구수와 그들의 의료필요도가 예산결정의 주요한 근거가 된다.

○ 목적적 예산 증가율 적용 사례

목적적 예산방식은 인구기준(per-capita base)으로 예산이 정해지는 경우에 사용할 수 있고 일종의 의료필요산출식(need-based formula)을 이용하게 되며, 대상 집단에 필요한 예산이 결정되는 방식이므로 서비스 종류별로 일정수준의 상승률을 적용하여 예산을 결정하는 방법보다는 서비스 종류 간 자원이전이 용이하다. 영국의 RAWP formula를 이용한 지역별 예산배분식이 대표적인 의료필요산출식이고, 지방정부나 지역건강보험조합 등의 구매자(purchaser)별로 예산을 배분하는 경우에 대부분 목적적 예산방식을 사용할 수 있다.

캐나다 브리티시컬럼비아 주의 경우 병원의 예산을 결정할 때 일종의 의료필요산출식을 사용한다. 이 주에서는 과거의 지역 내 의료이용률을 최근의 지역별 인구구성변화에 적용하여 당해의 지역 전체 의료필요를 구한 후, 각 병원의 진료권과 환자중증도를 고려하여 개별병원의 예산을 결정한다(Barer, 1995).

네덜란드의 경우 각 보험자별 재원의 일부(1993년 3%에서 시작하여

1999년 35%까지 증가)에 대해 예산방식을 적용하는데, 예산보정기준으로 가입자들의 성, 연령, 지역, 고용 및 사회보장상태를 이용한다(Dixon, 2002).

1995년 이후, 벨기에에서는 질병금고에 배정되는 예산의 일부가 성, 연령, 지역, 사망률, 소득, 가족구조 및 실업 등을 고려한 인구수에 근거하게 되었다. 이 비율은 1999년에 30%까지 증가될 전망이며, 나머지 부분은 과거지출에 의해 결정된다(European Observatory, 2000a).

○ 점증적 예산 증가율 적용 사례

점증적 예산결정방식은 예산변동 요인을 정확히 파악하고 측정할 수 있다면 충분히 기능을 발휘할 수 있으며, 협상방식에 의해 예산을 결정하는 경우 주로 이 방식이 사용된다. 점증적 예산결정방식은 새로 정해진 예산이 전년도와 동일한 접근성(혹은 구매력)을 보장할 수 있다는 점에서 이해당사자 간 갈등이 최소화되며, 이러한 이유 때문에 진료비 지불보상 방식을 사후적 보상 방식에서 사전적 예산방식으로 이행하는 경우 일반적으로 이 방식을 사용하게 된다. 그러나 점증적 예산결정방식 하에서는 보건의료서비스를 효율적으로 제공하는 기관과 비효율적으로 제공하는 기관을 차등 보상하는 것이 어렵다는 점, 혹은 보건의료서비스의 효율적인 제공으로 비용절감을 달성했던 공급자가 오히려 불이익을 볼 수도 있다는 점 등이 문제가 되고, 보건의료서비스 mix를 변화시키기도 어렵다. 점증적 예산결정방식에 있어서 사용되는 예산 증가율 기준은 대체로 의료수요의 변화를 반영할 때 효과적이라고 평가된다.

네덜란드의 경우 병원예산제 도입 초기에 점증적 예산결정방식을 사용하였다(Maarse, 1996). 캐나다에서도 일부 주를 제외하고는 과거지출에 근거한 점증적 예산방식을 사용하며, 이때에는 그 지역에 관련된 정책적 요소, 신축과 확장계획, 환자증가, 임금 인상, 약제나 재료비의 원가 상승 및 개별병원에 직접적으로 영향을 미치는 다른 정책들이 보정 근거가 된다(Barer, 1995).

○ 예산 증가율의 결정 기준

점증적 예산방식이나 목적적 예산방식 모두 예산의 증가율 혹은 예산규모를 결정할 때 일정한 기준들을 고려하게 되는데, 각 국가별로 예산규모 증가율을 결정하기 위해서는 주로 소득증가율이나 물가인상률을 사용하며, 이하의 서술에서 알 수 있다시피 증가율의 규모는 우리나라의 자연증가율에 비해 현저히 작다.

영국은 NHS 예산결정에 있어서 인구구조변화, 공공의 기대, 의료기술의 진보, 건강상태의 변화, 가격(임금 등)효과, 효율성 향상, 정치적 판단 등을 고려한다. 전체적으로 영국공공서비스 지출은 공공지출조사 (Public Expenditure Survey: PES)에 의해 결정되고 지출상한이 향후 3년에 걸쳐 실질금액 기준으로 결정되기 때문에 물가상승률 등이 반영되지 않는다(European Observatory, 1999c).

벨기에는 1994년 이래 지출증가율을 물가인상률을 제외하고 1.5%로 정하였는데, 이 상한은 1994년과 1995년에는 지켜졌으나 1996년과 1997년에는 초과하였다. 이 성장률은 국민들의 장래 의료요구 변화를 고려한 것으로 1%는 의료기술의 발전을, 0.5%는 인구노화로 인한 수요변화를 반영하였고, 이 성장률 상한이 1995년에서 2000년까지 계속 적용되었다(European Observatory, 2000a).

독일은 수입에 근거한 지출정책에 따라 보험료수입의 증가율이 부문별 예산 증가율의 상한기준으로 적용되고 있으며(Schwartz, 1996), 오스트리아의 경우에도 마찬가지이다(오스트리아 사회보험협회, 2002).

네덜란드의 경우 정부가 1994년에서 1998년까지의 증가율 상한을 1.3%로 정하였는데, 좌파정당에 의해 이 상한을 1.8%로 증가시키자는 제안이 있었으나 보수정당과 사회주의 정당에 의해 받아들여지지 않았다. 외래정신과 진료, 정형외과 수술, 심장 수술, 안과 수술 등에 대한 대기목록이 길어지자 정부는 1998년에 목표성장률을 2.4%로 결정하였다(Dixon, 2002). 네덜란드는 병원에 대한 총액예산제를 도입하기 전에는 일당 정액제를 사용하였는데, 이때 수가 수준은 3년에 한 번씩 임금과 물가상승을 반영하여 정해졌고 3년 전에 예측했던 가격상승률이 실제 가격상승률을 보전하지 못하였으면, 부족분을 3년 뒤 새로 계산하는 수가에 반영하여 보정하였다. 이론적으로 병원은 손실이나 이익을 볼 수 없었다(Glaser, 1987).

뉴질랜드는 보건의료부문의 예산을 결정함에 있어서 전년도 지출에 가격상승 및 기술진보의 효과 등을 반영한 보정식인 'A Sustainable long-term path' formula를 이용한 증가율을 적용하며, 보건의료예산의 연간 실질 성장률은 2% 내외이다(European Observatory, 2001e).

스페인에서는 중앙정부차원의 재정정책위원회에서 공공보건의료지출의 전체 성장률을 명목 GDP와 연계하자는 합의가 이루어지고 있으나, 이 합의는 아직까지는 잘 지켜지지 않고 있으며 보건의료지출은 GDP 증가율을 대체로 상회한다(Casanovas, 1999).

프랑스에서는 1997년에 의회에 의해 총지출 증가율을 1.7%로 결정하였으며, 부문별로 지출 목표가 달라 병원에 대해서는 1.3%, 전문의에 대해서는 1.4%, 일반의에 대해서는 2.4%를 각각 적용하였다. 지출 목표를 초과하는 경우 개인적인 배상책임은 없었고 전국적인 차원에서 의사수가가 인하되었다(Dixon, 2002).

미국의 경우에는 보험자별로 다르지만, 병원예산에 대한 자연증가는 대개 전년도의 실제 지출액에 물가와 임금상승분을 추가하여 정해지고, 물가와 임금상승을 측정하기 위해서는 일반 소비자 물가나 병원관련 시장의 물가를 사용하였다. 이렇게 일당 비용 혹은 서비스별 비용을 정하고 나면 여기에 예상제공량을 곱하여 병원수입규모를 결정하게 된다. 여기에 일부 주에서는 불필요한 병상을 늘려 예산을 확보하려는 행태를 방지하기 위해 진료비 결정에 활용되는 병상은 가동률 85%이상인 병상으로 하거나, 예상했던 입원일수보다 실제 입원일수가 증가하거나 전체 평균 이상의 입원일수 상승이 있는 경우 제재를 가하기도 하였다(Bishop, 1994).

대만의 경우 예산의 증가율은 비협상 요인과 협상 요인이 복합적으로 작용하여 결정되는데, 비협상 요인에는 보험가입자의 증가, 인구구조의 변화, 의료서비스 원가지수 등이 포함되고 협상 요인에는 의료의 질, 의료이용률 등이 반영된다(<표 2-2>). 또한, 예산의 대부분은 보험대상자 수나 발생의료비에 근거하여 결정되지만, 예방과 건강증진에 관련된 일부 서비스항목의 경우 예산배분의 우선순위가 된다(<표 2-3>).

〈표 2-2〉 대만 치과 부문 총액예산 증가기준

고려 사항	영향 인자	세부사항	제1기 (98 / 07~ 99 / 06)	제2기 (99 / 07~ 00 / 12)	제3기 (01 / 01~ 01 / 12)	제4기 (01 / 01~ 02 / 12)
비협상 요인		보험계약자의 연인구증가율	1.29%	1.72%	x%	x%
		인구구조의 변화율	-0.10%	-0.02%	-0.04%	0.11%
	치과 서비스 원가지수 변화율	• 노동자의 원가-농업에 종사하지 않는 노동자들의 1인당 평균월급지수 • 약품-물가지수 중의 약품류 • 의료설비-물가지수 중의 의료측량기류 • 기타-소비자물가지수의 총지수와 거주유형의 항목	3.90%	3.74%	2.20%	1.28%
		소 계	5.09%	5.44%	2.16%	1.39%
협상 요인		• 보험지불범위에 대한 의료비용의 영향 • 의료 질의 변화 • 의료이용률 혹은 의료서비스 밀집도의 변화 • 기타	2.91%	2.56%	1.16%	1.11%
		합 계	8.00%	8.00%	3.32%	2.50%

출처: Yaung, 2002.

<표 2-3> 대만 치과 부문 및 서양의학 부문 총액예산(2002)의 구성

치과 부문 예산총액(A): 100%(상한제)			
특별비(B): 0.45%	특수서비스항목(C): 0.62% (C1-C3: 목표제, C4: 특별비)		일반서비스항목(D): 98.93%(상한제)
• 치과가 없는 지역(시골)의 업무독려(B1): 0.15% • 치과가 없는 지역(시골)의 순회 의료서비스 계획(B2): 0.30%	• 선천성 언청이환자의 치과 의료서비스(C1) • 심신장애자의 치과 의료서비스(C2) • 3세 이하 영아 충치 예방서비스(C3) C1-C3: 0.29%	질 관리 보유금 (C4): 0.33%	• 지역총액분배(A-B-C): 40%는 각 지역 보험대상자 수, 60%는 각 지역 보험대상자의 실제 발생의료비 비례로 분배

서양의학 부문 예산총액(A): 100%(상한제)		
특별비(B): 0.386%	목표제(C): 10.196%	상한제(D): 89.418% (D1:D2 = 1:12.535)
• 새로 증가한 산지 및 섬 지역에 대한 서비스 계획의 증가(B1): 0.193% • 자원결핍지역에 대한 부가적 지원(B2): 0.193%	• 예방보건(C1): 1.369% • 진찰, 수술 및 병례에 대한 지출(C2): 4.942% • 만성병(C3): 3.885%	• 신장세척: (D1) • 일반진료부문(D2): 지역총액분배(A-B-C-D1)-5%는 각 지역의 인구요소와 전문병원의 의료보험대상자 수에 의해, 95%는 실시 일 년 전의 실제 의료비용에 비례하여 분배

주. 출처: Yaung, 2002.

3. 총액예산제 도입에 있어서의 시사점

이상에서 예산 설계방식에 따른 총액예산제의 유형 및 국가별 사례들에 대해 고찰하였다. 이러한 연구를 통해 우리나라의 예산제 설계에 있어 참고가 될 만한 다음과 같은 몇 가지 공통점을 발견할 수 있었다.

첫째, 예산의 결정에 있어 주로 국가보건서비스를 도입하고 있는 국가들의 경우 규제방식에 의한 예산(지출)상한제를, 사회보험을 도입하

고 있는 국가들의 경우 협상방식에 의한 예산(지출)목표제를 적용하고
있는 경향이 나타난다. 이때 국가보건서비스 도입국가의 규제 배경에는
보건의료부문을 비롯한 모든 정부서비스 부문이 예산 안에서 운영되어
왔다는 전통과 관계가 있다.

둘째, 국가보건서비스 도입국가의 경우 예산은 인구기준 배분방식에
의한 지역별 예산으로 배분되는 경향이 있고, 사회보험 도입국가의 경
우 부문별 배분방식에 의해 보건의료 각 부문별로 예산이 배분되는 경
향이 있다. 또한 지역별 예산을 적용하고 있는 국가보건서비스 국가의
경우 대개 국가 전체적인 예산도 설정되어 있어 지역 간 의료필요의
변경 시 예산이전이 용이하나, 부문별 예산을 적용하는 경우에는 전국
총액에 대한 상한은 없거나, 있더라도 부문별 예산의 재배분은 용이하
지 않은 것이 보통이다.

셋째, 병원 부문의 경우에는 공급자별 예산제가, 의사부문의 경우에
는 부문별 예산제가 적용되는 경향이 있으며, 예산상한은 병원 부문에
대해서 보다 강제적으로 적용된다. 병원에 대한 예산상한적용이 용이한
이유는 대개 병원이 비영리로 발달해 왔기 때문에 이윤창출이 주된 관
심사가 아니었던 것에 기인한다.

넷째, 예산의 증가율을 정함에 있어 지역별 예산이나 보험자별 예산
의 경우에는 의료필요에 근거한 목적적 예산방식을, 부문별 예산이나
공급자별 예산의 경우에는 과거지출 등에 근거한 점증적 예산방식을
주로 사용한다. 또한, 예산제 도입초기에는 점증적 예산방식에 의해 예
산 증가율을 결정하다가 점차로 의료필요를 반영하여 예산 증가율을
결정하는 경향이 있다.

다섯째, 인구기준 예산, 보험자별 예산, 지역별 예산, 목적적 예산 등
에서는 성, 연령 등 의료위험과 관련된 보험가입자의 특성과 가입자
수가 예산규모결정의 주된 근거가 되고 실질적인 보건의료지출은 예산
규모에 크게 영향을 미칠 수 없는 반면에, 부문별 예산, 공급자별 예
산, 점증적 예산 등에서는 과거지출 및 의료이용량 등 실질적인 보건

의료지출이 예산규모결정의 주된 근거가 된다.

이러한 점들이 우리나라에서의 총액예산제 도입 논의에 제공하는 시사점은 다음과 같다.

첫째, 사후적 보상 방식에서 사전적 예산 방식으로 진료비 지불보상 제도가 변화하였던 국가들의 사례에 비추어 볼 때, 보건의료지출상한에 있어 엄격한 지출상한제보다는 지출목표제 방식을 적용하되, 목표진료비 수준과 상한초과 시의 비용분담에 관해서는 공급자와 보험자 간의 협상에 의해 정하는 방식이 제도의 수용성을 높일 수 있다는 점이다.

둘째, 예산규모의 결정 방식에 있어서도 최소한 전년도의 의료이용 수준을 보장하는 점증적 예산 방식이 지불자와 공급자 간의 갈등을 최소화할 수 있고, 건강보험진료비 전체에 대해 전면적으로 예산제를 도입하는 것보다는 보다 도입이 용이한 부문부터 시작하여 점차적으로 확대해 나가는 것이 실현가능성이 높다는 점 또한 시사한다. 다만, 점증적·부문별 예산규모결정방식보다는 의료필요에 의한 인구집단기준 예산결정방식이 보다 합리적이므로, 점증적 예산규모결정에 있어 예산 증가율을 정할 때 의료수요의 변화를 계량화하여 반영하려는 시도를 통해 장기적으로는 인구집단기준 혹은 의료필요에 의한 예산결정방식으로의 변화를 용이하게 할 수 있다고 생각된다.

셋째, 우리나라의 총액예산제 도입 논의에 있어 보건의료공급의 민간 부문 의존도가 높다[5]는 사실 또한 고려될 필요가 있다는 점이다. 이 점을 고려하면 2001년 정부의 재정안정대책에서 제시되었던 바대로 국공립병원을 중심으로 총액예산제 시범사업을 실시하는 방안 또한 설득력을 가질 수 있다고 생각된다. 그러나 병원예산제를 먼저 도입하는

---

5) 2002년 8월 현재 우리나라의 건강보험요양기관 수는 64,648개이며 이를 설립구분별로 보면 국립의료기관이 22개, 공립의료기관이 3,444개로 국공립의료기관은 전체 요양기관의 5.36%에 불과하다(국민건강보험공단 내부자료, 2002).

경우에는, 유럽을 비롯한 대부분의 나라에 있어서 실질적인 예산 적용 (예산규모를 제한하는 조치의 도입)이 가능했던 것은-병원 부문에 총액예산제 방식이 아닌 다른 진료비 지불방식을 적용하고 있는 경우라도-병원의 발달 과정의 차이에 의한다는 점이 고려되어야 한다. 즉, 우리나라의 경우 대부분의 병원은 개인의원에서 출발하여 규모를 확대하는 방식에 의해 설립되어 병원의 소유와 경영이 동일인에 의해 일어나며, 또한 행위별 수가에 의한 진료비 지불에 익숙해져 있으므로 병원의 수입을 제한하는 예산제 적용이 수용되기 어려우나, 대부분 유럽국가의 병원들은 자선병원으로 출발하여 주어진 기금 내에서 운영하는 것이 일반적이었고, 이후에 건강보험이 발달하면서 보험자가 주지불자가 된 것이므로 예산총액 내에서 병원서비스를 제공하는 것이 수용 가능했다는 점에서 상당한 차이가 있다는 점을 염두에 두어야 한다.

이상의 논의에 비추어 볼 때, 본 연구 범위는 병원에 대한 공급자별 예산제에 대한 것이며, 주된 관심은 예산규모 및 예산증가율의 결정에 대한 것으로 제한된다. 따라서 다음 장에서는 주로 병원에 대한 예산제를 도입하고 있는 국가들에 대해 예산규모와 예산증가율의 결정 방식을 중심으로 병원의 예산제 형태에 대해 구체적으로 분석하며, 이를 통해 우리나라 병원예산결정모형 설계에 대한 시사점을 얻고자 한다.

Ⅲ. 병원예산제 도입국가의 예산결정모형

본 장에서는 Ⅱ장에서 논의한 총액예산제의 유형 중 병원에 대한 공급자별 예산제를 중심으로 하여 각국의 사례를 분석하고자 한다. 물론 병원에 대한 공급자별 예산제를 실시하고 있는 국가들 중에는 전국적 수준이나 지역적 수준에서 예산을 먼저 정한 후 병원 부문으로 배분하여 개별병원의 예산을 정하거나, 혹은 전국적 수준에서 병원 부문의 예산을 정한 후 지역으로 배분하여 개별병원의 예산을 정할 수도 있다. 이 경우에는 부문별 예산이나 지역별 예산의 결정 방식 및 개별병원으로의 분배 방식에 대한 것도 본 연구의 내용이 된다. 또한, 부문별 예산이나 지역별 예산, 개별병원의 예산을 결정함에 있어 협상방식을 이용하는가 규제방식을 이용하는가도 본 장의 연구내용이 된다. 무엇보다도 가장 관심을 갖는 내용은 개별병원의 예산규모를 결정하기 위해 주로 어떤 요소들을 이용하는가가 될 것이다.

Mossialos(1999)는 개별병원의 진료비 규모를 결정하는 데 사용되는 요소들에 근거하여 EU 회원 국가들의 병원재원조달 방식을 크게 다음과 같이 4가지로 분류하였다.

첫째, 과거지출(historical spending)에 근거한 예산제로 덴마크, 그리스, 프랑스 등의 국가가 이에 해당되며, 이들 국가에서 개별병원의 예산은 전년도 예산에 적절한 변화분을 보정하여 결정한다.

둘째, 병원의 진료내용(activity)이나 진료기능(function)에 근거한 예산제로 독일, 아일랜드, 룩셈부르크, 네덜란드, 포르투갈 등이 이에 해당된다. 이들 국가에서는 병원의 진료내용을 진단명, 주요 처치, 기본적 처치 등으로 분류하여 각각에 대한 진료수가 및 예산을 별도로 정하거나(독일의 경우), 병원의 진료기능을 일반적 의료기능, 전문적 의료기능, 숙박기능 등으로 분류하여 각각에 대한 진료수가나 예산을 별도로 정하기도 한다(네덜란드의 경우).

셋째, 진료량에 비례하는 지불 방식과 혼합적으로 사용되는 예산제로 병원진료비의 일부분에만 예산이 적용되고 나머지 부분에는 예산이 적용되지 않으며, 예산이 적용되는 부분은 주로 진료량에 근거하여 예산이 결정된다. 벨기에, 스페인, 오스트리아 등이 이에 해당되고, 벨기에의 경우 의료서비스에 대해서는 예산제가 적용되지 않고 행위별 수가제로 보상하며, 오스트리아의 경우 보험자로부터 받는 부분의 진료비만 예산이 적용되고 지방정부(지방 병원위원회)로부터 받은 부분의 진료비에는 예산이 적용되지 않는다.

마지막으로, 진료량에 근거한 지불 방식으로 주로 DRG 등 진단명에 근거하여 지불하게 되며, case-mix based payment라고 할 수 있다. 스웨덴, 이탈리아, 핀란드 등이 이에 해당된다. 엄격하게 표현하면, budgeting system이라기보다는 DRG에 근거한 pricing system이라고 할 수 있다. 스웨덴 주정부의 50% 정도는 DRG에 근거한 case-mix 체계와 사전적 건당 진료비 방식을 사용하며 가격, 진료량, 질을 통제한다. 이탈리아에서는 1992년까지 지역보건국에 의해 병원이 관리되었고 과거지출에 근거하여 재원을 조달받았다. 1992년 개혁에 의해 병원들은 건당 진료비에 근거하여 재원을 받게 되었으나 아직은 개혁의 영향은 크지 않다. 핀란드에서는 1993년부터 시정부가 병원서비스를 묶음으로 구매해 왔고 점차로 DRG에 근거한 가격결정체계로 바뀌어 가고 있다. 가격은 시정부별로 다르며 전국차원에서의 지침은 없다.

위에서, 과거추이에 의해 예산을 결정하거나 병원의 진료량, 병원의 진료기능에 의해 예산을 결정하는 방식 모두 인구집단의 실질적인 의료필요를 반영하는 것은 아닐 수 있으며, 따라서 의료필요에 근거한 예산결정방식이 추가적으로 고려될 필요가 있다. 이 방식에는 조세에 의해 보건의료재원을 조달하는 영국, 캐나다의 브리티시컬럼비아 주 등이 해당된다.

본 장에서는 병원예산규모결정방식에 대한 Mossialos의 분류를 기본으로 하되, 사실상 병원에 대한 예산제 유형이라고 할 수 없는 네 번

째 유형을 제외하고 의료필요에 의한 예산결정방식을 추가하여 병원예
산결정모형을 네 가지로 분류하고, 각 분류에 해당하는 나라들을 중심
으로 부문별 예산 또는 지역별 예산과의 관계, 예산의 분배, 예산의 결
정기전 및 예산 적용의 강제성 등 병원재원조달방식에 대한 구체적인
사례연구결과를 제시하고자 한다.

1. 과거 진료비 추세에 근거한 예산제 도입국가의 사례

 과거 진료비 추세(historical spending)에 의해 예산을 결정하는 방법은
병원진료비 예산결정에 있어서 가장 많이 쓰이는 방법이고 또한 예산제
방식의 진료비 지불제도 도입 초기에 흔히 쓰인다. 다음 연도의 진료비
예산은 전년도의 진료비 지출에 적당한 증가율(대개는 물가상승률 등
병원비용의 상승 요인을 반영한 지수)을 곱하여 정해지게 된다.
 이 방식은 진료비 지출규모를 정하기가 비교적 쉽다는 장점이 있지
만 반면 병원이 효율적으로 의료서비스를 생산할 유인을 제공하지 못
하고 비효율적인 병원을 오히려 보상한다는 단점이 있다. 즉, 비효율적
으로 의료서비스를 생산하여 진료비 규모가 부풀려지게 된 병원은 계
속 높은 진료비를 받고, 효율적인 의료서비스 생산으로 진료비를 절감
하게 된 병원은 낮은 진료비를 받게 되는 결과를 가져오므로 병원은
의료서비스 생산에 있어서 비효율적으로 행동할 가능성이 크다. 따라서
이 방식에 의해 예산을 결정하는 많은 나라들에서 병원의 실제 진료행
위에 근거한 보상방식을 추가로 도입하는 등 예산의 보정에 사용하게
된다.

1) 덴마크[6]

(1) 병원 부문의 구조

○ 병원의 재원, 소유 및 운영

덴마크의 보건의료부문은 주로 공적으로 운영되며, 그 조직은 15개의 행정단위, 14개의 주(county)와 1개의 병원당국(hospital authority)으로 분화되어 있다. 보건의료재원의 대부분은 주로 일반조세(중앙세와 지방세)에 의해 조달되며, 보건의료부문의 목적세는 없다. 중앙세의 일부는 고도로 전문화된 국립병원에 대한 재원조달을 위해 사용된다. 병원들에 대한 총액예산제를 포함하여 예산을 설정하기 위한 중앙정부와 주정부 간의 협조에 기인하여 보건의료지출은 최근 10년간 거의 안정적으로 유지되었다.

덴마크의 병원은 대개 주(county)에 의해 소유되고, 주정부는 병원의 재원조달에 대한 책임을 가지며, 병원위원회(hospital committee)는 병원의 운영에 대한 책임을 갖는다. 보건의료부문의 예산이나 서비스제공은 분권화되어 있기 때문에 매년 전체 예산과 조세율이 각각의 지방정부(시정부나 주정부)에 의해 결정된다. 지방정부의 총예산은 해당 보건의료부문에 대한 책임을 지는 별도의 위원회들로 할당되며 위원회들은 이 예산 내에서 운영해야 한다. 예산이 초과되는 경우에는 적립금이 있는 경우 주정부가 이를 추가 지불할 수도 있으나 서비스량을 줄여서 예산을 맞출 수도 있다. 각 주정부는 병원들의 운영비용에 대한 예산을 배정받게 되며, 투자에 대한 예산은 별도로 승인 받는다. 분권화의 정도는 주마다 다른데, 일부 주들은 개별병원에 예산을 배정하여 직접 그 예산에 대한 책임을 지도록 한다.

---

6) 이 절의 내용은 Christiansen(1999), Dixon(2002), Edwards(1998), European Observatory (2001c) 등을 주로 참고하였음.

○ 병원의 구조와 서비스 이용체계

덴마크의 병원 수는 지속적으로 감소하는 추세에 있으며 일반병원 수는 1936년 160개에서 1995년 80개로 줄어들었다. 1995년 현재 덴마크에는 80개의 일반병원과 13개의 정신병원이 있고 그중 24개는 고도로 전문화된 병원으로 전국적 혹은 지역적으로 진료하는 전문의가 근무한다. 각 주에는 적어도 하나의 중앙병원과 몇 개의 소규모 병원들이 있다. 병원에 입원하려면 일반의의 의뢰가 있어야 하나 일단 의뢰가 있으면 환자들은 전문화수준이 동일한 전국 어느 병원이나 선택하여 진료 받을 수 있다7). 1974년에서 1994년 사이에 일반병원의 재원일수는 감소하였고 퇴원건수와 외래방문 수는 증가하였다. 재원일수의 감소는 병원 수 및 병상 수의 감소로 이어졌고 이는 특히 3개 이하의 진료과를 가진 소규모 병원에서 주로 일어났다. 원칙적으로 한 주 내에서 일어나는 병원서비스는 하나로 간주되며 이러한 변화로 인해 병원들 간의 업무 배분이 다르게 되고 결과적으로 병원들 간의 전문화 경향이 증가되었다. 재원일수 감소분이 서비스강도가 약한 부분이므로 병원서비스 강도는 더욱 증가되게 되었다. 병원의 입원은 상당부분 낮진료 및 외래진료로 대체되었고, 선택적 수술의 대기 기간이 길기 때문에 이러한 수술이 대체로 낮 진료를 통해 일어난다. 또한 재원일수의 감소는 지역 내에서 환자를 진료하기 위한 시설, 간호요양소나 방문가정간호 등의 수요를 증가시킨다.

병원이 주정부에 의해 운영되고 총액예산제가 적용되기 때문에 명시적인 의료인력 통제는 없으며, 인력의 공급은 교육시설의 제한에 의해 영향을 받게 된다. 대기목록이 있으며, 환자가 자유로이 병원을 선택할 수 있게 하여 대기목록을 줄이려 하였으나 별 효과가 없었다. 대기목록에 있는 환자가 민간병원을 선택할 경우에는 치료비 전액을 지급하

---

7) 1992년까지 환자의뢰는 지역 및 치료요구에 근거하여 엄격하게 특징지어졌고 거주지역 내의 병원만 이용하게 되어 있었으나 1993년 이후 진료권은 고려하지 않아도 되게 되었다.

여야 하므로 이런 경우는 거의 일어나지 않는다. 따라서 덴마크 병원은 환자들에 대해 독점적 공급자로서의 위치를 갖고 있다고 할 수 있다. 덴마크에는 6개의 일반민간병원과 성형수술만 수행하는 16개의 특수민간병원이 있고, 민간병원의 총 병상 수는 130개로 덴마크 전체 병상의 0.5%를 차지한다. 민간병원에 대한 특별한 규제는 없다.

(2) 병원예산제의 유형 및 지불단위

○ 예산제의 형태

1980년대 초반 이후, 덴마크 병원의 운영비용(operating cost)은 각 주의 병원당국에 의해 총액예산으로 결정되었다. 1993년까지 한 주 안의 전체 병원예산은 예산년도의 초기에 고정되었고 지역 내에 전문병원이 없는 주들은 이러한 병원들로 의뢰한 환자에 대한 비용을 지불하였다. 환자들은 병원을 선택할 자유가 있었기 때문에 환자들은 해당 주 밖의 병원에서 진료 받을 수 있었고 이로 인해 주의 예산에 통제 불가능한 요소가 존재하긴 하였으나, 실제로 대부분의 환자들은 급성이었고 급성이 아닌 환자들도 대부분 지역병원을 선택하였다. 주정부의 총액예산 크기는 주정부와 중앙정부 간의 예산조정에 기인한 각 주의 총지출상한에 의해 영향을 받는다. 이 예산 안에서 병원 부문의 예산 및 개별병원의 예산은 정치적 협상과정을 통하여 결정된다. 1980년대 초부터 기존에 개별병원별로 결정되던 예산을 주 수준에서 병원 부문에 대한 총액예산을 결정하는 것으로 바뀌었다.

원칙적으로 병원의 예산은 그 크기가 연초에 정해져서 서비스 제공량이 변화된다고 하여도 자동적으로 예산이 변하지는 않는다는 점에서 고정적 예산(fixed budget)이라고 할 수 있다. 예산결정방법은 일종의 점증적 예산방식(marginal budgeting)이며 각각의 예산은 전년도의 예산에 새로운 서비스, 업무의 변화, 특별한 의료요구 등의 변화분을 반영하여 수정된다. 보건의료부문이 상당히 분권화되어 있기 때문에 주정부가 전

체 예산 및 성장률을 결정하는 역할을 하며, 이를 위해 전체 예산이 주
정부와 중앙정부 간에 구성된 예산협력기구(Budget Cooperation) 내 협
상에 의해서 매년 결정된다.

병원 경영진은 예산의 상한을 유지할 책임이 있으며 허용된 병원예
산을 초과할 수 없다. 만약 예산년도의 초기에 서비스량이 평균 이상
이었다면 남은 기간 동안 서비스량을 줄일 것이 요구된다. 이는 주로
대기목록의 환자진료를 중단하는 것을 의미한다. 코펜하겐에서는 병원
의 운영비용이 높아지는 문제를 해결하기 위해 새로운 병원당국(코펜
하겐병원 협력기구)을 설립하여 병원서비스공급의 재조직 및 병원운영
등을 담당하도록 하였다.

1993년 이후 주정부들은 점차적으로 주정부와 개별병원 간의 계약을
도입하였고, 이 계약은 총액예산제를 보완하여 목표에 의한 관리를 포
함하되 병원들 간의 경쟁을 의미하지는 않는다. 합의된 계약은 목적의
명시, 총액예산 및 전제 조건(underlying condition) 등을 포함한다. 개별
병원은 각 부서들과도 계약할 수 있다. 계약의 형태는 주별로 다르지
만, 대개 주정부의 전반적인 목표 및 개별병원의 목표, 서비스 생산의
질과 양에 대한 특정한 목표, 총액예산의 크기, 전제 조건, 일반적 및
특수한 목표, 부서별 활동을 명시하는 부록, 예산년도 내의 급성기 질
환수의 변화가 있을 경우 우선순위의 결정 등의 요소를 포함한다. 질
과 관련된 명시적인 목표는 처치의 결과보다는 생산과정에 관련되어
있다(예. 최대 대기시간). 부서별 예산제의 도입은 1980년대의 공공보
고서에 의해 권고되었고, 이것의 목표는 부서수준에서 재정적 책임과
전문적 책임 간의 협조를 증가시키는 것이었다.

자본투자는 여러 가지 수단에 의해 통제되며 대규모 투자는 주정부
에 의해 특별한 지출금에 근거하여 이루어지고 소규모 투자는 현재 예
산 외에서 이루어진다. 덴마크에서 DRG를 사용하는 최초의 시도가
1996년에 있었으나 병원에 대한 진료비 지불을 위해서라기보다는 병원
간의 생산성을 측정, 비교하기 위한 것이었다.

○ 병원 부문의 지출 추이를 중심으로 한 예산제의 효과

1980년대에 병원 부문의 예산제가 고정예산제로 바뀌면서 병원지출의 연간 평균 증가율이 0.5% 내외에서 고정되게 되었고, 1980년에서 1995년 사이에 병원지출은 고정가격기준으로 단지 10% 정도만 증가했고, 병원 부문이 전체 보건의료예산에서 차지하는 크기는 1985년에서 1995년 사이의 기간 동안 66%에서 61%로 줄어들었다. 덴마크에서의 협상기능에 의한 예산결정기전은 비용절감의 관점에서 볼 때 성공적인 것으로 평가된다.

1994년에 향후 4년간의 병원서비스 발전에 관한 중앙정부와 주협의회 간의 합의가 이루어졌고, 이 합의에 의해 병원 부문은 다소 증가된 예산을 배정받게 되었다. 1994예산년 전에 세율을 1994년에서 1995년까지 안정적으로 유지할 것을 합의하였으나 약간 증가되었고, 1996예산년 전에는 평균 증가율이 0.5%가 되도록 협상되었다. 최근 연도에 지속적인 초과지출(저예산)이 있었는데 이는 보건의료지출 수준이 높아졌기 때문이었고 결과적으로 주정부의 유동성이 감소되었다. 1993년에서 1995년 사이에 병원의 예산과 실제 지출 간의 평균적인 차이는 2.5%였다.

2) 그리스[8]

(1) 병원 부문의 구조

○ 병원의 재원, 소유 및 운영

그리스 병원의 주된 재원은 정부의 보조금과 사회보험에서 보상하는 진료비이다. 1992년 기준으로 정부는 병원재원의 86%를 조달했으며, 이 중 95%는 운영비용에 5%는 자본비용에 배분되었다. 사회보험은 전

---

[8] 이 절의 내용은 Sissouras(1999), Edwards(1998), European Observatory(1996b) 등을 주로 참고하였음.

체 병원재원의 13% 정도를 조달했는데, 정부가 부담을 줄이기 위해 병원의 보험수가를 대폭(1992년 200%, 1993년 300%) 인상함에 따라, 1993년에는 이 비율이 대폭 변화되어 정부는 병원재원의 65%를, 사회보험은 병원재원의 34%를 조달하게 되었다.

  ○ 병원의 구조와 서비스 이용체계
  1993년 현재 그리스에는 368개의 병원이 있으며 52,144개의 병상이 가용하다. 공공병원의 수와 병상 수는 각각 140개와 36,780병상으로 전체 병원 수와 병상 수의 38%와 70.5%를 차지한다. 그리스에서 병원진료는 모든 공공병원과 많은 수의 민간병원에서 모든 건강보험가입자들에게 무료로 제공되고, 보험미가입자의 경우에도 지역사회 주민이면 그 지역의 공공병원을 무료로 이용할 수 있다. 평균 재원일수는 최근 감소하고 있으나 이는 운영상의 효율이 향상되어서가 아니라 임상적 진료기술의 발전에 주로 기인한다. 그 예로, 병상가동률은 거의 변함이 없다. 그리스의 병상 수는 최근 20년간 15% 가까이 감소하였으며, 이는 주로 민간 부문에서 일어난 병원폐쇄에 기인한다.

  ## (2) 병원예산제의 유형 및 지불단위

  ○ 병원예산과정
  그리스의 경우에는 보건의료지출을 통제하기 위해 정부의 지출과 공공병원의 지출, 사회보험의 지출에 대해 모두 예산을 적용하지만, 예산실행에 대한 모니터링 기전이 없어 항상 예산을 초과하기 때문에 예산제가 비용절감에 미치는 영향은 크지 않다. 그리스의 공공병원 역시 예산제가 적용되기는 하지만 강제된다고 할 수는 없다.
  정부의 예산은 52개의 지방정부(prefecture)로 할당되며 지방정부는 공공병원에 대한 보조금과 자본비용에 대한 재원을 조달한다. 정부의 전체 예산결정에 있어서는 정부의 회계 우선순위가 주로 영향을 미치지만, 하부 예산의 결정에 있어서는 과거지출 수준이 주로 영향을 미친다.

이론적으로는 그리스에서 공공병원의 지출은 개별병원별로 매년 결정되는 예산범위 내에서 유지되어야 한다. 병원들은 매년 1월 연간 예산을 결정하며 예산은 과거지출에 근거하여 계산되는데, 대부분의 경우에 전년도의 예산에 추정된 물가인상률을 보정하여 결정된다. 보정 요인에는 기대되는 서비스량이나 다른 정책적 우선순위 같은 것은 고려되지 않는다. 이 예산은 병원수입의 대부분을 지불하는 지방정부의 보건국에 의해 승인되어야 하는데, 지방정부의 병원보조금에 대한 예산이 정부의 재정 우선순위에 따라 보건부에 의해 결정되기 때문에 병원들은 대개 주정부의 보조금 예산액에 따라 예산을 재조정해야 한다. 건강보험에 관한 한 그리스 병원들은 보험자와 어떤 협상이나 의사소통도 하지 않고 임의적인 추정치를 사용한다. 이 임의추정치는 거의 현실적이지 않아서 재정적인 어려움이 있는 경우 건강보험은 병원에 대한 지불을 늦추기도 한다. 보건부 추정에 의하면 전체 공공병원의 적자분의 27%에 해당되는 금액이 건강보험의 지불지연에 기인한다고 하였다. 결국 병원의 수입에 관한 예산과정은 비현실적인 추정치에 근거하는 것이다. 지출에 대한 추정 역시 비현실적인데 역시 과거지출에 근거하여서만 산출되고 기대이용량이나 정책우선순위에 대해 고려하지 않는다. 결과적으로 병원들은 수입은 계획보다 적고 지출은 계획보다 많기 때문에 재정적 어려움을 겪게 된다. 이 경우 병원들은 주정부로부터 더욱 많은 재원을 받거나 공급자[9]들에 대한 지불을 지연시키게 된다.

결국, 이론적으로는 예산의 상한이 전체 공공병원지출 상한으로써 고려되어야 하지만, 실제로는 항상 예산상한이 초과된다. 결과적으로 그리스 병원들의 적자폭은 점차로 커지게 되었으며, 정부가 병원의 적자(빚)를 떠안으려고 시도하고 있지만 병원자원의 효율적인 관리를 가져오지는 못하고 있다. 현재 체계하에서는 병원이 경제적으로 행동할

---

9) 병원에 치료재료 등을 공급하는 업자를 말함.

아무런 유인도 없기 때문이다.

향후 그리스는 건강보험을 통합하여 예산에 대한 강제와 모니터링 체계를 강화하고 주요 질환과 처치에 대해 진료량에 비례한 지불방식을 도입할 예정에 있다.

○ 병원 부문의 지출 추이를 중심으로 한 예산제의 효과

그리스의 경우에는 민간병원의 지출자료가 공개되지 않고, 공공병원의 경우에도 예산에 대한 자료는 알 수 있으나 이 예산이 실제 지출과 거의 관련이 없기 때문에 병원 부문의 지출을 파악하기 어렵다. 따라서 보건의료지출 중 입원진료비가 차지하는 비중에 대한 수치도 자료마다 각각 달라 1992년 기준으로 59.25%(Sissouras, 1999)에서 29.9%(OECD, 2002)까지 차이가 있다. 예산제는 앞에서 언급한 바와 같이 그리스에서 거의 기능을 하지 못하고 있다.

3) 프랑스10)

(1) 병원 부문의 구조

○ 병원의 재원, 소유 및 운영

프랑스의 병원은 공립병원, 민간비영리병원, 민간영리병원으로 나뉜다. 그러나 프랑스의 병원구분은 경영주체보다도 공공병원활동에 참가할 것인지 여부, 즉 병원의 공공성 여부가 진료보수에서 중요시된다. 공립병원은 주로 종교단체에서 운영하던 병원으로 반드시 공공병원활동을 수행해야 하며 병원에 대한 경영권은 지방자치정부 또는 중앙정부가 가지고 있다. 병원 운영은 이사회에 의하며 이사회에는 반드시

---

10) 이 절의 내용은 Dixon(2002), Edwards(1998), European Observatory(2000b), Glaser (1987), Guellec(1995), Lancry(1999), Redman(1995) 등을 주로 참고하였음.

사회보장금고, 지방공공단체의 대표가 포함된다. 공립병원 외에 일부 민간비영리병원도 공공병원활동에 참여하고 있는데 이를 'PSPH 병원'이라고 부른다. 프랑스의 민간병원은 19세기부터 20세기에 걸쳐 두 종류로 발전해왔는데 하나는 민간영리병원으로 유료 환자를 대상으로 의사보수뿐 아니라 의료보조인력비용 및 숙박비를 1일 단위로 지불받는 병원이고, 다른 하나는 민간비영리병원으로 국철이나 광산이 그 종업원을 위해 무료로 진료를 받을 수 있도록 만든 종합병원, 특수병원이다.

프랑스 공공병원과 PSPH병원의 운영수입원은 총액예산배정액, 서비스제공에 따른 수입(일당비용을 통한 수입, 혹은 수가수입), 운영목적으로 활용될 기부금, 부동산소득, 적립금 등이며, 총액예산배정액을 통한 수입과 일당비용을 통한 수입이 거의 전부를 차지한다(<표 3-1> 참고).

<표 3-1> 프랑스 병원의 수입과 지출(2001)

수 입		지 출	
보험자가 지불하는 총액예산	(85%)	인건비	(70%)
병원의 의료서비스 제공	(5%)	재료비	(15%)
기 타	(10%)	급식, 저장	(11%)
		이자 등	(4%)

자료원: 프랑스 공공병원협회, 2002.

○ 병원의 구조와 서비스 이용체계

프랑스 국민들은 일반의의 의뢰 없이도 전문의 서비스를 이용할 수 있으며 보건의료공급자를 선택할 자유가 보장된다. 진료비 지불방식은 상환제로서 환자가 미리 의료기관에 진료비를 지불한 후 보험자로부터 상환 받는다.

2001년 현재 프랑스의 총 병원 수는 3,841개로 공공병원이 1,069개, 민간병원이 2,772개이다(프랑스 공공병원협회, 2002). 기관 수 기준으로는 민간병원이 월등히 많으나 병상은 3/4 이상이 공공병원에 집중되어 있고 환자입원과 비용지출 등도 공공병원에서 주로 이루어지고 있어 입원진료에서 공공병원의 역할이 크다.

(2) 병원예산제의 유형 및 지불단위

○ 총액예산제 적용대상

프랑스에서 공공병원활동을 수행하고 있는 병원은 총액예산제방식으로 진료비를 지불받는다. 공공병원과 PSPH병원에 대한 총액예산제 실시법안이 만들어진 것은 1983년이며, 1984년에는 일부 지역 몇 개 병원에 대해 시행되다가 1985년부터 전국 병원으로 확대되었다. 총액예산제는 1970년대 말과 1980년대 초에 경제 불황으로 보험자수입이 줄어서 재정문제가 부각되고 이전의 일당 진료비 제도하에서 재원일수가 급격히 증가하는 문제 등으로 인하여 도입되게 되었다.

총액예산제 이전에는 모든 서비스에 대해 일당 정액제를 적용하였으며 중앙정부에서 공공병원과 PSPH병원에 한해 일당 비용의 증가율을 통제하고 있었다. 총액예산은 매년 개별병원별로 결정되며 투자비용을 뺀 대부분의 비용에 적용된다. 정해진 예산은 12개월로 나누어 매월 지급한다(CNAMTS, 2002).

○ 부문별 예산결정

프랑스에서는 1996년 Juppe Plan이후로, 국회에서 매년 보건의료지출 목표를 정하도록 하였다. 이를 ONDAM(Objectif national de depenses d'assurance-maladie)이라고 하는데, 프랑스 주요 공보험의 다음해 '급여지출의 성장률 상한'을 정하는 것이고, 이에 의해 보험관련 예산이 국내총생산의 증가율에 연동되게 되었다(CNAMTS, 2002). ONDAM은 국회예산안과 마찬가지고 매년 결정하여 국회의결을 통과하도록 되어 있다. ONDAM의 결정을 위해 국가보건위원회는 다음해 지출액 추정치를 제공해야 한다. ONDAM은 공공병원(PSPH 포함), 민간영리병원, 약제비를 포함한 외래부문, 노약자를 위한 의료복지서비스의 4개 부문 지출 목표로 구성되어 있다. 그러나 지출상한으로서의 강제력이 없기 때문에 실제 지출액이 초과되었다 하더라도 급여는 계속되며, 제도가 처음 도입된 1997년을 제외하면 점차 목표수준보다 높은 급여비가 발생하고 있다. 이러한 적자는 포괄적 의료보장제도(Couverture medicale universelle: CMU)의 시행에 따라 보험대상이 확대되고 노인인구증가로 의료서비스 수요가 늘어난 것에 주로 기인한다(CNAMTS, 2002).

○ 지역별 예산결정 및 개별병원으로의 예산배분

병원별 예산액은 국회에서 정한 ONDAM을 근거로 지역병원협회(Agence Regionale d'Hsopitalisation: ARH)에서 정하며, 공공병원활동에 참가하지 않는 민간비영리병원 및 민간영리병원은 서비스항목별로 지급받는다. 정부는 ONDAM 기준에 의해 설정된 공공병원예산을 우선적으로 22개 지역병원협회에 배분하는데 각 지역의 수요에 기반하고 지역별 동일한 접근성을 유지시키는 방향으로 예산할당액을 정한다. 즉, 지역 간 불평등을 줄이기 위해서 부유한 지역은 예산 증가율을 낮추고 가난한 지역은 예산 증가율을 높이는 방식을 이용한다. 이러한 기전은 개별병원들 간에 예산을 배분할 때도 적용되는데 형평성을 지나치게 고려함으로써 예산이 의료서비스의 실제 내용을 반영하지 못한다는 지적이 있다(프랑스 공공병원협회, 2002). 병원 부문예산의 지역별 배분 및 지역 예산의 병원별 배분에 있어서의 기준은 <표 3-2>와 같다.

〈표 3-2〉 총액예산의 지역별·병원별 배분기준

지역별 배분기준	병원별 배분기준
1. 각 지역주민들의 요구	1. 부문별 예산 한계
2. 각 지역의 보건의료계획 - 몇 년간의 보건의료계획	2. 지역 내 우선순위 – 지역 내 공공의료 및 병원계획
3. 국가의 우선순위 - 지역 간 불균등 해소 등	3. 각 개별병원의 중장기 계획
	4. 5년 정도에 걸친 병원과 지역병원협회와의 계약
	5. 병원이 수행한 의료서비스와 그 비용 - 그 지역의 다른 병원들과의 비교, 프랑스의 다른 지역 병원들과의 비교

자료원: 프랑스 공공병원협회, 2002.

지역병원협회는 지역 병원재정의 균형을 책임지는 기관으로 각 지역별 병원계획을 세우고 전체 지역예산에 근거하여 개별병원에 재원을 배분하는 책임을 가지며, 병원계획의 테두리 내에서 공공병원의 예산을 배정한다. 지역병원협회는 개별병원과 협상을 실시하여 계약을 체결하며 최근 3년에서 5년 동안의 병원비용과 진료량을 고려하여 예산을 결정한다, 민간병원에 대해서는 예산이 적용되지 않지만 지역병원협회가 지출목표를 정하고 진료량의 대략적인 수준을 정하기 위한 계약을 한다.

지역병원협회가 개별 공공병원의 예산책정 기준으로 삼는 것은 각 병원의 과거예산수준, 진단군(Groupe Homogene des Malades: GHM, French DRG)별 상대비용, 지방병원기구의 지역의료계획 등이다. 특히 과거 운영비용을 참조할 때 실제발생비용이 충분히 보상될 수 있도록 하였기 때문에 병원이 직면하는 예산제약이 크다고 볼 수 없다. 예산책정을 위해 공공병원은 매년 전년도 활동실적을 근거로 마련한 시설계획과 예산계획 및 GHM에 따른 질병군별 의료비 자료를 제출해야 한다. 1996년부터 공공병원의 예산 배정목적으로 사용되고 있는 GHM은 HCFA-DRG version3에 근거하고 있고 진단코드로 ICD-10을 사용하고 있다. 시술코드로는 프랑스 서비스 목록인 GdAM(Catalogue of the actes medicaux)

을 사용하고 있다. 최근에는 개별 입원에 대해 한 개 이상의 Base-GHM 을 부여하는 방안을 Effeuillage Progressif(EfP, Progressive defoliation)이 라고 불리는 프로젝트에 의해 제안하였고 이 경우 비용 가중치는 다변 량 분석방법을 통해 계산된다.

○ **병원예산의 배분 및 집행**

결정된 예산액은 월별로 질병금고를 통해 병원으로 지급되며, 지역 내에서 가장 큰 질병금고(직장질병금고)가 다른 보험자들로부터 예산을 받아 병원들에 배분한다. 예산할당액은 환자진료비 중 질병금고 급여비 를 충당하는 데 사용한다. 여기에 해당하는 것은 입원진료비, 낮 진료 비, 저녁진료비, 외래진료비, 정신과 진료비, 유산, 환자후송, 응급서비 스비용과 노인시설의 장기진료비 등이 있으며 진료비 중 본인부담액과 일당비용, 사회부조환자 진료비 등은 예산액 속에 포함되지 않는다. 특 정 진료행위나 서비스(예를 들면 수혈센터, 이동 응급서비스, 자료처리 센터 등)에 대한 별도의 예산으로서 추가예산(Appended Budget)이 있 다. 따라서 운영비용은 일반예산과 추가예산 양쪽에서 조달된다.

불가피하게 비용증가가 필요한 상황으로 인정되는 경우 병원예산을 증액시키거나 일반예산과 추가예산을 회계연도 내에서 전용하는 것이 가능하다. 그러나 이러한 예산전용은 일반예산과 추가예산 총액의 10% 이내로 제한된다. 연말에 잉여가 발생한 경우 잉여액은 별도의 계좌에 적립되어 다음해 손실분 만회나 투자비용목적으로 사용할 수 있다. 단, 경영의 효율성 증대로 인한 잉여여야 하고 잉여를 통한 투자는 다음해 운영비용을 증가시키지 않는 성격의 투자여야 한다. 경영효율화와 무관 한 잉여분(예를 들면 서비스 제공량이 예측치보다 적어서 발생한 잉여 라든가 외래진료, 또는 일당진료청구로 인한 잉여분)은 다음해 운영비 용으로 사용된다. 손실이 발생한 경우는 우선 적립해 둔 잉여액에서 손실분을 충당하고, 적립액이 충분하지 못하면 부족분을 2년 뒤 운영 비용에 반영하거나 2년 동안 나누어 운영비용을 증가시킨다.

○ 병원 부문의 지출추이를 중심으로 한 예산제의 효과

프랑스에서는 ONDAM에 의해 보건의료부문의 지출 목표가 정해지지만 지출이 목표를 초과하여도 급여가 계속되기 때문에 제도가 처음 도입된 1997년을 제외하고는 항상 실제 지출이 목표치를 초과하였다 (<표 3-3>).

<표 3-3> 연도별 보건의료지출 목표 및 결과(% 변화)

	1997			1998			1999			2000
	목표	결과	차이	목표	결과	차이	목표	결과추정치	차이	목표
외 래	2.0	1.8	-0.2	2.4	5.8	+3.4	-0.5	4.2	+4.7	2.0
공공병원	-0.1	0.2	+0.3	2.0	1.7	-0.3	2.6	2.4	-0.2	2.4
의료복지서비스	2.3	2.8	+0.5	2.7	5.8	+3.1	2.1	4.0	+1.9	4.9
민간병원	9.2	5.9	-3.0	1.7	3.0	+1.3	-1.8	3.3	+5.3	2.2
ONDAM	1.7	1.5	-0.7	2.3	4.0	+1.7	1.0	3.1	+2.1	2.4

출처: Cours des comptes and Assemblee Nationale, European Observatory(2000)에서 재인용

프랑스에서 병원 부문에 총액예산제 도입 이후 병원의 지출 증가율이 둔화되었으나, 이러한 둔화경향은 이미 총액예산제 도입 이전에도 존재하였다는 주장도 있고(Lancry, 1999), 그럼에도 불구하고 총액예산제 도입이 병원 부문의 지출 증가율을 둔화시키는 데 기여하였다는 긍정적인 평가도 있다(Redman, 1995). 1982년부터 1995년 사이에 전체 보건의료지출 중 병원 부문이 차지하는 비중은 53%에서 48%로 감소하였다.

현재 프랑스 내에서 총액예산제와 관련된 문제점으로 지적되고 있는 것은 예산의 수준이 병원의 의료서비스 수준을 명확히 반영하지 못한다는 것이며, 이를 해결하기 위해 예산결정에 진료내용(French DRG)을 반영하려는 연구가 진행되고 있다. 한편, 프랑스에서는 총액예산제 도입으로 인한 의료의 질 저하 문제는 크게 제기되지 않는다(프랑스 공공병원협회, 2002).

2. 병원의 진료행위나 진료기능에 근거한 예산제 도입국가의 사례

병원의 진료행위나 진료기능에 근거하여 예산을 결정하는 국가들로는 독일, 네덜란드, 아일랜드, 룩셈부르크, 포르투갈 등이 있다.

1) 독일[11]

(1) 병원 부문의 구조

○ 병원의 재원, 소유 및 운영

질병금고환자에게 진료를 제공하는 모든 병원의 주요재원은 연도별 예산액이고 그 외에 본인부담액과 민간보험급여가 재원의 일부를 차지한다. 독일의 병원은 설립주체 및 성격에 따라 공공병원, 민간비영리병원, 민간영리병원의 세 가지로 구분되는데, 공공병원으로 갈수록 종합병원이 많고 민간영리병원은 단과병원이 많으며, 모든 대학병원은 주립병원이다. 독일의 병원은 거의 입원진료만을 담당하고 있으며 대학병원만이 교육과 연구목적으로 외래진료센터를 운영하고 있다. 최근 들어 병원외래에서 최신 진료(예를 들면, 외래 항암치료)를 제공할 필요성과 낮 수술 등으로 병원의 외래진료 영역이 일부 확대되고 있다.

다른 나라와 마찬가지로 민간영리병원은 질병금고와 계약을 맺어서 공적 재원에 의한 서비스를 제공하는 병원과 순수 민간지불환자만을 대상으로 하는 병원으로 나누어지며, 후자는 정부의 규제를 거의 받지 않는다. 독일의 민간영리병원은 거의 대부분이 질병금고와 계약관계에

---

11) 이 절의 내용은 Busse(1996;1997;1999), Dixon(2002), Edwards(1998), European Observatory(2000c), Glaser(1987), Henke(1994), Leidl(1995), Richard(1996), Schlottmann(2002) 등을 주로 참고하였음.

있는 병원이다. 따라서 민간 점유율이 증가하더라도 전체 병원 부문의 접근성이나 이용형평성, 재정적 안정성에 큰 문제가 발생하지는 않는다. 공적의료보험 환자입장에서 병원의 소유특성은 중요한 문제가 되지 않으며 실제 잘 모르고 이용하는 경우도 있다.

○ 병원의 구조와 서비스 이용체계

2000년 현재 독일에는 2,242개의 병원이 559,651개의 병상을 공급하고 있다. 독일의 병원 수는 1990년대 들면서 꾸준히 감소하고 있으며 현재에도 이러한 경향이 지속되고 있는데, 이는 주로 공공부문의 감소에 기인한다. 공공병원의 병상 수는 1990년대 들어 지속적으로 감소하였으며 민간비영리병원의 병상 수도 더 이상 증가하지 않았으나 민간 영리병원의 병상은 지난 10년간 2/3 이상 증가하였다. 민간병상 수 증가는 주로 기존시설 인수를 통해 이루어졌으며 특히 구동독 지역에서 이러한 현상이 두드러졌다. 그 결과 구동독 지역은 전체 급성병상 중 민간소유 병상이 차지하는 비중이 10%를 넘고 있으며 이는 구서독 지역의 2배에 가까운 비중이다.

응급상황을 제외하고는 병원진료를 받기 위해 반드시 외래의사의 진료의뢰가 있어야 한다. 모든 병원은 응급환자를 진료해야 할 법적 의무를 지고 있기 때문에 병상점유율이 100%를 초과하는 상황이더라도 응급환자는 반드시 진료해야 한다. 그러나 독일의 응급환자에 대한 정의는 상대적으로 광범위하여 다른 나라에서는 응급환자로 인정되지 않는 경우도 독일에서는 응급으로 정의되기도 한다.

(2) 병원예산제의 유형과 지불단위

○ 병원 부문의 예산결정

독일은 보건의료 전체를 통합하는 예산은 없으나 법정의료보험 체계 내에 병원 부문, 외래부문, 치과진료부문, 약제비 부문 등 공급자의 각 부문별로 서로 다른 예산방식을 지닌 부문별 예산제를 실시하고 있다. 독일 예산제의 주요 특징은 법정의료보험 내의 모든 예산은 원칙적으로 공급자에게만 제한을 가하는 것으로, 사용량 총액을 해당 부문의 예산총액 범위 내로 조절하는 역할 및 결과에 대한 책임은 주로 공급자가 담당하게 된다는 점과, 예산의 규모가 모두 과거지출경향에 기반을 두고 있으며 의료필요에 기반을 둔 공식에 의해 도출되는 것이 아니라는 점이다. 외래진료부문과 치과진료부문은 지역별 고정예산으로 협상방식에 의해 예산이 결정되고 예산 증가율의 한도가 법으로 명시되며, 외래약제부문은 1993년부터 지출상한제가 도입되어 지역별로 지출상한이 협상된다. 병원진료부문은 병원별 예산방식이 적용되며 엄격한 의미의 총액예산이라기보다는 목표예산방식이 적용된다.

○ **병원재원조달방식의 변화과정**

1984년 이전 독일의 운영비용은 일당 진료비 형식으로 지급되었고 각 병원별로 사후에 계산되어 완전히 보상받았다. 1984년 병원구조조정법에 의해 선지불예산제를 도입하였고, 일당 진료비에 대한 협상방식을 채택하여 초과비용에 대한 보상을 더 이상 인정하지 않도록 하였으나, 사후에 실제 이용률을 고려하여 가격을 조정할 수 있도록 함으로써 병원은 사실상 비용 전체를 보상받을 수 있었다. 결과적으로 실질 입원일수와 예상입원일수의 차이에 따른 손해나 이익을 여전히 질병금고가 병원에 일부 보상해주었으므로 엄격한 의미의 예산제였다기보다는 목표예산제였다고 볼 수 있다. 중장기적으로 운영비용을 절감할 수 있을 것으로 기대되는 투자비용은 일당 진료비 속에 포함시켜 질병금고로부터 지급받는 것이 허용되었다.

1993년 보건의료구조법에 의해 병원재정개혁을 위한 단계적 계획이 제시되었고, 이에 따라 비용절감을 정책의 최우선 목표로 하여 병원 부문에도 유래 없이 강력한 비용억제책을 강제하였다. 1993년부터 1995년까지 3년간 질병금고기금 증가에 근거하여 정부가 명시한 예산증가액을 모든 병원협상과정에 강제하여 엄격하게 예산 증가율을 통제하였다.
실질입원일수의 과부족에 따른 병원의 손실에 대해서도 아무런 보상을
해주지 않는 고정예산방식을 한시적으로 도입하였고 기존의 발생비용
전액보상원칙은 폐기되었다. 또한 병원의 외래수술 및 입원환자의 외래
진료를 부분적으로 허용하였으며 투자비용의 일부를 일당 진료비 속에
포함시켜 질병금고의 개입을 증가시켰다. 그러나 외래수술의 경우 비용
이 병원별 예산 총액의 한도 속에 묶여 있었기 때문에 서비스제공 유
인은 거의 없었다.

1996년 초에 병원에 대한 예산제를 보다 엄격하게 적용하는 병원지출
안정화법이 통과되어, 지출증가는 공공서비스분야의 임금인상만큼만을
허용하고 대부분의 예외조항을 폐기하였다. 1996년에 병원지출은 0.7%
감소하였고 1997년에서 1999년까지 매년 1%씩 추가적으로 감소하였다.

○ 병원의 총액예산구성: 건당포괄수가, 특별보수, 일당 진료비

1996년부터 입원진료에 부분적으로 건당포괄수가(Fallpauschalen, Case
fee)와 특별보수(Sonderentgelte, Procedure fee)가 도입되었고, 병원의 예
산은 '건당포괄수가'와 '특별보수' 외에 '일당 진료비'가 추가되어 3개
종류로 구성되게 되었다. 이들에 대해 각각 예산(진료량)이 정해지고 이
들이 혼합되어 병원의 총예산이 결정된다.

건당포괄수가는 질병별로 통상 예상되는 비용에 기반을 두어 미리 지
불하는 방법으로 입원 기간 전체에 대한 비용을 포괄하므로 일당 진료
비를 별도로 지불하지 않는다. DRG와 같은 상세분류는 아니며 진단군
이 아닌 주로 외과적 치료에 착안하여 분류가 이루어지고 있다. 병원경
영을 효율화하고 재원일수를 단축하기 위해 1996년부터 도입하여 점차
확대하고 있으나 건수비율은 그렇게 높지 않다. 물론 진료과별로도 차
이가 심하여 Asmuth 등(1999)에 의하면 전체 건수의 18%와 전체 입원
일수의 15%가 건당포괄수가로 공급되며, 내과, 소아과, 정신과는 건당
포괄수가가 전혀 없지만 산부인과는 50%, 안과는 2 / 3 정도가 건당포괄

수가의 방법으로 보상받는다. 1998년 현재 84종의 건당포괄수가가 있다.

특별보수는 장기이식과 심장 수술 등 난이도 및 진료비가 높은 고도 시술에 대해 그 시술에 직접 필요한 인건비 및 재료비만을 정액으로 지급하는 것으로 일당 진료비에 대한 부가급여이다. 1998년 현재 165 종의 특별보수가 있으며 평균적으로 한 병원당 32개의 서로 다른 건당 포괄수가와 42개의 특별보수를 받는다.

일당 진료비는 특별보수와 건당포괄수가의 대상이 되지 않는 급여(주로 내과부분)에 대해 환자 1인당 1일 정액형식으로 지불하는 것으로 부서별 요양비와 기초요양비의 합으로 표현된다. 부서별 요양비는 부서별로 다르게 설정된 간호, 약제, 처치에 대한 보수이고, 기초의료비는 병실료, 식비, 병원사무, 수도, 광열비, 세탁비 등 의료조치와 직접적으로 연결되지 않는 체재비 명목의 비용으로 병원 전체에 하나의 수가만 있다.

○ 개별병원의 예산결정

특별보수와 건당포괄수가는 항목별로 점수를 부여받고 있으며 점수는 인력에 대한 점수와 기타 물품 및 장비에 대한 점수로 구성되어 있다. 점수는 연방보건부의 법령에 의해 정해지고 환산지수는 각 주별 질병금고와 병원협회 간 협상을 통해 결정된다. 특히 건당포괄수가의 점수는 해당 진단군 중 일부 환자표본에서 구해진 실제비용을 취합하고 평균 재원일수의 15% 감소를 가정하여 결정한다. 건당포괄수가는 보상받을 수 있는 재원일수의 최대치를 명시하고 있으며, 만약 실제 재원일수가 이 최댓값을 넘어선다면 초과일수에 대한 보상은 별도로 이루어진다.

협상이 개별병원의 재원일수와 무관하게 이루어지므로 병원마다 흑자를 발생시키는 병원과 적자를 발생시키는 병원이 생기고 있다. 1998년 현재 특별보수와 건당포괄수가가 병원의료비에서 차지하는 비율은 약 23%(특별보수 8%, 건당포괄수가 15%) 정도로 알려져 있다. 이들 보수의 증가율 역시 보험료 산정의 기초가 되는 기본임금의 인상률 범위 내로 억제된다. 질병금고와 병원협회가 가격에 대해 동의할 수 없는 경우에는 연방수준의 조정기관에 의해 결정된다.

부서별 요양비 및 기초요양비는 질병금고와 병원의 개별계약을 통해 결정된다. 협상의 주요내용은 질병금고환자에게 병원이 제공할 서비스의 양과 그로 인해 발생할 비용이다. 예산이 결정되면 해당 병원의 일당비용은 「전체 예산 / 총 입원일수」의 공식을 통해 자동으로 결정된다.

예산협상을 위해 모든 병원은 현재 비용과 서비스 제공량에 대한 자료를 병원법에 명시된 기준(예를 들면, 입원일수, 수술건수, 진료과별 재원 기간 등)에 맞추어 제공해야 하며, 동일한 내용에 대한 다음해 예측치도 제공해야 한다. 질병금고는 한 병원의 비용을 그 병원과 진료과별 구조나 제공하는 서비스 수준이 유사하다고 평가되는 다른 병원들의 값과 비교한다. 질병금고는 거의 모든 병원과 개별협상을 하고 있기 때문에 전체 병원의 비용에 대한 비교치를 확보하고 있다. 병원의 익년 예산은 그 병원이 속한 집단 내에서 효율적이라고 평가된 병원과의 비용비교결과에 영향을 받아 정해지게 된다.

건당포괄수가와 특별보수, 그리고 일당 진료비로 구성된 독일식의 병원예산제는 적용인구, 제공서비스, 지출상한 모두 유연하기 때문에, 예산은 협상과정 중에 설정된 지출목표치로서의 성격을 지닌다. 목표치로서 예산을 설정하고 해당 병원에서 제공될 서비스의 수를 예측하여 일당 진료비를 설정한다. 만약 병원이 목표치의 100%를 정확히 맞추었을 때에는 재정적 보정이 필요 없게 된다. 이 경우 해당 병원이 청구하는 건당포괄수가와 특별보수, 그리고 일당 진료비가 목표예산과 정확히 일치하기 때문이다.

만약 목표수준보다 실제 제공량이 많다면 병원은 목표로 정한 예산보다 더 많은 금액을 제공받게 되지만 결국 예산을 초과하는 부분에 대해서 일정부분은 다시 환급해야 한다. 환급기준은 모두 정해져 있는데 장기이식의 경우 초과비용의 50%, 나머지 다른 건당포괄수가나 특별보수의 경우 75%, 일당 진료비의 경우 85-90%를 환불해야 한다. 다시 표현하면 목표치를 초과하여 제공된 서비스에 대해서는 각각 정해진 금액의

50%, 25%, 10-15%의 비용만 받을 수 있는 것이다. 만약 실제 제공량이 목표치보다 낮아서 병원이 상환 받은 금액이 예산에 못 미치는 경우에는 그 차이에 대해 40%를 지급받는다. 정해진 진료량을 초과한 경우 한계비용이, 진료량에 미달된 경우 고정비용이 지불되는 것이다.

○ 병원 부문의 지출추이를 중심으로 한 예산제의 효과

독일의 병원 부문은 1975년 이래 정부의 규제를 가장 덜 받는 분야로 지속적으로 성장하면서 1990년대 초반까지 질병금고 지출증가의 주요원인이 되어 왔으나 이후 비용억제의 주요대상이 되면서 지출성장세가 둔화되고 있다. 1975년에서 1995년 사이에 병원 부문의 지출은 GDP의 1.9%에서 2.4%까지 빠르게 증가하였으며, 예산제가 실시되었던 1993년과 1995년 사이에도 질병금고 가입자 1인당 입원진료비가 서독에서는 16.5%, 동독에서는 43.2% 증가하였다(보험료 증가율은 각각 7.4%와 28.9%). 이러한 의도하지 않은 증가는 개별병원의 예산을 결정함에 있어 과거년도에 대한 보정을 해 주었던 데 기인한다. 1996년 예산제 적용이 엄격해지면서 지출 증가율이 감소하였으나, 선지불예산제의 효과라기보다는 예산이 고정적으로 운영된 것에 기인한 것이다.

독일의 전체 보건의료지출은 1998년 현재 GDP의 10.9% 정도이고 전체 보건의료지출에서 병원 부문이 차지하는 비중은 1992년에는 42.5%였으나 1998년에는 38.2%로 감소하였다. 전반적으로, 독일의 선지불예산제는 재원일수를 감소시키는 데 기여하긴 하였으나 비용절감은 크게 가져오지 못하였다.

2) 네덜란드[12)

(1) 병원 부문의 구조

○ 병원의 재원, 소유 및 운영

1999년 현재 네덜란드에는 정신과병원을 제외하고 약 136개의 일반
병원이 있다. 전체 병원의 90%이상이 민간비영리병원이고 나머지가 공
공병원 및 대학병원이다. 병원은 교육병원, 일반병원(종합병원), 전문병
원으로 구분할 수 있는데 대학병원은 전국에 8개가 있으며 의료전달체
계상 마지막 단계의 최신진료를 제공한다.

○ 병원의 구조와 서비스 이용체계

네덜란드에서 이차 및 삼차진료는 병원에서 전문의에 의해 주로 제공
되며, 거의 모든 병원은 입원시설뿐 아니라 외래진료시설을 갖추고 있
다. 외래진료는 대부분 입원 전 진단검사나 외래에서 미리 전문의 서비
스를 제공할 목적으로 활용되고, 환자의 병원외래직접방문은 응급상황
시만 허용된다. 일 년에 인구의 약 40%가 전문의 방문을 하며, 이들의
평균방문횟수는 연간 약 4.8회이다.

병원은 통합·확장정책으로 계속 규모를 확대해가고 있는 반면, 지역
의 병상요구는 계속 줄고 있다. 1980년 이후 급성치료병상의 약 1/3가
량이 줄어들었으며 2000년 현재 급성병상 수는 인구 1,000명당 3.3병
상 정도이다. 급성병원입원도 다른 나라보다 낮은 수준이며, 병상점유
율도 다른 EU국가보다 20% 정도가 낮다. 1990년 말부터 진료대기가
네덜란드 보건의료의 주요 문제점으로 부각하였다. 특히, 진단서비스와
치료를 받기 위한 대기가 더 심해서 2000년 3월 추정치에 의하면 약

---

12) 이 절의 내용은 Dixon(2002), Edwards(1998), European Observatory(1997), Glaser
(1987), Kieke(2001), Loo(1999), Maarse(1995;1996), Ministry of health, welfare
and sports(2001a; 2001b; 2001c; 2002) 등을 주로 참고하였음.

15만 명의 환자가 종합병원 진료를 받기 위해 대기하고 있고, 이 중 92,000명 이상이 한 달 이상을 대기하고 있다고 한다. 진료대기가 특히 심한 진료과는 정형외과, 일반외과, 안과, 성형외과 등이다.

(2) 병원예산제의 유형 및 지불단위

○ 예산결정과정

네덜란드의 보건의료 예산은 여러 단계를 거쳐 설정된다. 먼저 보건의료부문 전체에 대한 연간지출상한이 결정되며 이는 내각의 동의가 필요하다. 보건의료부문 전체 예산이 결정되면 보건복지체육부 장관이 병원약제비 부문, 외래부문 등으로 나누어 예산을 설정하며 이것은 일종의 부문별 예산이다. 각 부문 내에서 개별 공급자의 예산은 보험자와 공급자 간에 협상을 통해 결정된다. 의료보험자와 보건의료공급자는 진료량, 가격, 서비스의 질에 대해 협상하게 된다. 보건복지체육부가 개별병원 및 기타 보건의료시설들의 연간 예산을 결정하지만, 기관들은 질병금고와 민간의료보험자로부터 실제진료비를 지불받게 된다.

○ 병원예산제 유형의 변천과정

● 선지불예산제 도입 이전

네덜란드에서 1983년까지 병원 부문의 재원은 지출상한이 정해지지 않은 개방식(Open-ended)이었다. 병원은 입원일당, 혹은 수술이나 진단 서비스당 고정된 비용을 지급받았고, 병원 수가 중앙위원회의 가이드라인을 통해 병원 부문에 허용될 비용이 규제되었다. 이 가이드라인은 1인당 허용비용을 예상되는 의료서비스량(재원일수와 가동률)에 연계한 것이었고, 의료서비스량 자체를 통제하진 않았다. 예산 추정액은 지역 질병금고에 의해 심사되었고, 이 금액을 예상 재원일수로 나누면 환자 당 일당 정액이 산출되고 이것이 주된 지불보상방법으로 사용되었다.

여기에, 병원은 일당 정액 지불방식에 포함되지 않는 특정한 의료서비스, 예를 들면 외래서비스 등에 대한 비용은 보험자에게 별도로 청구하였다. 그러나 이러한 지급방식은 병원으로 하여금 공급량을 최대화하도록 하는 유인을 제공하였다.

● 선지불예산제 도입 초기: 과거추세에 근거한 예산제

1983년 네덜란드는 병원 부문에 대해 선지불예산제를 도입하였다. 예산제가 1983년에 도입되었을 때, 공급자별 예산을 결정하기 위한 예산배분모형은 존재하지 않았고, 손쉬운 접근법이 채택되었다. 개별병원은 1982년의 지출 수준에 물가인상률과 몇 가지 비용인상요인을 보정하기 위한 금액을 추가하여 예산을 배정받았고, 이것이 추세적 예산결정모형(historical budgeting)이다. 이 모형의 중요한 강점은 병원예산제 수용을 쉽게 하고 병원 간의 예산 이동을 크게 초래하지 않는다는 것이다. 그러나 1982년의 지출 수준이 기준이 되었으므로, 상대적으로 1982년에 지출이 적었던 병원들은 추세적 예산결정이 사실상 효율적인 병원에 불이익을 주고 비효율적인 병원을 보상하게 되는 것이라고 주장했다. 이 모형의 또 다른 문제는 경직성에 대한 것으로 병원 업무량의 변화가 고려되지 않고, 병원의 수용능력(병상 수, 전문의수) 변화를 예산에 반영하는 것 역시 어렵다는 단점이 있다.

1985년 이후, 예산은 고정비용과 가변비용의 변화를 고려하여 이루어졌는데, 고정비용과 관련된 요소로써 병상 수, 병원개설 전문과목의 종류 등을 고려하였고 가변비용과 관련된 요소로써는 입원건수 및 재원일수 등을 고려하였으며 최종적인 예산은 개별병원과 지역 내 질병금고 중 해당 병원에 가장 많이 지불하는 질병금고 간의 협상에 의해 정해졌다.

● 기능적 예산방식의 도입

1988년 이후 병원에 대한 예산방식은 기능적 예산방식(functional budgeting)으로 바뀌었고, 추세적 예산에서 기능적 예산으로의 전환은 병원 간에 상당한 정도의 예산 이동을 야기하였다. 병원의 추세적 예산과 기능적 예산의 차이는 소위 재배분효과(reallocation effect)로 불리었다. 재배분의 효과는 상당히 커서 어떤 병원은 8%이상 예산이 깎였고 또 다른 병원은 8%이상 예산이 늘어났다. 이런 효과를 완화시키기 위해, 기능적 예산은 단계를 밟아 도입되었다.

기능적 예산방식에서 병원의 기능은 진단과 치료 등의 의료적 기능(medical function), 숙박기능(hotel function), 진료권 밖의 환자들에게까지 제공하는 심장 수술 등 전문적 의료행위제공기능(specialized service), 병원의 하부구조와 관련된 기본시설기능(settlement function) 등으로 나뉜다. 기능적 예산배분 모형의 핵심은 동일한 업무를 수행하는 병원에는 동일한 예산이 지불되어져야 한다는 것이다.

의료적 기능과 숙박기능에 대한 예산은 보험자와의 협상에 의해 결정되며, 전문적 의료행위제공기능 및 기본시설기능에 대한 진료비는 중앙보건의료수가위원회(COTG)에서 정한다. 1992년에 낮 진료에 대한 수가가 인상되었고 입원건 및 초진에 대한 가중수가가 도입되었다. 고시되거나 협상에 의해 정해진 각각 항목별 가격에 해당 항목의 병원별 점수를 곱하여 병원의 항목별 예산이 정해지고 이를 모두 더하여 총예산을 얻는다.

구체적으로 기능적 모형에서 병원예산은 가용성 요소(availability component), 수용능력 요소(capacity component), 서비스공급량 요소(product component) 등의 세 가지 예산 요소로 구성된다. 가용성 요소는 병원의 임상적 진료권의 크기로 측정되고, 수용능력 요소는 허가병상 수와 외래에 개설되어 있는 전문과수로 측정되며, 생산량 요소는 병원서비스 공급량에 관한 병원관리자와 보험자 간의 협상에 의해 결정되는 요소이다. 서비스 공급량에 대한 계약은 병원 입원건수, 재원일수, 외래 및 낮병원 초진 방문 수 등에 대해서 이루어진다. 추가적인 계약은 심장 수술 또는 신장 투석과 같은 특별한 고가 치료에 대해 필요하며, 1992년 기준으로 병원 총예산에서 가용성 요소는 15%, 수용능력 요소는 34%, 생산량 요소는 51%를 차지하였다. 가용성 요소와 수용능력 요소는 병원지출의 고정비용 부문을 커버하고 생산량 요소는 변동비용을 커버하는 것으로 가정된다.

- 현 재

현재 네덜란드의 병원예산은 진료권(service area) 내의 인구 1인당 진료비, 허가병상당 진료비, 개설 전문과당 진료비, 계약된 의료서비스량(입원건수, 재원일수, 외래초진건수, 낮 수술건수, 신투석·개심술·불임치료 등 특수처치건수)에 대한 고정 수가에 의해 계산된다. 이러한 고정수가는 병원규모에 따라 다른데, 대규모 병원의 경우 복잡한 절차를 수행한다고 가정되어 높은 수가를 적용받는다.

병원의 예산은 보험자나 환자에게 청구된 수가에 의해 재원 조달되며 이것은 예산을 설정할 때 이용하였던 수가와 다를 수 있다. 보험자에게 청구하는 수가는 두 가지 항목, 진료보조서비스(ancillary service)에 대한 수가와 일당 간호수가로 분류된다. 보조서비스에 대한 수가는 전국적으로 동일하며 실제 평균비용에 근거하고 있고 약 1,600개의 서비스를 포괄한다. 일당 간호수가는 개별병원의 예산으로부터 도출되는데, 병원예산으로부터 진료보조서비스(검사, 방사선, 외과적 처치)에 의한 수입을 공제한 나머지 금액을 추정된 재원일수로 나누어 계산된다. 이렇게 하여, 실제 일당 간호수가는 병원마다 다르더라도 한 병원에서는 모든 환자에 대해 동일한 수가를 부과하게 된다.

병원은 자본비용에 대해서는 추가적인 기금을 받는다. 신규 병원의 건설 및 대규모 수리의 경우 일당 진료수가를 인상함으로써 전부 보상하기 때문에, 병원들은 자본투자에 관한한 어떤 재정적 위험도 감수할 필요가 없다. 2000년 이후, 병원의 지불보상은 성과와 관련되게 되었고, 병원이 보험자와 합의한 것보다 적은 재원일수만을 보이게 되면 지불하는 금액도 적어진다. 성과관련 지불방식은 대기목록을 없애기 위해 도입되었고, 향후 DRG 형태의 병원진료비 지불방식은 전문의 수가도 포괄할 것이다.

3) 아일랜드[13)

(1) 병원 부문의 구조

○ 병원의 재원, 소유 및 운영

아일랜드에는 1993년 현재 127개의 병원이 있고 이 중 105개가 공공병원이다. 공공병원 중 78개는 보건위원회(Health board) 소유병원이며 나머지 27개는 일반 공공병원이다. 공공병원은 정부로부터 재원을 조달받지만 민간병원은 전혀 받지 않는다. 보건위원회 병원에는 지역병원, 시병원, 구병원이 있으며, 1970년 보건부에 의해 설립된 보건위원회에 의해 관리된다. 일반 공공병원에는 교육병원, 전문병원, 일반병원 등이 있는데 전통적으로 종교단체에 의해 소유되고 운영된다. 22개의 민간병원은 비영리일 수도 있고 영리일 수도 있으며 사적으로 소유되고 관리된다. 민간병원환자의 90%가 민간보험에 가입되어 있으며, 민간보험자는 민간병원 부문에 대해 상당한 통제력을 행사하고 있다. 전체 병상의 16%가 민간소유이며, 공공병원 병상의 20%는 민간 부문에 의해 사용되는데, 공공병원을 이용하는 환자가 민간병상을 선택하면 비용 전부를 부담해야 한다.

(2) 병원예산제의 유형 및 지불단위

○ 병원종류별 예산제 유형

각 보건위원회는 보건부로부터 연간예산을 받으며, 이 예산 안에서 모든 보건의료서비스(지역사회 의료, 전문병원, 종합병원 등)에 대해 재원을 배분하고 예산을 준수할 책임을 갖는다. 보건위원회 내에서 병원에 대한 재원배분은 관련된 지역위원회의 재량에 달려 있으며, 대개

---

13) 이 절의 내용은 Edwards(1998), Glaser(1987), Hughes(1999) 등을 주로 참고하였음.

개별병원의 예산은 과거지출에 근거하되 물가인상률, 임금인상분, 서비스 제공량의 변화 추정치 및 전체 공공지출에 대한 정부정책 등을 보정하여 결정된다. 최근에는 몇 개의 보건위원회 병원에서 환자중증도 분석결과를 예산배분에 활용하고 있다.

일반 공공병원들은 매년 보건부와의 협상을 통해 직접적으로 재원을 받으며 이것이 병원재원의 대부분을 차지한다. 일반 공공병원에 대한 예산은 과거지출에 의해서만 결정되었으나, 1991년 보건부가 전국적 환자중증도 연구(National Case-mix Project)를 통해 환자중증도를 자원배분 및 병원별 예산배분에 사용할 수 있는지를 조사하였고, 1993년에는 병원예산의 일부에 환자중증도를 이용한다는 결정이 내려졌다. 1995년에는 병원예산의 12.5%가 환자중증도 분석결과를 이용하여 배분되었고 보건부는 점차로 이 비율을 증가시키고 외래와 낮 진료에도 확대하고자 하고 있다.

아일랜드의 민간보험자는 민간병원에 대해 상당한 통제력을 행사하고 있는데, 1980년대 후반 재정위기가 있게 되자 민간병원에 대해서도 지출상한을 도입하였고, 연간 허용된 상한을 넘게 되면 한계비용가격결정방식에 근거하여 실제 비용의 25-40%를 지불하였다.

○ DRG

환자중증도는 DRG를 이용하여 측정되며 아일랜드에서는 현재 492개의 DRG가 사용되고 있고 모든 입원환자는 하나의 DRG에 할당된다. DRG를 정할 때는 주진단명, 부진단명, 처치, 퇴원상태, 성, 연령 등이 고려되고, 각 병원의 입원사례들을 DRG로 묶어 분석하여 병원 간의 업무량이나 성과를 비교할 수도 있다. 각 DRG별 비용을 계산하는 데 필요한 정보는 개별병원으로부터 수집되는데 비용 산출에 이용되는 비용중심(cost center)은 중환자실, 수술실, 약제, 방사선, 숙박비용, 의료용품, 검사, 의사, 관리, 기타 등이고, 비용중심은 DRG에 할당되거나 일당 진료비에 할당되거나 서비스 가중치 계산에 이용된다. 진료행위와 비용에

대한 자료를 이용하여 각 병원의 환자중증도지수(Case-Mix Index: CMI)
를 산출하게 되며, 환자중증도지수는 다른 병원과의 업무량을 비교하는
지표로 사용될 수 있다. 환자중증도지수를 이용하여 병원예산을 산출할
수 있는데, 해당 병원의 비용을 85% 반영하고 병원들의 평균비용을 15%
반영하는 방법에 의해 예산보정이 가능하다.

4) 룩셈부르크[14]

(1) 병원 부문의 구조

1993 현재, 룩셈부르크에는 18개의 병원이 있으며 이 중 절반은 민
간비영리 혹은 종교단체 소유이고, 나머지 절반은 지역 당국에 의해
운영되거나 공공병원이다. 민간영리병원은 단 1개만 있다.

(2) 병원예산제의 유형 및 지불단위

1992년 건강보험 개혁이전에 질병금고는 병원의 비용을 일당 진료
비, 특정 행위나 재료에 대한 수가, 외과수술에 대한 수가 등 세 가지
로 나누어 지불하였다. 1992년 개혁에 의해 보험자의 중앙연합이 설립
되고 공급자와 보험자 간 협상과정이 구체화되었으며 건강보험 및 개
별병원들에 대한 예산제가 적용되게 되었다.

1995년 1월 이후 병원계획의 대상이 되는 모든 병원(공공병원과 민
간병원)들은 총액예산제에 의해 지불받게 되었으며, 예산은 질병금고연
합과 각 병원들 간에 협상된다. 행위별 수가에 의해 보상되는 의사에
대한 진료비는 예산에 포함되지 않지만, 정부로부터 보조받지 않는 투
자비용(동산 및 부동산)은 예산에 포함된다. 개별병원의 예산은 향후

---

14) 이 절의 내용은 Edwards(1998), European Observatory(1999a), Glaser(1987), Mossialos
    (1999b) 등을 주로 참고하였음.

1-2년간의 진료량 추계에 근거하여 결정되며, 보상방법은 질병금고연합과 병원협회 간의 서면협약에 의해 규제된다.

룩셈부르크에서의 병원예산결정은 다음과 같은 과정을 통해 이루어진다. 매년 4월 1일 전에 사회보장부가 병원예산에 영향을 미칠 수 있는 외생적 요인들을 평가하고, 5월 1일까지 예산협정의 대상자들이 예산액을 협상한다. 각 병원들은 6월 1일까지 질병금고연합에 예산안을 제출하며, 질병금고연합에서는 이 예산안이 법, 규칙, 협정 등의 요구사항과 일치하는지 확인하고, 동의하지 못하는 부분이 있으면 9월 1일까지 병원예산위원회에 의견을 제출한다.

룩셈부르크의 병원은 세 가지 경로로 재원이 조달된다. 첫 번째는 비의료적 행위인데 주로 병원의 유지기능과 관련된 부분으로 질병금고연합은 비의료적 행위에 대한 예산을 1/12로 나누어 매월 초에 병원에 지급한다. 두 번째는 병원의 진료량과 비례하여 지불되는 부분으로 특정 진단명과 관계없이 병원이 제공한 행위들에 대해 지불하게 된다. 지불단위로는 일반병상 재원일수, 중환자실 재원일수, 수술, 임상 검사, 방사선 검사, MRI, 쇄석술, 투석술, 물리치료 등이 사용되는데, 각 항목별 가격은 각 항목당 할당된 예산을 추정된 행위량으로 나누어 정해진다. 세 번째는 특정처치에 대한 총액(lump-sum) 지불방식으로 모성간호 등이 해당된다.

만약 경제적 상황이 예측하였던 것과 차이가 많으면 병원이나 질병금고연합의 요청에 의해 병원예산이 수정될 수 있다. 재원일당 평균수가는 개별병원별로 결정되고 동일한 병원군에 대해서도 다를 수 있지만, 병원들 간에 경쟁을 유발하지는 않는다.

5) 포르투갈[15]

(1) 병원 부문의 구조

포르투갈의 경우 NHS가 병원서비스 제공에 있어 주도적인 위치를 차지하여 전체 병상의 80%와 입원일수의 85%가 정부소유병원에서 이루어지고 있다.

(2) 병원예산제의 유형

포르투갈에서 병원의 예산은 주로 과거지출에 의해 배분되며, DRG에 근거한 환자분류가 1980년대 중반부터 사용되었으나 1990년대 초까지도 병원예산의 10% 정도만을 결정하는 데 사용되었을 뿐이다. NHS 외의 지불자들은 DRG를 가격결정제도로 사용하고 있다.

3. 진료량 비례 지불방식과 선지불예산제를 혼합하여 재원 조달하는 국가의 사례

이 방식은 진료량에 비례한 지불방식과 선지불방식을 혼합하여 병원진료비의 일부분에만 예산을 적용하고 나머지 부분은 다른 방법으로 지불하는 방식으로 벨기에, 오스트리아와 스페인 등이 해당된다.

---

15) 이 절의 내용은 European Observatory(1999b), Pereira(1999) 등을 주로 참고하였음.

1) 벨기에[16]

(1) 병원 부문의 구조

○ 병원의 재원, 소유 및 운영

벨기에 병원들의 약 60%는 민간비영리기관이며, 나머지는 공공기관이고, 민간영리병원은 극히 드물다. 공공병원은 주로 사복지센터(CPAS)에 의해 소유되고 일부는 지방정부, 주정부 등에 의해 소유된다. 민간영리병원은 대부분 종교단체 소유이며 약 5%는 건강보험조합 소유이다.

병원의 형태는 크게 정신병원과 종합병원의 두 가지로 대별된다. 종합병원은 급성기 병원(80%), 노인병원(4%), 전문병원(16%) 등으로 세분되며, 전문병원은 심혈관질환, 운동기관의 질환, 신경학적 장애, 완화적 치료, 만성질환 및 정신노인질환 등에 전문화되어 있다. 종합병원 내에 정신과가 있는 경우도 있으나 단기 환자에 한해서만 치료할 수 있고, 정신병원의 평균 재원일수는 꽤 길다.

벨기에에는 9개의 대학병원이 있으며, 이들 병원의 일당 진료비는 다른 병원들에 비해 높다. 대학병원이라는 명칭은 대학에 의해서 소유되어서 붙여진 게 아니라 병상들 중 일부를 대학병상으로 등록하였기 때문에 붙여진다. 각 대학들은 일정수의 병상을 갖고 있고 이 병상들은 여러 곳의 병원에 분산되며 병상의 50%이상이 대학병상일 때 대학병원이라고 하게 된다. 대학병원은 의학적 연구를 수행하고 의사들에 대한 훈련을 담당한다는 측면에서 다른 병원들과 다르다.

○ 병원의 구조와 서비스 이용체계

벨기에에는 일차의료에서 이차 혹은 삼차의료로의 의뢰체계가 없는데, 이는 부분적으로는 벨기에가 조그만 나라인 것에 기인하고 부분적

---

16) 이 절의 내용은 Crainich(1999), European Observatory(2000a)를 주로 참고하였음.

으로는 벨기에가 사용하는 재원조달방식에 기인한다. 공식적으로 의뢰체계가 없기 때문에 환자들은 자신이 입원할 병원을 자유롭게 선택할 수 있고 병원은 모든 환자들을 수용하여야 하나, 실제적으로는 대개 일반의나 전문의들이 환자를 병원으로 보내는 결정을 한다. 일부 환자들은 의뢰체계가 없다는 점을 이용하여 값비싼 대학병원을 곧장 방문하기도 한다. 벨기에에서 의뢰체계를 도입하려는 시도는 계속 있었으나 아직 수용되지는 못하였고, 총체적 의료기록 제도 도입에 의해 의뢰체계 도입의 첫걸음을 시작하고 있다.

병원의 시장진입은 정부규제에 의해 제한되는데, 병원의 개설 및 운영을 위해서는 각 의료서비스에 대해 보건부로부터 인가가 있어야 하며 인가가 거부되면 병원을 폐쇄하거나 문제되는 서비스를 중단하여야 한다. 1963년의 병원법(Hospital law)은 병상의 공급을 국가수준에서 계획하고자 한 것이었으며, 1966년 왕령에 의해 각 지역별 목표치가 정해졌고 각 병원에 대해 강제되지는 않았으나 이 계획에 따라 투자한 경우에만 주정부가 보조금을 지불하였다. 또한 1973년 이후로는 이 목표치에 맞는 경우에만 모든 병원의 신설, 확대, 변경 등에 대한 인가가 났고, 따라서 인가는 병원서비스 공급에 대한 주정부의 통제수단이 되었다.

1980년대 초까지 벨기에에는 많은 수의 소규모병원이 있었으며 병상수는 해마다 증가하였다. 1989년 1월, 종합병원의 최소병상 수를 150개로 하는 규정이 통과되었고 이 조치는 병원의 평균 병상 수를 늘림으로써 병원 수와 병상 수를 감소시키는 데 기여하여, 벨기에의 병원 수는 1980년 521개에서 1997년 287개로, 인구 1000명당 병상 수는 1980년 9.39개에서 1995년 7.34개로 감소하였다. 벨기에에서 인구 100명당 입원건수는 계속 증가하는 반면에, 급성기 병원의 평균 재원일수는 1970년 이래로 계속해서 감소하고 있다. 급성기 종합병원의 병상가동률은 1991년 이후 약간 감소하였다. 전체적으로 벨기에의 병상가동률이나 인구당 병상 수는 유럽평균보다 약간 높은 편이다.

(2) 병원예산제의 유형 및 지불단위

벨기에 병원의 재원조달기전은 공공병원과 민간병원이 거의 동일하며 단지 차이는 공공병원의 경우 내부적 관리가 엄격하고 적자가 지방세 등에 의해 자동적으로 보상된다는 것이다. 병원의 운영비용은 행위별 수가와 일당 진료비가 복합적으로 사용되어 조달된다. 즉, 병원은 두 종류의 수입원을 갖는데, 간호, 숙박(호텔비용), 입원을 위한 하부구조 마련 등의 비의료적 행위는 주로 일당 진료비에 근거하여 사전적 예산으로 건강보험조합에 의해 지불되며, 상담, 수술, 진단적 검사 등의 의료행위 및 정신치료 등 유사의료행위 등은 행위별 수가제로 지불된다.

병원의 수입은 1) 간호 및 비의료인력비용, 하부구조 및 호텔비용, 자본투자비용의 40% 등과 같은 비의료서비스에 대한 사전적 예산, 2) 수가 분배 협정(fee-sharing agreement)에 의해 원내 의사로부터 받는 수가 수입 3) 의약품 판매 수입, 4) 환자당 정액으로 지불되는 낮병동, 투석, 기능적 재활 등 특정 외래진료행위에 대한 진료비, 5) 환자에 의해 지불되는 본인부담분 및 비급여 진료비 등으로 구성된다.

○ **병원예산의 구성: Part A, Part B, Part C**

1986년 이후, 매년 병원의 운영비용에 대한 국가 총예산이 정해졌으며, 병원예산에 대한 규정은 전적으로 사회복지·보건환경부의 책임이었고 예산규모도 사회복지·보건환경부에 의해 정해졌다. 기준이 되는 일당 진료비도 사회복지·보건환경부에 의해 정해지는데, 사회복지·보건환경부는 예산의 25%만을 부담하며, 나머지 75%는 보험자(건강보험조합)가 부담한다. 총예산이 승인되면 사회복지·보건환경부는 개별병원에 대한 잠정적인 예산을 정하는데, 총예산은 크게 part A, part B와 part C라는 3가지 항목으로 구분되고 각각은 다시 세부항목으로 나누어진다.

part A는 물가지수를 조정하지 않은 고정비용(non-indexed fixed cost)을 포함하며, 여기에는 일반투자비용, 단기채무상환비용, 의료수가방식으로 보상되지 않고 예외적으로 병원예산에 포함되어 재원이 조달되는 의료기술서비스 등이 있다. part B는 일상적인 서비스, 임상서비스(인력 및 의료장비), 약제비 등을 포함한다. part C는 신규건설을 위한 선지급 금, 전년도 예산에 대한 조정비용, 1인실 등에 병원이 추가적으로 부과한 비용에 따른 일당 진료비의 삭감 등이다.

병원예산의 각 part는 1986년 복지부령에서 결정된 규칙에 따라 산출되며, 예산이 결정되고 나면 개별병원별로 일당 진료비가 계산된다. 과거 비용, 유사규모·병상가동률·환자구성 및 업무부담을 가진 표본병원들의 평균비용 등의 요소를 사용하여, 병원이 주어진 능력하에서 제공하여야 할 재원일수(day quota)를 계산하게 되고, 이렇게 계산된 재원일수로 그 병원의 총예산을 나누면 그 병원의 일당 진료비가 산출된다. 병원은 이 일당 진료비를 근거로 건강보험조합에 각 환자의 일당 진료비를 청구한다. 만약에 정해진 day quota보다 재원일수가 많거나 적으면, 병원은 정해진 일당 진료비의 일부만을 보상받게 되며, 이러한 조치는 병원의 운영비용이 총비용만큼 증가하지 않게 하는 효과를 가져왔다.

병원의 숙박 서비스(accommodation / hotel service) 및 임상 서비스(clinical service)에 대해 지불되는 예산이 일당 진료비에서 오는 수입의 90% 정도를 차지한다. 병원의 숙박서비스에 대한 예산(part B1)은 전체 병원예산의 30% 정도이며 임상서비스에 대한 예산(part B2)이 55% 정도로 목표치는 두 부분에 대해 각각 정해진다. 병원의 예산은 과거에는 추세적 예산(historical budget)에만 근거하여 정해졌으나, 2000년 이후 병원의 예산은 이러한 사전적 목표 체계(prospective target system)에 의해서 100% 정해지게 되었고, 각 부문에 대한 예산 목표치는 각기 다른 산출방법에 의해 결정된다.

숙박 서비스에 대한 예산은 비용의 비교 방법(cost comparison method)에 근거하여 병원들 간에 배분된다. 이 방법은 숙박 서비스에 지불되는 비용을 감소시키기 위해 최근에 확립되었는데, 이 제도하에서 병원들은

규모에 의해 그룹화되며, 병원의 성과 정도(performance level)는 병원의
비용과 병원이 속한 그룹 내 병원들의 평균비용과의 차이로 측정된다.
이 제도하에서는 효율적인 병원은 점차로 예산이 증가하게 되고 비효율
적인 병원은 점차로 예산이 적어지게 된다.

　임상서비스에 대한 예산(clinical service budget)은 병원들 간에 점수
체계(points system)에 의해 배분된다. 이 재원조달방법은 병원의 구조
(병상 수, 전문화 정도, 병상당 인력 수)와 의료행위량 크기에 연계되며,
병원의 의료행위량은 병원에서 제공되어 보험자(INAMI)에게 청구한 내
· 외과적 서비스의 비용과 횟수, 간호요약지(Minimal Nursing Summary)
로 측정한 간호업무량, 처치요약지(Minimal Clinical Summary)에 기록된
치료기록 등에 근거하여 측정된다. 간호요약지는 1990년 이후 작성된
것으로 환자의 연령, 성별, 진단명, 수행된 간호행위들이 포함되며 이것
으로 간호단위별 간호요구도를 대략적으로 알 수 있다.

　○ 예산의 평가 및 조정
　회계연도 말에, 병원의 예산은 실제적으로 당해 연도에 일어난 의료
행위량에 근거하여 조정된다. 실제로 받는 예산은 계산되었던 예산과
다를 수 있는데, 이는 day quota와 실제 제공된 치료일수가 다르기 때
문이다. 1994년 이후로, part B1 및 part B2 예산은 재원일수감소를 장
려하기 위해 조정되어 왔다. 병원들은 각 의료행위별로 정해져 있는
권고사항(norm set: 특정 진료행위에 대한 최대 재원일수 등이 포함)을
고려하여야 하고, 이 권고사항에서 합당한 이유 없이 벗어나는 경우
병원의 예산이 삭감된다. 그리고 나서, 처치요약지의 기록사항에 근거
하여 환자들의 중증도와 병원의 효율성을 종합적으로 고려하여 재원일
수가 긴 병원에 불이익을 주고 재원일수가 짧은 병원에는 보상을 준다.
아직은, 환자의 중증도가 이 목적으로만 사용되고 있으나 case mix나
care programme에 근거하여 병원재원조달을 하기 위한 여러 연구들이
행해지고 있다.

병원예산의 산출을 위해 상당량의 자료가 필요한데, 벨기에의 경우 행위별 수가제방식의 진료비 지불제도, 병원의 청구서, 처치요약지, 간호요약지 등으로 인해 정확한 자료가 풍부하다는 장점이 있으나, 병원에 대한 정보가 재정에 관한 이해당사자들 간에 분산되어 있다는 점이 문제이다. 예를 들면, 처치요약지나 간호요약지와 같은 자료는 사회복지·보건환경부로 제출되고, 청구서는 건강보험조합을 통해 보험자에게로 제출된다. 재원조달체계의 통합을 장려하고 의료행위량에 대한 측정을 위해 모든 이해당사자들을 모은 회의체가 1996년에 설립되었고 데이터베이스를 통합하기 위한 작업이 진행 중이다.

행위별 수가제 보상방식으로 인하여 의료행위량의 측정이 용이한데, 동일한 서비스에 대한 의료행위량이 추정되어 추가적인 점수가 병원의 분포상 위치에 따라 병원에 배분되며 이러한 이론적인 예산을 실제적인 예산에 점진적으로 적합시킨다. 과거에는 보건부가 병원의 부서별로 목표 병상점유율(예, 외과는 80%, 소아과는 70%, 산부인과는 70% 등)을 정하여 입원일수의 분담몫(quota)을 정하였다. 그리고 나서, 병원의 사전적 예산을 이 분담몫으로 나누어 일당 진료비가 정해졌다. quota에 도달하지 못하면 어떤 보상도 받지 못하였던 반면, quota를 초과한 병원은 추가된 입원일에 대해서 일당 진료비의 30%를 받았다. 입원일수의 quota를 정하는 이 방식은 효율 증가를 고려하지 못하였으며, 평균 재원일수를 감소시킨 병원에게 불이익을 주고 평균 재원일수를 증가시킨 병원을 보상하게 되었다. 그래서 효율을 증진시키고 성과가 나쁜 병원에서 보다 효율적인 병원으로 자원을 재분배하기 위하여 새로운 방식이 도입되게 되었다. 병원의 성과는 병원에 의해 기록된 입원일수와 환자연령(75세 이상 및 미만)에 따른 세 분류를 가진 DRG(All Patient Diagnosis Related Groups: APDRGs)에 근거한 평균 입원일수 간의 차이를 분석함에 의해 측정되었다. 1996년 이후, 노인병동에서 최소 10일 이상 입원하고 합병증을 가진 75세 이상의 노인환자에 대한 특별한 DRG가 만들어지게 되었다.

각 병원이 입원서비스의 대체서비스로 낮병동을 운영하는 정도에 대한 평가가 각 DRG별로 이루어졌고, 그 후에 각 병원별로 감소되거나 증가한 입원일수와 각 DRG별 입원일수가 평가될 수 있었으며, 다양한 병원들에 대해 사후적으로 재정적 보상 혹은 불이익을 주기 위한 평가치가 만들어졌다. 평균적인 입원일수의 −2%∼+2% 범위 내에서 차이를 보이는 경우 불이익도 없고 이익도 없으며, 평균적인 입원일수의 +2%∼+10% 범위 내에 있는 병원들은 추가적 입원일에 대해 배분되는 예산의 50%를 받는다. 차이가 +10%보다도 크면 병원은 추가적 입원일에 배분되는 예산의 75%를 받고, 여기에서 나온 절감액은 차이가 −2%보다도 적은 병원들에 재분배된다. 평균적인 성과에서 벗어난 정도가 클 때(10%이상과 미만을 비교할 때) 불이익이 줄어든다는 것은 이상하게 보이는데, 이는 정부가, 나쁜 성과를 보인 병원들의 사유를 확실히 평가하기 전에 병원들이 폐쇄되는 것을 피하고자 했기 때문이다. 1996년 이후, 병원의 손실액 혹은 이득액은 병원 총예산의 3%를 초과할 수 없게 되었다. 이것은 실제적으로 8%이상의 차이는 결코 불이익을 받지 않는다는 것을 의미했다. 이 정도의 입원일수와 관련된 예산은 항상 총예산의 3%를 초과하기 때문이었다.

1999년부터는 불이익이나 보상은 병원의 입원일수와 평균적인 입원일수 간의 차이가 −2%∼+2% 범위 내에 있을 경우라도 주어지게 되었고, 병원은 평균을 초과하는 입원일수에 배분되는 예산이 시간경과에 따라 증가하여 삭감되었다. 절감액은 성과가 좋은 병원에 재분배되었다. 불이익의 상한은 평균에서 5%이상 차이 나는 병원들에 대해 병원 예산의 2.5%에서 고정되었다.

2) 오스트리아[17]

(1) 병원 부문의 구조

○ 병원의 재원, 소유 및 운영

오스트리아에서 입원의료서비스는 주로 공법의 적용을 받는 공공조직이나 민간비영리조직에 의해 제공된다. 2000년 말 현재 오스트리아에는 모두 321개의 병원(병상 수 70,261개)이 있으며 이 중 141개(44%)가 공법에 의한 병원(public law hospital)으로 전체 병상의 70%(48,988병상)를 공급하고 있고, 공법의 적용을 받지는 않지만 비영리부문에서 운영되는 38개의 병원(5,725병상)이 있다. 전체적으로 오스트리아 병원의 56%와 병상의 78%가 비영리부문에서 제공된다. 2000년 현재 오스트리아의 인구수가 약 810만 명이므로 인구 1000명당 8.7개의 병상(급성기 병상 및 장기요양병상 포함)이 가용하며 2000년에는 약 240만 명의 환자가 입원진료를 받았다(Federal Ministry for social security and generation, 2001).

오스트리아의 병원 321개 중 147개(46%)의 병원들은 소위 "기금병원(fund hospital)"으로 공공병원 및 비영리병원 중 급성기 병원이 이에 해당된다. 이들 병원은 주정부(provincial funds)로부터 공적 예산을 받게 되며, 2000년 현재 50,675개의 급성기 병상(전체 병상의 72%)을 공급하고 있다. 이는 인구 1000명당 6.3개의 기금병원 병상이 가용함을 의미한다. 전체 병원인력의 80%가 기금병원에 고용되어 있고, 기금병원은 2000년 현재 약 210만 명의 입원환자에 대해 의료서비스를 제공하여 인구 대비 입원율은 약 26%였다. 기금병원에 입원한 환자의 평균 재원일수는 5.9일(2000년 현재)이었다.

---

17) 이 절의 내용은 Edwards(1998), Embacher(2002), European Observatory(2001b), Glaser(1987), Neuner(2002), Pfeiffer(1996), Renner(2002) 등을 주로 참고하였음.

○ 병원의 구조와 서비스 이용체계

민간병원이나 영리병원이 환자를 거부할 수도 있는 반면, 공법의 적용을 받는 병원은 모든 환자들에 대해 의료서비스 및 입원서비스를 제공해야 한다. 또한 공법의 적용을 받는 병원들은 반복적인 비용에 대해 국가의 보조금을 받을 수 있으며, 이 보조금은 공공병원에 의해 제공되는 서비스의 범위가 정부에 의해 필수적인 서비스로 간주될 때 지급된다. 입원진료부문의 발전은 병원계획(hospital plan)에 의존하게 되는데, 여태까지는 이용 가능한 병상 수에 대한 계획에 중점이 두어져 있었다. 병원 외래의 경우 병원 내에서 서비스 제공이 이루어지고 일차응급의료와 관련하여 매우 중요한 역할을 하고 있음에도 불구하고, 아직까지는 1997년에 도입된 진단명에 근거한 재원조달 및 계획 등에서 제외되어 왔다.

민간 부문의 역할은 지역 간에 매우 차이가 있는데, 어떤 지역에서는 민간병원이 급성기 진료를 담당하기도 하고 어떤 지역에서는 민간 부문이 장기요양진료 같은 특별한 진료만 담당하기도 한다. 모든 공공병원은 전체 병상의 25%를 민간의료보험환자 진료를 위해 사용할 수 있는데, 이 환자들은 추가 비용을 지불해야 한다. 공공병원에 근무하는 의사들은 전문의를 포함하여 일반적으로 봉급제가 적용되는데, 공공병원의 민간 부문에서 일하는 의사들은 사적인 계약에 의하여 행위별 수가제로 지불받는다. 민간영리병원은 환자를 입원시킬 의무가 없으며, 입원은 환자의 구매력과 민간의료보험가입 여부에 의해 결정된다. 민간병원과 공적 건강보험과의 계약은 완전히 자율에 맡겨져 있으며, 예산을 결정하기 위한 사법상의 계약이 해마다 공적 건강보험과 민간병원 간에 이루어진다. 민간병원은 환자에게 의사를 선택할 권리를 주며 민간병원에서 민간의료보험환자를 치료하는 의사들은 진료비의 일부를 시설사용의 대가로 병원에 지불하게 된다.

오스트리아는 1980년에서 1997년 사이에 병원 수가 5% 줄어들었고 병상 수는 20% 감소하였으며, 평균 재원일수는 거의 절반 수준으로 줄

어들었다. 병상가동률은 9% 줄었으며 입원율은 25% 증가하였다. 재원
일수 감소는 입원율의 증가와 연관되어 있으며, 이는 병원 부문에서의
진료강도가 증가되었음을 보여준다. 1997년 현재 입원환자 수는 약
210만 명으로 이는 1990년에 비해 약 20%가 증가한 것이다.

(2) 병원예산제의 유형 및 지불단위

○ 총액예산제 도입이전 병원재원조달방식

오스트리아에서는 병원지출의 거의 100%가 공적 재원에 의해 조달
되었고 극히 일부만 민간 재원(주로 민간건강보험)에 의해 조달되었다.
병원의 재원조달체계는 이분되어 있어, 병원시설 및 그 장비는 병원의
소유주, 지방정부, 보건부에 의해, 운영비용은 다양한 재원들로부터 지
불되었다. 50%이상이 진단명과 특정 의학적 처치와 관계없이 재원일수
에 근거하여 공적 건강보험으로부터 제공되었다. 보건부는 또한 병상
수, 특수한 역할, 적자 등에 근거하여 병원의 소유주에게 총액으로 보
조금을 제공하기 위한 특수기금을 가졌으며, 원칙적으로 보건부는 투자
와 운영비용에 직접적 영향을 주지 않으며 조정기능만 하였다.

일반적인 책임 부재 때문에 오스트리아 병원재원조달체계는 비용절
감을 위한 유인이 없었으며 비용억제를 위한 도구도 없었다. 오히려
실제에서는 재원일수에 따라 병원의 수입이 결정되기 때문에, 환자를
필요 이상으로 오래 머무르게 하는 역유인을 가졌다. 다른 나라들에서
처럼 병원의 지출이 급격히 증가하면서 새로운 규제 장치가 만들어져
야 했고, 보건부는 이러한 노력의 일환으로 의료의 질을 고려한 경제
적 기전을 찾고자 하였다.

○ 개혁 이후 병원재원조달방식

1997년 병원재원조달개혁에 의해, 일당 진료비방식으로 보상되던 과거의
재원조달모형 대신 진단명(Leistungsorientierte Krankenanstaltenfinanzierung:

LKF, Austrian DRG)에 근거하여 재원이 조달되게 되었는데, 이러한 case-mix based financing의 기본적 틀은 1989년에 모든 병원들로 하여금 모든 입원건을 의무적으로 문서화하도록 함과 동시에 이루어졌다. 병원의 입원건들은 ICD-9에 근거하여 분류되었고, 1991년 초에 치료비용이 20개의 병원으로부터 수집되었으며, 이 정보에 근거하여 유사질병군을 확정하고, 회귀트리알고리즘(regression tree algorithm)을 사용하여 유사비용군을 도출하였다. outlier를 보정하기 위해서는 관찰치들의 중위값이 이용되었다. DRG에 근거한 재원조달방식 외에, 예외적인 사례들을 결정하기 위해 추가적인 범주가 사용되었는데, 이는 지나치게 짧거나 긴 재원일수, 중환자실의 재원일수, 재활환자의 재원일수, 장기요양환자 등이다. 이러한 범주 외에, 개별병원별로 재원을 분배하기 위한 다른 기준도 사용되었는데, 이들은 의료의 질, 연구와 의학교육의 역할, 병원의 형태, 의료인력구성, 의료장비 등이며, 이 요소들의 가중치는 지방정부에 의해 정해진다. DRG에 근거한 재원조달방식은 1994년 이래 Vorarlberg 주에서 시범사업이 실시되어 왔는데, 과거와 마찬가지로 자본비용과 운영비용은 분리되어 별도로 재원이 조달되었다.

○ 개별병원에 대한 예산배분

개별병원의 예산은 2단계를 거쳐 배분되는데, 첫 단계는 지방정부수준이고 두 번째 단계는 개별병원 수준이다. 첫 단계에서 병원조정기금(일반조세에 의해 연방정부로부터 재원조달)과 건강보험으로부터 배분액이 정해지고, 병원조정기금의 지방정부에 대한 분배는 재원일수, 교육서비스, 의료의 질적 수준, 병원의 적자 등의 기준에 의해 근거하긴 했으나 주로 거주민의 수에 의해 이루어졌다. 1997년에서 2000년까지 연방정부의 기여금은 1994년 수준에서 고정되었다.

과거에는 건강보험으로부터 병원에 직접적으로 배분되는 재원의 양은, 일당 진료수가에 근거하고 있었고 따라서 재원일수에 비례하였다. 새로운 제도하에서 병원에 대한 진료비는 지방정부의 병원위원회로 총액(block)으로 정해져 보내지며, 위원회에 속한 병원들의 서비스 제공량과는 무관하다. 1997년에 각 지방정부에 배분되는 자원의 양은 1994년에 건강보험기금에 의해 직접적으로 배분되었던 양과 동일하였다. 2000년까지의 증가액은 건강보험의 수입에 의존하게 되며, 따라서 이 부분의 예산은 사전적으로 고정된다. 그러나 이것이 개별병원의 예산이 고정됨을 의미하는 것은 아닌데, 개별병원은 건강보험 외에도 지방정부 등으로부터 재원을 조달받기 때문이다. 두 번째 단계에서 개별병원에 대해 재원 분배가 이루어지며, 이때 진단명(LKF)이 사용된다. 1997년 이래, 병원에 의해 제공되는 서비스의 약 ¾정도가 사전적 예산에 의해 지불되었고, 약 30%는 일당 진료수가에 의해 지불되었다.

2000년 현재 건강보험이 공공병원재원의 80% 정도를 조달하고 있으며, 이 금액은 환자의 입원비용과 외래부서에서 제공되는 모든 서비스를 보상하는 수준이며, 예산은 사전적으로 정해지고 보험료수입에 따라 증가된다(income-oriented spending policy). 1998년에, 건강보험수입의 30%가 병원서비스에 지출되었으며, 이는 GDP의 1.5%에 해당되는 것이다. 오스트리아 병원 부문의 지출은 전체 보건의료비의 50%에 약간 못 미친다.

○ LKF

LKF하에서 진료비 지불은 정액형 건당 수가에 근거하는데, 입원서비스에 대한 진료비 청구방식은 현재 두 가지 재원조달영역, 즉 LKF core system과 LKF fund control system으로 구성된다. LKF core system 내에서 전국적으로 단일한 점수가 성과중심 진단군(performance-oriented DRG)별로 배분되며, 건당 표준점수는 재원일수와 20개 기준병원(reference hospital)의 50만 명 환자로부터 계산된 비용에 의해 정해진다.

개별적인 성과중심적 진단군은 의학적, 경제적, 통계적 항목을 포함하는 트리알고리즘을 이용하여 정의된다. 알고리즘은 3단계로 구성되는데, 1단계에서 기준병원으로부터 표본 추출한 환자들을 제공된 서비스와 주진단명에 따라 분류하게 된다. 서비스들의 분류는 외과적 처치와 비외과적 처치들에 근거해서 결정된다. 2단계에서, 제공된 서비스들의 진단명의 유사성과 통계적으로 유의하다고 판단된 비용의 유사성을 고려하여 집단을 분류하게 되며, 전체적으로 867개의 성과중심 진단군(LDF)이 확정되었다. 진단군별 LDF점수는 각 LDF 내에 있는 모든 환자들의 비용의 중위 값으로 계산된다. 각각의 LDF점수(LDF flat rate)는 행위관련요소(activity related component)와 일당 진료비 요소(daily charge component)로 구성되는데, 중환자실에 대해서는 별도의 부가비용이 계산된다. 행위관련요소는 기준병원 내에서 결정된 비용에 근거하고 있고 특정한 의료서비스항목(Medical service item: MEL)에 대해 환자별로 배분된다. 특정 서비스에 배분될 수 없는 비용들은 합쳐져서 일당 진료비를 구성하며 이는 재원일수와 관련되게 된다. 각 LDF별로 재원일수에 대한 상한과 하한이 정해지는데, 의료서비스항목군(MEL군)의 경우 이 값은 환자들의 80%가 속한 구간을 중심으로 정해지게 되고, 주진단명군(Principal diagnosis group, HDG)의 경우 이 값은 환자들의 60%가 속한 구간을 중심으로 정해진다. 특정 환자의 재원일수가 이 하한보다 짧으면 실제 재원일수를 기준으로 계산된 삭감된 수가가 적용되고, 상한보다 길면 추가점수가 더해지되 declining scale이 적용된다. LDF-점수의 점수당 단가는 고려하에 있는 병원들의 비용합계를 이 병원들의 LDF-점수 합계로 나누어 산출된다.

3) 스페인[18]

(1) 병원 부문의 구조

1995년 현재, 스페인에는 787개의 병원과 169,000개의 병상이 있으

---

18) 이 절의 내용은 Casasnovas(1999), European Observatory(2000e) 등을 주로 참고하였음.

며 이 중 198개의 병원과 86,000개의 병상이 NHS 소유이다. 공공소유 병상은 전체 병상의 68%, 급성기 병상의 83%를 차지하고 있고, 공공 병원은 병원 전체 재원일수의 73%와 퇴원건의 75%를 차지하고 있다.

(2) 병원예산제의 유형 및 지불단위

최근까지도 사회보장기구에 속한 급성기 병원들은 어떤 공식적인 평가과정 없이 과거년도의 지출에 의해 계산된 수준에서 현재의 지출을 위한 재원을 조달받았다. 이 과정에서 사회보장기구(INSALUD)의 재정 담당과 개별 보건센터의 관리위원회 간의 협상이 수반되었다. 최근까지도 서비스량의 참조치로써 재원일당 비용 및 입원당 비용만이 유일한 기준으로 사용되었다. 재원조달은 총액예산방식을 통해 이루어졌고 프로그램이나 서비스나 병원부서별로 차이는 없었다. 각 센터의 지출은 입원과 외래, 교육과 연구 분야 등으로 나뉘어졌는데 이 분류는 비용 비교 목적을 위해서는 믿을 만한 것은 아니었다.

1993년에 INSALUD 병원들은 소위 'contratos-programa'를 10개 지역에 대해 도입하였는데, 이것은 서비스량을 총액예산과 연계하는 합의였다. 이 합의는 매년 이루어졌고, 자원가중보건의료단위(resource-weighted health care unit: UPAs)로 측정한 보건의료공급의 목표치와 실제 평균비용에 근거한 보건의료재원조달에 대한 내용을 포함하고 있다. 카탈로니아에서 case-mix 보정방법은 주로 DRG에 근거하고 있으나, 아직 병원 재원조달에는 거의 사용되지 않는다. 병원의 재원에 대한 청구가 사전에 이루어지고는 있으나 실제지출에 대한 평가의 부족은 재원조달이 사후적으로 이루어지는 결과를 낳는다.

4. 의료필요에 근거한 예산제 도입국가의 사례

의료필요에 근거한 예산제는 주로 조세에 의해 보건의료재원이 조달되고 중앙정부에서 지역정부로 예산을 배분하는 국가에서 주로 나타난다. 영국과 캐나다 등이 그 예가 될 수 있다.

1) 영국[19]

(1) 병원 부문의 구조

1991년 개혁 이전 공공병원은 구보건국에 의해 소유되고 운영되었으나 공공병원 부문의 구조는 1991년의 개혁에 의해 크게 변화하였다. 구보건국은 직접적 경영조합(directly managed units: DMU)으로써 병원들을 직접적으로 경영할 수도 있었으나, NHS병원들은 구보건국과 독립적으로 자체경영 NHS트러스트(self-managed NHS Trust)를 구성하도록 격려되었다. 1991년 개혁에 의해 NHS트러스트를 구성한 병원들은, 여전히 NHS내의 비영리 조직이긴 하지만 NHS의 통제 밖에 있을 수 있게 되었다.

NHS내에서의 이차의료는 약 200개의 NHS trust 종합병원과 약 400개의 소규모 지역사회병원, 3차 전문병원 등에 의해 제공된다. 1998년 현재 인구 1000명당 3개의 병상이 있으며, 입원율은 인구 1000명당 150명이고, 병원서비스 이용을 위한 대기시간은 다소 긴 편이다. 병원 자본비용이 사적 계약(Private finance initiative: PFI)에서 조달되는 비율이 점차로 증가되고 있다.

---

19) 이 절의 내용은 Clive(1996), Dixon(2002), Edwards(1998), European Observatory (1999c), Glaser(1987), Glennerster(1996), Gray(1995), Mays(1987) 등을 주로 참고하였음.

진단적 서비스는 주로 병원에서 제공되고 처방약의 경우에는 주로 지역사회 약사에 의해 제공된다. 노인 및 정신질환자를 위한 사회적 의료(Social care)에 대한 책임은 지방정부에 있으며, social care에 있어서 민간 부문의 역할이 점차로 증가하는 추세에 있다.

(2) 병원예산제의 유형 및 지불단위

NHS가 도입되고 처음 2년간 병원의 진료비는 개별병원의 요구에 의해 주로 결정되었으나, 이러한 상향식(bottom-up) 진료비 결정 시스템은 병원지출의 예기치 않은 급속한 증가를 가져왔다. 이에, 1950 / 1951년부터 총액예산상한제(global budget limit)가 운영비용 및 자본비용에 적용되기 시작하였고, 이때부터 총액예산제를 통한 재정적 통제는 NHS의 기본원리가 되었다. NHS의 예산제도에 있어서 두 번째 중요한 변화는 1976년에 현금상한제(cash-limit system)를 도입한 것이었다. 1976년 이전에는 보건부와 재무부가 물가인상률 등을 예상하여 하향식 방법으로 예산을 정한 다음 실제 물가인상률 등이 예상치와 다를 경우 이를 보정하여 주는 방식이었으나, 현금상한방식이 도입된 1976년 이후에는 물가인상률이 기대치와 다른 경우라도 보정하지 않게 되었다.

○ 부문별 예산배분

영국의 NHS는 크게 세 개의 별도 영역으로 구분되는데, 병원 진료 (입원과 외래 포함), 일차의료, 지역사회 / 사회 서비스 및 장기요양간호 등이 그것이다. 1995년까지 보건부(Department of Health)는 병원서비스에 대한 전체 NHS예산을 병원의료서비스의 제공과 진료비 지불 책임을 가졌던 지역보건국과 구보건국에 배분하였다.

NHS 전체 예산이 결정되면, 보건부는 이 예산을 '병원과 지역사회보건서비스' 부문과 '가족보건 서비스' 부문으로 할당한다. '병원과 지역사회서비스' 부문의 예산이 결정되고 나면 지역보건국으로의 할당이 이루어지며, 지역보건국로의 할당을 위한 배분식은 1976년 권고된 자원배분기구(RAWP) 보고서에 따른 것이다.

○ 지역별 예산배분

1970년대까지 예산의 배분은 주로 전년도 예산에 근거하되, 특별한 환경변화에 따른 보정분을 일부 감안하는 수준에서 정해졌다. 이러한 예산배분은 지역 간 불형평을 야기하였고, 이러한 문제를 해결하기 위해 1975년 자원배분기구를 설립하여 좀더 형평성 있는 자원배분식을 개발하려는 시도가 행해졌다. RAWP는 1976년에, 지역 각각의 보건의료 '필요(needs)'에 근거하여 자원을 배분하는 식을 권고하였고, 이 '필요'는 지역의 인구 규모, 성별 및 연령 구조, 이환율 수준(표준 사망비 이용), 서비스 제공비용의 지역 간 차이 등에 의해 측정되었다. 이 RAWP 식은 이후 약간의 수정이 행해지긴 했지만, 인구집단의 보건의료필요에 근거한 Weighted Capitation Payments의 원칙은 현재까지도 NHS내에서 자원배분의 기본원리로 사용된다. 1990년 내부시장도입에 대한 기대와 함께 RAWP식의 개정이 이루어져 1994년에 보다 정교한 계량경제모델을 사용한 수정안이 제시되었다. 이 식은 건강상태 변수로 만성질환 및 저체중 출생아 발생률을, 사회적 요인으로 실업률과 독거노인 수 등을 포함한 것이었다.

지역보건국으로부터 구보건국으로의 예산배분은 다양한 방법에 의해 이루어졌으나, 대개 전국적 배분식과 유사한 식을 사용하되 과거추세와 지역의 특수성을 보정한 식을 사용하여 왔다. 그러나 1990년 개혁 이후에는 다양한 구매자(구보건국, 기금보유 일반의, 총괄구매조직 등)의 출현으로 배분이 좀더 복잡해졌는데, 원칙적으로 weighted capitation formula에 동의한다고 하더라도 적은 인구에 대해 이를 적용하는 것이 어렵기 때문이었다. 이러한 이유로 대부분의 배분이 과거추세에 의존하게 되었다.

○ 개별병원에 대한 진료비 계약

영국에서는 1991년부터 내부시장개혁이 도입되어 병원은 보건국과 기금보유 일반의(GP fundholder) 양자로부터 재원을 조달받게 되었는데, 보건국으로부터는 연간총액계약에 근거하여, 기금보유 일반의로부터는 건당 진료비 계약에 근거하여 재원을 조달받게 되었다. 보건국에 의한 병원재원조달은 주로 과거의 지출에 근거하여 이루어졌고, 현재 두 종류의 구매자는 1999년 일차의료그룹(Primary Care Group)으로 대체되었다.

병원에 대한 진료 계약은 세 가지 형태로 이루어졌다. 즉, 총액을 계약하는 형태(block), 가격과 양을 계약하는 형태(cost and volume), 건당 비용을 계약하는 형태(cost per case) 등이다. 총액 계약방식에서는, 구매보건당국이 병원에게 일정한 범위의 서비스를 제공하는 대가, 특히 즉각적 처치를 필요로 하는 응급 사례의 경우 등에 대한 대가로 미리 정해진 연간 총액을 분할 지불한다. 비용과 양에 관한 계약에서, 공급자는 정해진 가격으로 정해진 양의 진료를 제공하게 되며, 서비스 제공을 위한 '투입(input)'보다는 서비스의 '산출(output)'이 강조된다. 합의된 양을 초과하는 진료건의 경우에는 대체로 건당 비용(cost-per-case)에 근거하여 지불된다. 건당 비용방식에서는, 구매자는 특정한 건에 대해 각각의 가격을 지불한다. 이러한 계약은 거래비용(transaction cost)이 높기 때문에 보건국은 block 또는 cost-and-volume contract의 적용범위 밖의 진료건에 대해서만 적용하고자 한다. 이 계약은 흔히 구매자와 계약이 체결되지 않은 병원으로 환자가 의뢰되는 경우(계약의뢰의 예외사항: extra contractual referrals)에 사용된다.

이상의 계약들에서 총액을 결정하는 데는 과거추세에 대한 분석이 필수적으로 요구되었다. 계약된 가격이 진료서비스를 제공하는 데 따른 비용을 보다 정확히 반영하도록 하기 위해 상당한 노력이 행해졌으며, 이러한 노력의 일환으로 영국 NHS Case Mix Office에서는 미국의

DRG와 비슷한 질병군 분류체계로서 'Health related groups'을 개발하였다. 동시에 시장기능의 발전과 함께 협상기술이나 협상력 또한 총액을 결정하는 주요 요소가 되었다.

2) 캐나다: 브리티시컬럼비아 주[20]

(1) 병원예산제의 특징

캐나다 브리티시컬럼비아 주는 기본적으로 인구에 근거하여 재원을 조달하는 방식을 취하고 있다. 지역 자치조직이 받는 재원의 양은 사전에 결정되며, 행정구역 안에 거주하는 주민 수에 근거하고, 인구당 진료비는 사망률과 사회인구적 요인을 이용하여 보정된다. 총액예산 범위 내에서 지역주민들이 받은 모든 진료는 비록 진료를 행정구역 밖에서 받았다고 하더라도 그 지역 예산에서 지불되어져야 한다. 이것은 지역별 인구당 보건의료지출에 근거하여 이루어지는 현재의 재원조달방식으로 인한 문제점을 극복할 수 있게 한다. 예를 들어, 만약 한 주 내의 여러 지역구에 대한 예산결정이 당시의 인구당 비용에 근거한다면, 도시 인구의 비중이 높은 지역에서는 농촌 인구의 비중이 높은 지역보다 많은 예산을 받게 될 것인데, 이는 도시 지역에 고비용이 드는 자원들이 존재하기 때문이다. 그러나 인구에 근거한 재원조달방식에서는 이러한 불형평이 사라지게 되는데, 이는 재원조달이 인구집단의 보건의료요구에 따라 이루어지므로 자원의 형평한 재분배가 촉진되기 때문이다.

캐나다 브리티시컬럼비아 주의 경우 병원의 예산을 결정할 때 일종의 의료필요산출식을 사용한다. 이 주에서는 개별병원의 예산을 결정하

---

20) 이 절의 내용은 Barer(1995; 1996), European Observatory(1996a), Glaser(1987), Nestman(1996) 등을 주로 참고하였음.

기 위해 우선, 과거년도의 성별, 연령별 의료이용률을 5가지 부문의 의
료서비스(급성 혹은 재활, 장기요양, 중환자, 입원수술, 통원수술)에 대
해 지역(province)별로 구한 다음, 이를 최근 년도의 지역별 인구구성변
화에 적용하여 당해의 지역 전체 의료이용 예측치(의료필요)를 구한다.
다음으로, 이렇게 구한 의료필요량을 병원별로 배분할 때는 해당 병원
의 진료권을 고려하여 반영한다(예. 20%의 환자가 병원소재지역에서
오고 80%의 환자가 타 지역에서 올 경우 20%는 해당 지역의 의료필요
변화를, 80%는 타 지역의 의료필요변화를 반영함). 이렇게 해서 개별병
원의 진료량을 구하되, 환자종류별로 다르게 설정된 입원 1일당 가중치
(중환자실 1일은 3.5일, 외과수술은 1.65일, 급성 및 재활병상은 1일, 신
생아실은 0.4일 등)를 다르게 주어 가중재원일수를 구하게 된다. 마지막
으로, 지역의 예산이 정해지면, 지역 내 총 가중재원일수 중 해당 병원
의 가중재원일수가 차지하는 비중을 고려하여 개별병원의 예산이 결정
되는데, 가중재원일당 진료비는 환자중증도로 간주하여 반영한다.

5. 병원예산모형설계에 있어서의 시사점

　본 절에서는 이상의 각국 사례연구가 우리나라에서의 병원예산제 설
계에 주는 시사점을 제시하고자 한다. 이를 위해 먼저 사례연구 대상
국가들에서의 병원 부문구조에 대해서 전체적으로 개괄하고, 다음으로
병원예산제 운영상의 주요특징을 2장에서 제시한 예산 설계 시의 고려
사항에 따라 요약, 분석하였다. 이러한 병원 부문 구조상의 특징과 병
원예산제 운영상의 공통점과 차이점을 우리나라 상황과 함께 고려함으
로써 우리나라에서 가능한 병원예산모형의 설계에 있어 시사하는 바를
검토하고자 하였다.

1) 병원예산제 도입국가의 병원 부문의 구조

사례연구대상 국가들의 보건의료지출 및 병원서비스 이용과 관련된 주요지표를 우리나라의 자료와 함께 <표 3-4>, <표 3-5>에 제시하였다. <표 3-4>에 의하면, GDP 중 보건의료지출이 차지하는 비중은 6-10% 정도로 나타나며, 독일, 프랑스, 캐나다 등에서 높은 편이고 룩셈부르크, 핀란드, 아일랜드, 영국 등에서는 낮은 편이다. 우리나라의 보건의료비 비중은 상대적으로 계속해서 낮게 유지되어 온 것을 알 수 있다. 병원 부문에 예산제를 도입하고 있는 국가와 그렇지 않은 국가 간에 GDP대비 보건의료지출 비중의 뚜렷한 차이는 보이지 않지만, 비교적 보건의료 전 부문에 걸쳐 예산제를 적용하고 있는 독일, 네덜란드, 벨기에 등에서도 보건의료지출이 지속적으로 증가하고 있는 것으로 나타난다(<그림 3-1>)

보건의료지출 중 공공지출이 차지하는 비중은 대체로 70-80% 정도이며, 그리스, 포르투갈, 네덜란드 등에서 낮고 룩셈부르크, 스웨덴, 영국, 덴마크 등에서는 높은 편이다. 우리나라의 경우 공공지출이 차지하는 비중은 상당히 낮은 편이다. 보건의료지출 중 입원진료비가 차지하는 비중을 보면 최저 24.8%에서 최고 53.9%까지 다양하게 나타나는데(<그림 3-3>), 주로 과거지출에 의해 예산의 규모를 결정하는 국가들에서 입원진료비의 규모가 급격히 증가하는 것이 관찰된다(<그림 3-2>). 우리나라의 경우에도 입원진료비가 급격히 증가하고는 있으나, 보건의료지출에서 차지하는 비중은 다른 나라에 비해 낮은 편이다.

〈표 3-4〉 각국의 보건의료부문 주요지표

	GDP 중 보건의료지출 비중	보건의료지출 중 공공지출 비중	보건의료지출 중 입원진료비 비중
덴마크	8.4%(1999)	82.2%(1999)	53.9%(1999)
그리스	8.4%(1998)	56.3%(1998)	24.8%(1994)
프랑스	9.3%(1999)	76.2%(1999)	44.0%(1999)
독 일	10.3%(1998)	75.8%(1998)	34.0%(1998)
네덜란드	8.7%(1999)	68.5%(1999)	52.7%(1999)
아일랜드	6.8%(1998)	76.8%(1998)	Not Available
룩셈부르크	6.1%(1999)	92.9%(1999)	29.8%(1999)
포르투갈	7.7%(1998)	66.9%(1998)	36.2%(1995)
벨기에	8.8%(1999)	71.3%(1999)	34.6%(1997)
오스트리아	8.2%(1999)	72.1%(1999)	Not Available
스페인	7.0%(1998)	76.8%(1998)	44.9%(1996)
스웨덴	7.9%(1998)	83.8%(1998)	Not Available
이탈리아	7.9%(1999)	72.3%(1999)	41.3%(1999)
핀란드	6.8%(1999)	75.7%(1999)	40.7%(1999)
영 국	6.9%(1999)	83.3%(1999)	Not Available
캐나다	9.2%(2000)	70.6%(1999)	41.7%(2000)
한 국	5.4%(1999)	43.9%(1999)	28.9%(1999)

자료: OECD health data 2001.

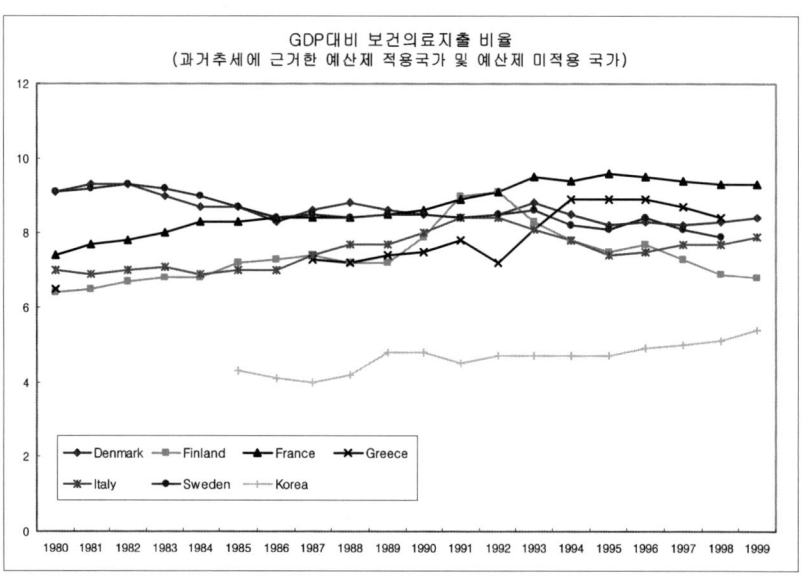

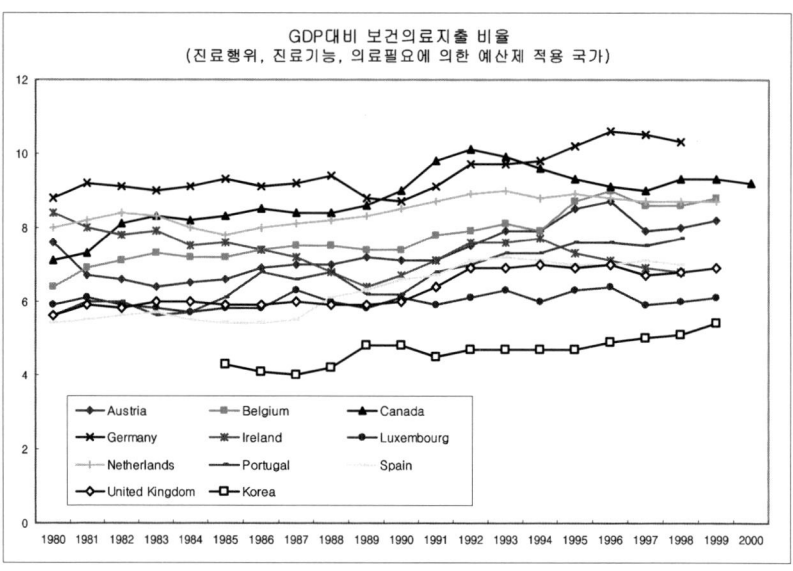

자료: OECD health data 2001.

〈그림 3-1〉 주요국의 GDP 대비 보건의료지출 비중

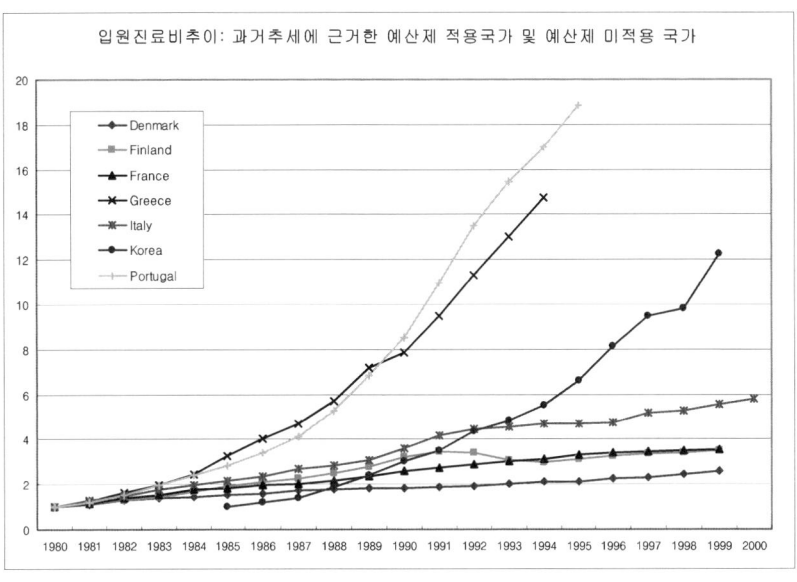

입원진료비추이: 과거추세에 근거한 예산제 적용국가 및 예산제 미적용 국가

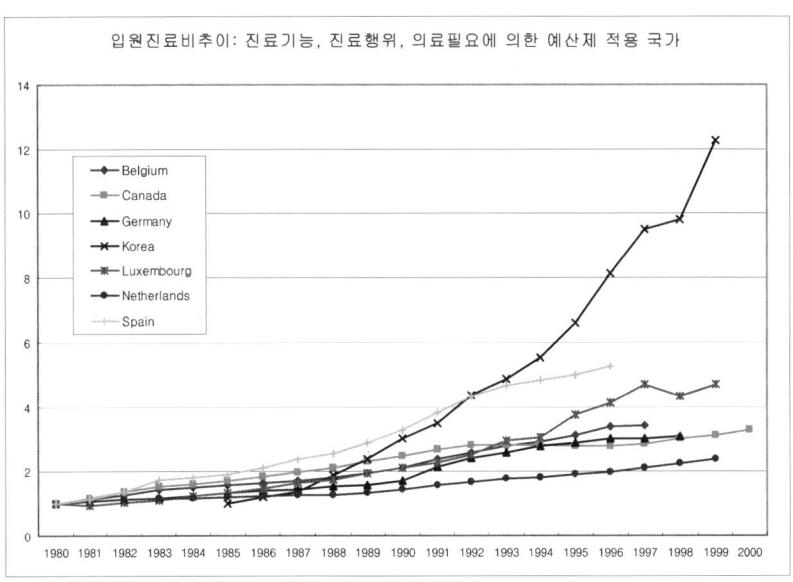

입원진료비추이: 진료기능, 진료행위, 의료필요에 의한 예산제 적용 국가

주: 1980년(한국은 1985년)의 입원진료비를 1로 하여 지수화
자료: OECD health data 2001.

〈그림 3-2〉 주요국의 입원진료비 추이

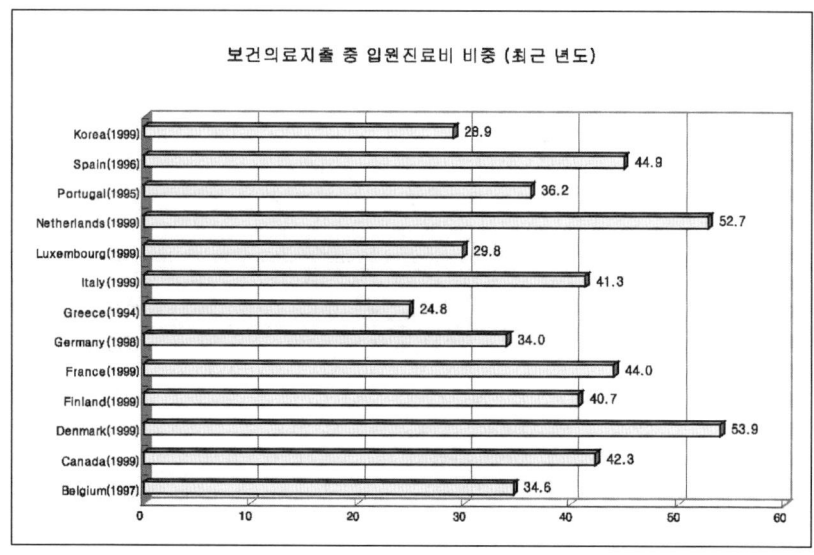

자료: OECD health data 2001.

〈그림 3-3〉 주요국의 보건의료지출 대비 입원진료비 비중

병원 부문의 진료양상변화를 보기 위해 인구 1000명당 병상 수, 인구 1000명당 입원건수, 평균 재원일수, 인구 1인당 입원일수 등을 비교하였다(<표 3-5>). 네덜란드, 아일랜드, 독일 등에서 단위인구당 병상 수가 많은 것으로 나타나고 단위인구당 입원건수는 오스트리아, 핀란드 등에서 많으며 단위인구당 입원일수는 네덜란드, 룩셈부르크, 핀란드 등에서 높다. 평균 재원일수는 네덜란드가 가장 길고 룩셈부르크, 벨기에 등도 상당히 긴 편이다. 대부분의 나라들에서 단위인구당 병상 수가 감소하는 추세를 보이나 우리나라의 경우는 꾸준히 증가하는 것으로 나타난다(<그림 3-4>). 인구 1인당 입원건수는 전체적으로 증가경향에 있으나(<그림 3-5>), 평균 재원일수가 크게 감소하고 있는 추세이기 때문에(<그림 3-6>), 인구 1인당 입원일수는 큰 변화 없이 안정적으로 유지되거나 혹은 감소하는 경향을 보인다(<그림 3-7>). 우리나라의 경우에는 예외적으로 인구 1인당 입원일수가 증가하고 있다.

<표 3-5> 병원 부문 주요지표

	인구 1000명당 병상 수	인구 1000명당 입원건수	평균 재원일수	인구 1인당 입원일수
덴마크	4.5개(1998)	199.9(1998)	6.9일(1998)	1.4일(1998)
그리스	5.0개(1997)	150.0(1995)	8.2일(1996)	1.2일(1996)
프랑스	8.5개(1998)	230.0(1999)	10.6일(1999)	2.4일(1999)
독 일	9.2개(1999)	231.2(1999)	12.0일(1998)	2.7일(1999)
네덜란드	11.3개(1999)	107.8(1998)	33.7일(1998)	3.5일(1999)
아일랜드	10.1개(1996)	144.7(1999)	7.6일(1999)	1.1일(1999)
룩셈부르크	8.0개(1998)	194.0(1994)	15.3일(1996)	2.8일(1996)
포르투갈	4.0개(1998)	120.0(1998)	9.0일(1998)	1.1일(1998)
벨기에	7.3개(1997)	200.0(1996)	11.1일(1997)	2.2일(1997)
오스트리아	8.7개(1999)	286.3(1999)	8.9일(1999)	2.6일(1999)
스페인	3.9개(1996)	113.8(1996)	10.0일(1996)	1.1일(1996)
스웨덴	3.7개(1999)	181.0(1996)	6.6일(1998)	1.3일(1996)
이탈리아	5.5개(1998)	180.4(1998)	8.0일(1998)	1.5일(1998)
핀란드	7.5개(1999)	265.0(1999)	10.6일(1999)	2.8일(1999)
영 국	4.1개(1999)	150.9(1998)	9.8일(1996)	1.2일(1999)
캐나다	4.1개(1998)	100.6(1998)	8.2일(1998)	1.1일(1999)
한 국	5.5개(1999)	Not Available	12.0일(1999)	1.5일(1999)

자료. OECD health data 2001.

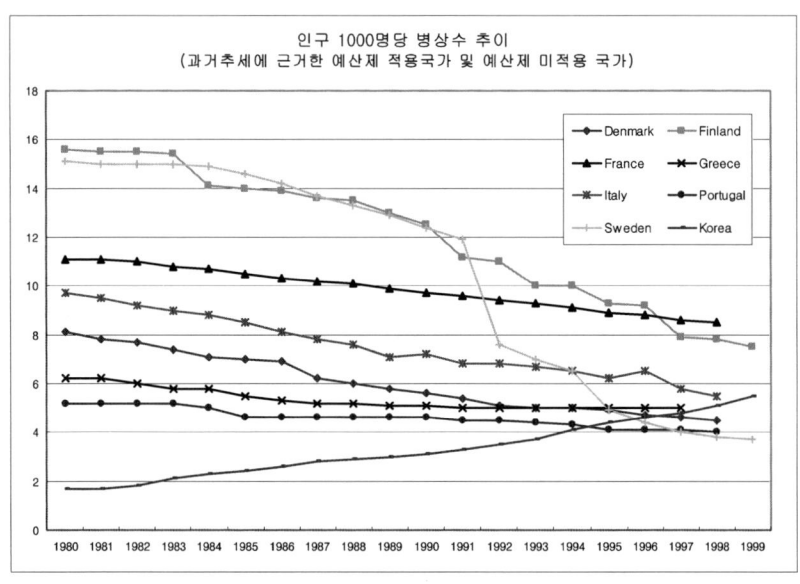

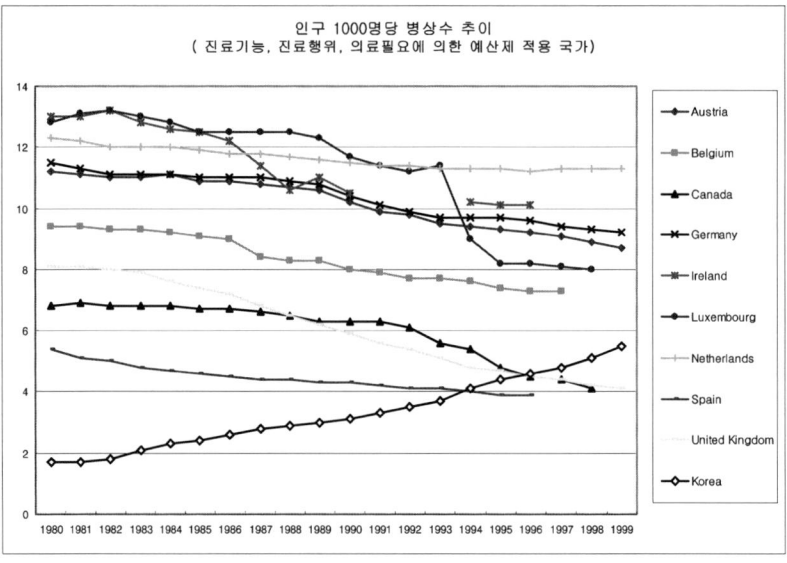

자료: OECD health data 2001.

〈그림 3-4〉 주요국의 인구 1000명당 병상 수 추이

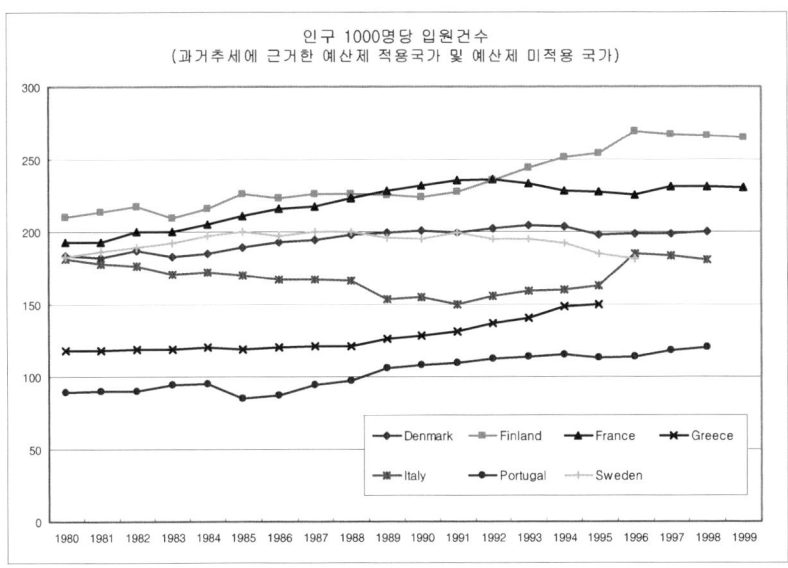

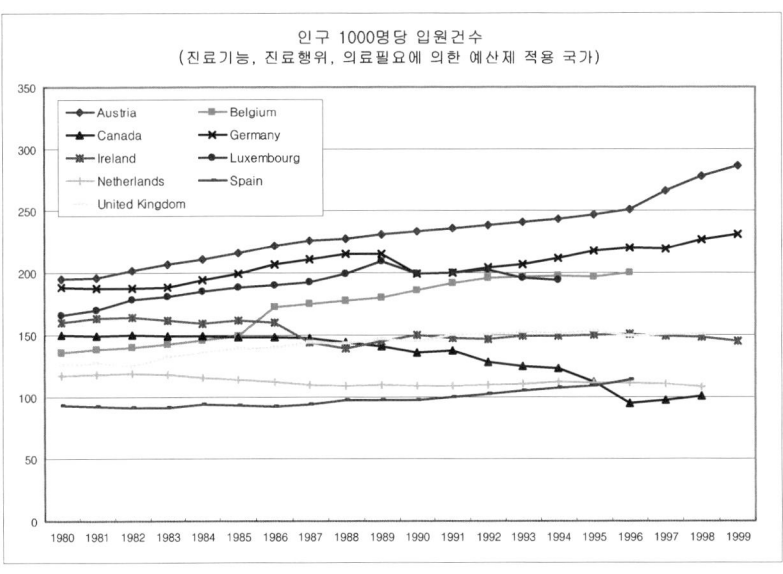

자료: OECD health data 2001.

〈그림 3-5〉 주요국의 인구 1000명당 입원건수 추이

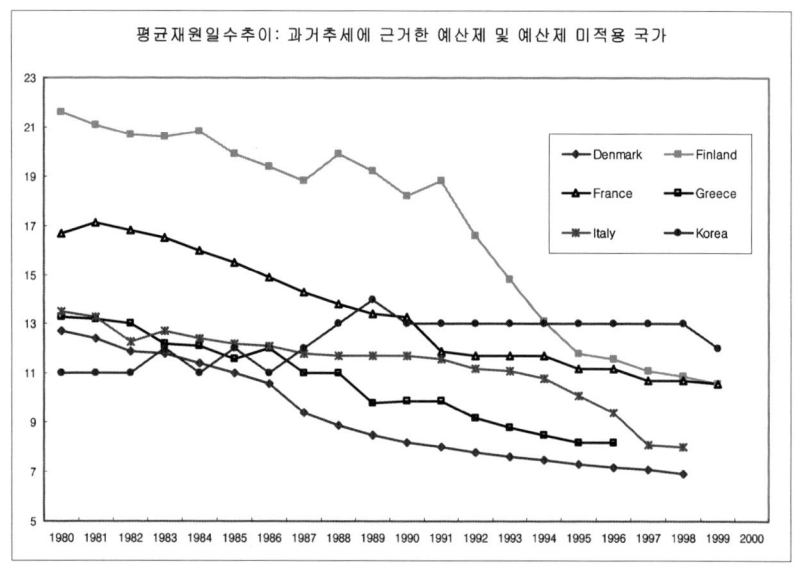

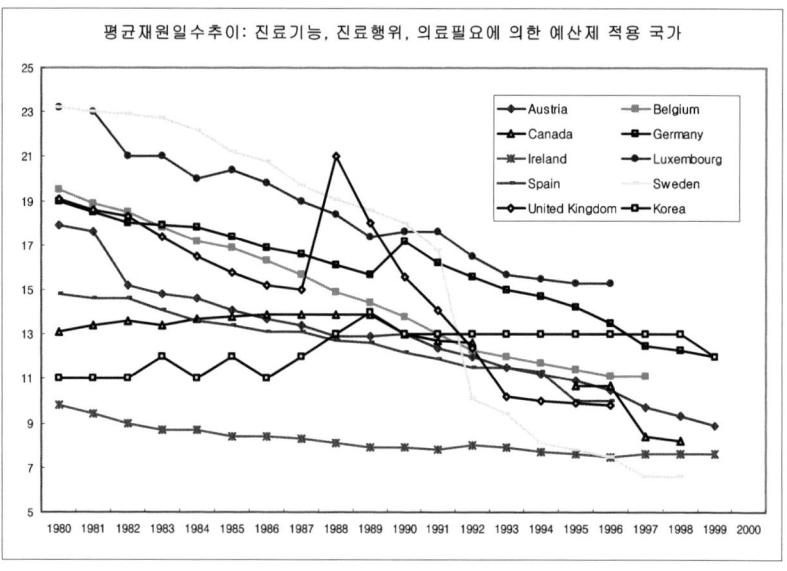

자료. OECD health data 2001.

〈그림 3-6〉 주요국의 평균 재원일수 추이

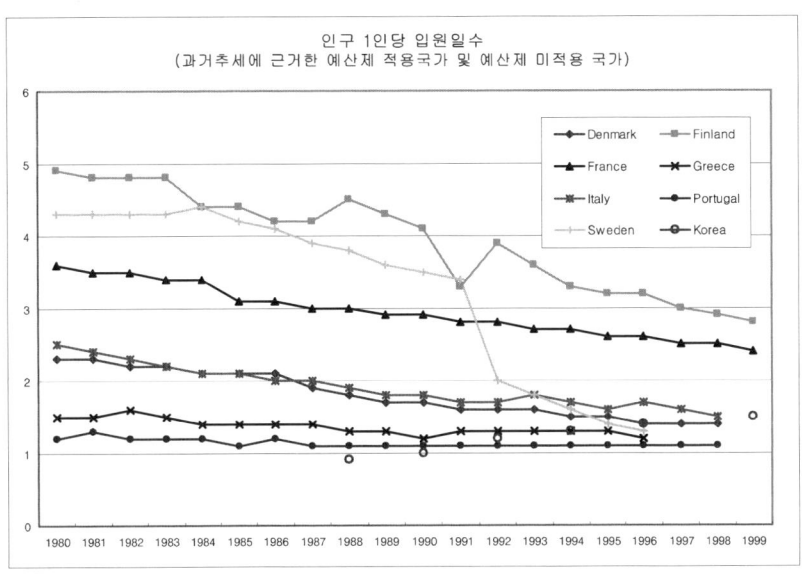

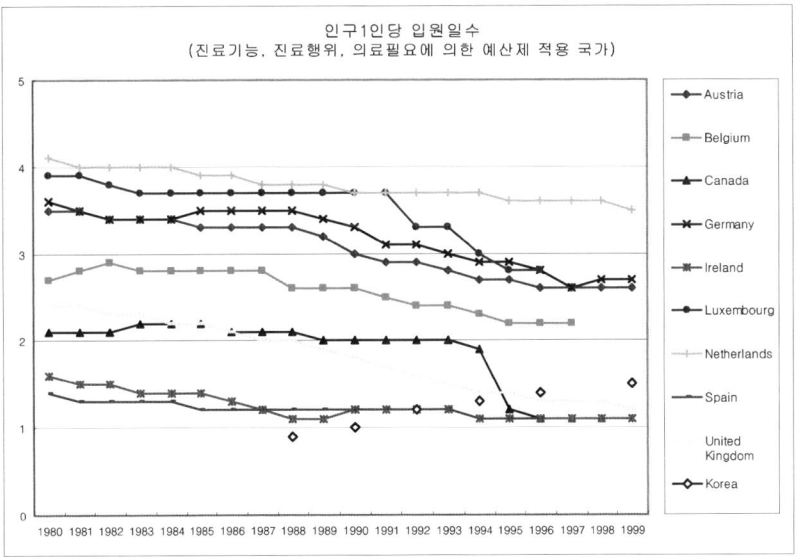

자료. OECD health data 2001.

〈그림 3-7〉 주요국의 인구 1인당 입원일수 추이

2) 병원예산제 운영상의 주요 특징

여기에서는 II장에서 제시되었던 기준에 따라, 각 나라별로 예산의 적용범위 및 적용수준, 예산적용의 강제성, 예산의 결정기준, 예산 증가율의 결정방식 등을 비교하여 제시한다.

<표 3-6> 예산의 적용범위 및 적용수준

	부문별 예산	지역별 예산	병원별 예산	각 예산 간의 관계
덴마크	있음	있음	있음	주 예산이 결정되고, 그 예산 안에서 병원 부문예산과 개별병원의 예산결정
그리스		있음	있음	정부가 52개의 지방정부(prefecture)로 예산 할당 공공병원에 대해 적용
프랑스	있음	있음	있음	병원 부문의 예산을 지역병원협회에 배분한 후, 지역병원협회에서 개별병원예산 할당
독 일	있음		있음	병원 부문 및 개별병원별로 예산 목표가 있으나 엄격하지 않음
네덜란드	있음	있음	있음	• 보건복지체육부에 의해 부문별 예산결정 후 보험자와 공급자의 협상에 의해 개별 공급자의 예산결정 • 보험자에 대해서도 예산제가 적용됨
아일랜드	있음	있음	있음	• 보건위원회 병원: 보건부가 8개의 지역보건위원회(health board)로 예산할당 후 보건위원회에서 병원 부문 및 병원별 예산배분 • 일반 공공병원: 보건부에서 직접 예산배분
벨기에	있음		있음	복지부가 병원예산의 각 part별 예산을 산출하면 개별병원별로 일당 진료비 계산하여 예산산출
오스트리아	있음	있음	있음	병원 부문의 예산이 지방병원협회에 배분된 후, 병원협회와 개별병원의 협의에 의해 개별병원의 예산결정
영 국	있음	있음	있음	보건부가 병원 부문예산을 지역보건국 및 구보건국에 배분, 보건국과 병원 간의 계약에 의해 병원재원조달

  먼저, 예산의 적용범위 혹은 적용수준에 있어 개별병원에 대한 예산
제를 적용하는 것과 함께 병원 부문에 대한 예산 및 지역에 대한 예산
이 존재하는지를 보면(<표 3-6>), 연구대상 국가의 대부분에서 부문별
예산을 함께 운영하고 있는 것으로 나타나며, 부문별 예산은 대개 정
부에 의해 결정되어 배분되고 개별병원의 예산은 지불자와의 협상에
의해 결정되는 것을 알 수 있다. 지역별 예산은 지방정부(구매자)에 배
분되기도 하고 지방병원협회(공급자)에게 배분되기도 한다.

〈표 3-7〉 예산 적용의 강제성

	형태	내 용	조정방법
덴마크	hard	주예산, 병원 부문예산, 개별병원예산이 결정되고 나면, 병원은 허용된 예산을 초과할 수 없음	예산년도 초기에 서비스량이 평균 이상이면, 남은 기간 동안 서비스량을 줄임
그리스	soft	실제로 거의 지켜지지 않음	
프랑스	soft	예산총액의 10%범위 내에서 증액가능	잉여나 손실은 개별병원이 보유
독 일	soft	예상된 진료량 초과 시나 미달 시 일부 보상	미달 시 고정비용 및 초과 시 한계비용에 근거하여 보상
네덜란드	soft		
아일랜드	soft	예산초과 시 한계비용보상	
룩셈부르크	soft	예측치와 차이가 많은 경우 병원이나 질병금고연합의 요청에 의해 병원예산 수정 가능	
벨기에	soft	예산초과 혹은 미달 시 일부 보상	허용된 재원일수 초과 시 예산 삭감, 미달된 병원에 재분배

  다음으로 설정된 예산이 어느 정도 엄격하게 적용되는가를 국가별로
보면(<표 3-7>), 아주 엄격하게 예산을 적용하는 국가들은 거의 없고
대부분 실제 진료량에 따라 예산의 초과를 허용하고 있음을 알 수 있
다. 또한, 예산이 예측된 진료량(재원일수, 입원건수 등)과 미리 정한
진료단위(일당 진료비, 건당 진료비 등)별 비용의 곱으로 결정되는 대

부분의 국가들의 경우 실제 진료량이 예측된 진료량을 초과하거나 미달하는 경우 미리 정한 진료단위별 비용의 일부를 지급한다.

〈표 3-8〉 예산의 결정기전

	형태	결정주체	결정내용
덴마크	협상	• 주정부와 중앙정부 간에 구성된 예산협력기구 • 주정부와 개별병원	• 전체 예산결정 • 예산크기, 서비스의 질과 양 등에 대한 계약
프랑스	협상		지역병원협회가 개별병원과 협상 체결
독 일	협상	• 지역질병금고와 지역병원협회 • 지역질병금고와 개별병원	• 특별보수와 건당포괄수가의 점수 당 단가 • 일당 진료비 부분에 대한 총비용과 진료량
네덜란드	규제 협상	• 보건복지체육부장관 • 보건의료수가위원회 • 보험자와 개별병원	• 병원 부문 예산결정 • 전문적 의료행위 및 기본시설기능에 대한 수가 결정 • 진료량, 가격, 서비스의 질에 대한 협상
아일랜드	협상	보건부와 개별병원	• 일반 공공병원의 예산결정 시
룩셈부르크		질병금고연합과 개별병원	개별병원의 예산결정
벨기에	규제	예산배분	병원규모, 병상 수, 전문화정도, 진료량에 연계하여 예산배분
영 국	규제	예산배분	
캐나다	규제	예산배분	

예산을 결정하는 기전을 보면(<표 3-8>), 대부분의 국가들에서 규제 방식보다는 협상방식을 선호하며, 규제방식을 사용하는 국가의 경우에도 예산상한을 엄격하게 적용하지 않고 실제 의료제공량에 따라 사후에 보정을 하는 경우가 많기 때문에 실제로 '예산의 일방적인 배분'이라는 의미와는 거리가 멀다. 예산결정을 위한 협상에 참여하는 주체는 지불자와 개별 공급자인 경우가 많지만, 병원들에 공통으로 적용되는 DRG의 점수나 일당 비용 등은 지불자와 공급자단체 간의 협상에 의해

정해지거나 보건부의 일방적인 규제에 의해 정해진다.

<표 3-9> 예산 증가율의 결정방식

	형 태	내 용	고려요소
덴마크	점증적	전년도 예산에 변화분 반영하여 수정	새로운 서비스, 업무의 변화, 특별한 의료요구
그리스	점증적	전년도예산에 물가인상률 반영	물가인상률만 반영
프랑스	점증적	최근 3년에서 5년 동안의 병원비용과 진료량 고려	진단군별 상대비용 및 지역 병원계획 고려
독 일	과거지출 + 진료기능	• 특별보수와 건당포괄수가는 실제비용에 재원일수 15% 감소를 고려하여 결정하되, 임금인상률 범위 내로 억제 • 일당 진료비는 병원이 제출하는 전년도 진료량 및 비용과 익년 진료량 및 비용 예측치를 비교병원의 수치와 비교하여 결정	
네덜란드	진료기능		진료권 내 인구, 전문과, 병상, 진료량
아일랜드	과거지출 + 진료기능		• 물가인상률, 임금인상분, 서비스 제공량 변화 • 환자중증도 분석결과를 예산배분에 활용
룩셈부르크	점증적		진료량 추계 이용
포르투갈	점증적 + 진료기능		과거지출과 환자구성 반영
벨기에	진료기능	예산종류별로 다름: 주로 유사병원과의 비용비교에 의함	과거비용, 유사규모병원, 환자구성 등을 고려하여 재원일수 산출
오스트리아	진료기능		보험료 수입에 따라 증가 성과에 따른 배분
이탈리아	점증적	1992년까지 과거 진료비에 근거, 1992년 이후 건당 진료비에 근거	
영 국	formula	RAWP formula	지역보건국의 예산배분은 의료필요에 근거: 인구규모, 성별연령별 구조, 이환율, 지역별 비용차이 구보건국의 예산배분은 과거지출에 의존
캐나다	formula		의료이용률, 의료서비스 종류, 환자중증도

마지막으로 예산 증가율을 결정하는 방식에 대해 살펴보면(<표 3-9>), 기본적으로 대부분의 나라에서 과거지출이 중요한 베이스가 되는 경우 예산의 증가율은 물가인상률이나 보험료수입 증가율을 이용하는 경우가 많다. 과거지출을 직접 반영하지는 않더라도 과거의 진료량에 근거하여 진료량의 예측치를 반영, 적절한 보정을 통해 익년도의 예산을 결정하는 경우에는 재원일수나 환자건수의 변화추이를 고려하여 진료량을 예측하게 된다. 한편, 의료필요에 의해 예산을 결정하는 경우에는 인구구성이나 이환율의 변화가 예산 증가율 결정의 중요한 근거가 된다.

3) 우리나라 예산모형설계에 있어서의 시사점

이상의 각국 제도 연구를 통해 병원의 예산결정과정과 관련하여 다음과 같은 사항들을 도출할 수 있었다.

첫째, 개별병원의 예산을 설계하기에 앞서 병원 부문의 예산이나 지역별 예산을 설정한 후 이를 병원별로 배분할 것인지, 부문별 예산이나 지역별 예산 없이 개별병원의 예산을 직접 정할 것인지에 따라 예산결정과정의 차이가 있다. 지역별로 예산을 배분하는 기준으로는 주로 인구수와 의료이용률이 이용되고, 부문별 예산이나 개별병원의 예산은 공식적인 formula보다는 정치적 협상에 의해 결정되는 경향이 크다.

둘째, 각 나라별로 예산결정의 기초(base)가 되는 요소에는 다소 차이가 있으나, 대체로 병원의 예산결정모형은 과거의 진료실적을 기초로 미리 정한 단위비용(입원건당 진료비, 일당 진료비, 상병건당 진료비)에 해당 병원의 예측되는 실제 입원건수, 입원일수, 상병건수 등의 의료서비스 제공량을 곱하여 정해지는 것과, 전년도 예산에 적정한 증가율(주로 물가인상률)을 적용하여 정해지는 것으로 구분할 수 있다.

셋째, 병원의 예산이 단위비용에 의료서비스 제공량을 곱하여 정해지는 경우 단위비용은 주로 과거의 입원건당 비용, 입원일당 비용, 상병(주로 DRG)건당 비용을 이용하며, 병원의 규모나 인력, 전문화 정도를 고려하여 이러한 단위비용에 차등이 있게 된다. 예측된 의료서비스 제공량이 실제 의료서비스 제공량과 일치하면 예산의 초과나 미달이 없게 된다. 의료서비스 제공량의 예측은 대부분 과거년도 실적을 기준으로 하지만 경우에 따라서는 의도된 목표치－예를 들면 독일에서 평균 재원일수가 15% 감소할 것으로 정하여 재원일수의 예측치를 구하는 것－를 기준으로 할 수도 있다.

넷째, 대부분의 국가들에서 예산의 초과나 미달이 있는 경우 비용의 일부를 보상하는데, 이때의 주요 근거는 서비스 생산의 고정비용과 한계비용이다. 즉, 실제의 의료서비스 제공량이 예측치를 초과하는 경우 서비스 생산의 한계비용이, 실제의 의료서비스 제공량이 예측치에 미달하는 경우 서비스 생산의 고정비용이 지불된다. 또한, 실제 의료서비스 제공량이 적정했는가에 대한 평가는 대개 규모나 진료기능면에서 유사한 병원들과의 비교를 통해 이루어진다.

다섯째, 대부분의 국가들에서 병원의 예산은 운영비용(operating cost)에만 국한되며 자본비용(capital cost, investment cost)은 별도의 재원에 의해 조달되는 것이 일반적이다. 또한 병원에서 진료하는 의사에 대한 진료비는 병원예산에 포함되지 않는 경우가 많다.

이러한 결과는 우리나라에서 병원예산모형을 설계할 경우에는 다음과 같은 사항들에 대한 결정이 필요하다는 것을 시사한다.

첫째, 전체 병원 부문의 예산을 정할 것인가에 대한 결정이 필요하다. 전체 병원 부문에 대한 예산을 정한다는 것은 개별병원의 예산초과에 대한 책임이 다른 병원들 간에도 분산될 수 있으며 병원 수 증가에 대한 통제가 어떤 형태로든 필요하다는 것을 의미한다. 병원 부문의 예산을 정하는 경우 초기 예산액은 전년도 병원 부문 진료비 총액에 적정한 변화분을 감안하여 결정될 것인데, 변화분은 물가인상 등 병원의 비용인상요소를 반영한 증가분일 수도 있지만, 입원(병원)서비스의 외래(일차의료)로의 이전 유도 등을 위한 감소분일 수도 있다. 우리나라의 경우 1999년 현재 병원 부문이 차지하는 비중이 전체 보건의료지출의 28.9%로 다른 나라들에 비해 적기 때문에 병원 부문의 예산을 고정하는 것이 바람직하지 않을 수도 있다. 따라서 부문별 예산제를 일시에 도입하는 것은 현재의 서비스제공이 적정한 수준인가에 대한 논란을 일으킬 수도 있어 부문별 예산제 도입은 용이하지 않을 것이다.

둘째, 지역별 예산을 정할 것인가에 대한 결정이 필요하다. 지역별로 예산을 정하는 경우에는 지역의 인구수가 예산결정의 주요한 근거가 된다. 지역별 병원예산의 크기는 우리나라 국민의 성별·연령별 병원서비스 이용률을 고려하여 해당 지역의 병원서비스에 대한 필요도를 구한 다음 이를 기준으로 병원 부문의 예산을 지역별로 배분하여 정할 수도 있고, 건강보험 전체 예산을 지역별 의료이용률에 근거하여 지역별로 우선 배분한 후, 건강보험지출 중 병원 부문이 차지하는 비중을 고려하여 지역별 병원예산의 크기를 정할 수도 있다. 지역별로 병원예산을 정하는 문제 역시 다른 보건의료부문에 대한 예산제 논의가 없는 상태에서는 용이하지 않을 것이다. 다만, 현재의 병원서비스 이용수준이 병원서비스에 대한 의료필요수준과 어떤 관계를 보이는지 파악할 수 있다는 측면에서, 당장에 의료필요를 고려한 지역별 예산제를 도입하지는 않더라도 기초적인 자료를 생산하는 것은 필요할 수도 있다.

셋째, 개별병원의 예산을 정함에 있어 기관별 총 진료비를 기준으로 정하는 경우, 해당 병원의 과거의 총 진료비를 기준으로 하여 적절한 보정만을 취하여 결정할 것인지, 해당 병원의 진료기능 등을 반영하여 결정할 것인지에 대해 결정해야 한다. 과거의 총 진료비에 적절한 보정만을 하는 경우 개별병원의 진료비는 주변 여건의 변화(새로운 병원의 진입, 신도시 건설) 등에 관계없이 대체로 추세적 경향에 의해 진료비가 정해지지만, 해당 병원의 진료기능변화를 반영한다면 급격한 의료

이용 증가요인이나 감소요인이 있는 경우 이를 예산결정에 반영하여야 할 것이다.

넷째, 개별병원의 예산을 정함에 있어 비교병원들의 단위비용과 해당 병원의 의료서비스 제공량을 반영하여 정하는 경우, 비교병원들의 기준과 단위비용의 형태를 결정하여야 한다. 우리나라의 경우 비교병원 그룹을 구분하기 위해 우선 병원급 의료기관을 종합전문요양기관, 종합병원, 병원의 세 그룹으로 나누고 종합병원 이하에 대해서는 병상 수와 설립구분을 추가하여 비교병원그룹을 구성할 수 있을 것이다. 단위비용의 경우 건당 진료비, 일당 진료비, 상병별 진료비를 모두 이용할 수 있으며, 다른 나라들과 달리 병원서비스 중 외래 서비스가 차지하는 비중이 높음을 고려하여, 입원·외래를 구분한 단위비용과 의료서비스 제공량으로 예산모형을 구성할 수도 있고, 입원·외래를 구분하지 않은 단위비용과 의료서비스 제공량으로 예산모형을 구성할 수도 있다. 물론 입원진료비에 대해서만 예산제를 적용한다는 가정하에 모형을 구성하는 것도 가능하다.

다섯째, 병원예산에 포함되는 진료의 범위에 대한 결정이 필요하다. 우리나라의 경우 보험급여가 비교적 충실한 다른 나라들과는 달리, 보험비급여로 제공되는 서비스의 범위가 광범위하고, 전통적으로 병원의 운영비용과 자본비용이 분리되어 있지 않으며 병원에 근무하는 의사서비스의 비용을 분리해 낼 수도 없다. 따라서 우리나라에서의 병원예산 모형설계에 있어서는 자본비용과 의사서비스비용을 포함한 전체 병원 진료비에 대한 예산을 결정할 수밖에 없는 한계가 있다. 다만, 보험비급여 존재가 예산규모에 미치는 영향과 관련하여서는 기존 자료를 이용하여 일부 보완하는 것이 가능할 수 있다.

Ⅳ. 우리나라 건강보험진료실적 자료를
이용한 예산모형적용

이상에서 우리나라 병원에 적용 가능한 총액예산모형을 설계하기에 앞서 예산 설계방식에 따른 총액예산제의 유형을 살펴보고 병원예산제 도입국가의 병원예산결정방법을 구체적으로 비교분석하였으며, 이러한 연구결과를 통해 병원예산제 선험국가들의 예산결정모형을 현재 우리나라 상황에 적용하기 위해서는 많은 사항들을 고려하여야 한다는 것을 알 수 있었다. 그럼에도 불구하고 현재 우리나라에서 활용 가능한 자료에(일부 우리나라 현실에 맞게 수정된) 예산결정모형을 적용하여 산출한 병원진료비를 실제진료비와 비교하고자 하는 시도는 향후 우리나라에서 병원예산제 도입 시 수용 가능한 예산모형에 대한 시사점을 줄 수 있다는 점에서 의의가 있다고 판단된다.

이 장에서는 앞 장까지의 연구결과를 기초로 도출한 병원예산결정방식에 근거하되 우리나라 건강보험 자료에 적용 가능하게끔 수정한 예산결정모형을 건강보험 자료에 직접 적용하여 예산모형의 타당성을 평가하고, 이러한 예산모형도입 시에 보완되어야 할 사항들에는 어떤 것들이 있는지에 대해 고찰한다.

본 연구에서 모든 모형은 기본적으로 종합전문요양기관(현재 43개)에 대해서만 적용하였으나, 모형의 확대가능성을 판단하기 위해 종합병원급 요양기관에 대해서도 부분적으로 적용을 시도하였다. 한편, 본 연구가 개별 기관별 총 진료비(예산)를 산출하고 이를 실제진료비와 비교하는 것을 목적으로 하고 있으나, 이하의 연구에서는 기본적으로 입원진료비만을 대상으로 모형을 적용하였다. 이는 외래진료비의 경우 의약분업 이후에는 약값이 제외되어 있는 경우가 많아 의약분업 이전과는 동일한 척도로 비교하는 것이 논리적으로 타당하지 않다고 판단되었기 때문이다. 그러나 외래를 포함하는 모형설계 시의 보완점 등을 파악하기 위해 일부 모형에 한해서는 외래진료비까지 포함하여 모형을 적용하고 그 결과를 부록에 제시하였다.

구체적인 모형적용에 앞서 본 연구에서 고려한 예산모형은 다음과 같다.

첫째, 과거추세에 근거한 예산모형이다. 이 경우 과거의 진료비에 적당한 보정요인을 반영한 것이 현재의 진료비(예산)가 된다. 여기에서, 진료비 보정률은 비용증가요인을 반영하기 위해 주로 물가인상률을 사용하는 경우가 많지만, 의료필요의 변화를 나타내는 인구구조 변화나 인구수 변화를 반영할 수도 있다. 혹은 우리나라와 같이 진료비 증가율을 설명할 적절한 대리지표를 발견하기 어려운 경우에는 과거의 추세를 직접 이용할 수도 있을 것으로 생각된다. 본 모형의 적용 가능성 여부를 판단하기 위해서는 개별 종합전문요양기관 및 전체 종합전문요양기관의 진료비 추세가 안정적(stationary)인지를 파악하는 것이 필요하다. 이 예산모형에서, 예산산출식은 다음과 같이 간단히 표현할 수 있다.

예산 = 전기 실제 지출 × 보정 (증가 혹은 감소)율

둘째, 병원의 진료행위나 진료기능을 반영한 예산모형적용이다. 앞에서 언급했다시피 우리나라의 경우 현재 이용 가능한 자료에서 의사서비스나 자본비용, 숙박비용 등을 별도로 분리하는 것은 가능하지 않다. 다만, 병원들 간의 진료행위 비교에 있어 진료과목별·상병종류별 환자구성 등을 이용하는 것이 가능하므로, 이들 지표들을 이용하여 단위비용과 의료서비스 제공량을 이용한 모형을 적용할 수 있다. 이때, 단위비용(cost per service: unit cost)은 과거실적 등을 근거로 하여 미리 결정한 비교병원들의 평균값(건당 평균 진료비, 일당 평균 진료비 등)이고, 의료서비스 제공량(amount of service)은 개별병원의 진료실적치(입내원일수, 입내원건수, 상병별 입내원건수, 상병별 입내원일수 등)를 근거로 예측된 것이다[21]. 이 예산모형에서 예산산출식은 다음과 같이 표현된다.

---

21) 실제의 분석과정에서는 미리 정한 단위비용과 예측된 의료서비스 제공량을 사용하는 대신에, 진료실적치를 근거로 현재 시점의 단위비용과 현재 시점의 의

예산 = 미리 정한 단위비용 × 예측된 의료서비스 제공량

셋째, 지역주민의 의료필요를 반영한 예산모형이다. 이것은 일정한 지역을 대상으로 병원서비스 필요량을 산출하고 이를 적절한 기준에 의해 그 지역 내의 병원들에 배분하는 것이다. 이때의 예산산출식은 다음과 같이 간단히 표현할 수 있다.

예산 = 지역의 병원서비스 필요량 × 병원의 환자 점유율

본 연구에서는 위 세 가지 모형 중 가장 대표적이라고 할 수 있는 두 번째 모형에 국한하여 예산모형의 적정성 및 도입 가능성을 평가하였다. 첫 번째 모형과 세 번째 모형의 경우에는 예산모형의 개념과 예산산출방법, 예산모형적용 시 고려해야 할 사항들만을 본 연구에서 제시하고 모형의 적용 및 평가에 관한 것은 향후 연구과제로 남기고자 한다.

료서비스 제공량을 사용하였는데, 이는 미리 정한 단위비용과 과거 시점에 예측한 의료서비스 제공량 수치가 현재 시점의 실적치와 일치한다(단위비용과 의료서비스 제공량을 정확히 예측할 수 있다)는 강한 가정을 전제로 한 것이다. 물론, 이것은 본 연구에서 제시한 모형들의 타당성을 평가하기 위한 다소 비현실적인 가정이며, 이러한 가정이 성립하기 위해서는 단위비용과 의료서비스 제공량의 안정적 추이가 확인되어야 한다. 따라서 본 연구에서는 위의 예산모형에 대한 평가에 더하여, 단위비용과 의료서비스 제공량의 안정성을 검토하였고, 또한 일부 모형에 대해서는 단위비용과 의료서비스 제공량의 예측치를 대입하여 예산모형적용 가능성을 평가하였다.

1. 연구대상기관의 주요 특성

1) 종합전문요양기관 현황 및 특성별 분포[22]

2002년 8월 현재 우리나라에는 모두 64,648개의 건강보험요양기관이 있으며 이 중 종합전문요양기관이 43개, 종합병원이 238개, 병원이 748개로 전체 요양기관 중 병원급 이상 의료기관이 1.59%를 차지한다(<표 4-1>).

<표 4-1> 의료기관 현황 개요

	종합전문	종합병원	병 원	전 체
기관 수(개)	43	238	748	64,648
병상 수	37,135 (11.46%)	76,003 (23.45%)	107,763 (33.25%)	324,124 (100.0%)
기관별 평균 병상 수	863.6	319.3	144.1	
의사 수(명)	13,696 (23.84%)	10,514 (18.3%)	4,823 (8.39%)	57,457 (100.0%)
기관별 평균의사 수	318.5	44.2	6.4	

병상 기준[23]으로 보면, 전체 병상 324,124개 중 종합전문요양기관에 37,135개(11.46%)가 있으며, 종합병원 병상이 76,003개(23.45%), 병원 병상이 107,763개(33.25%)로 전체 병상 중 68.2%에 해당하는 병상이 병원급 이상 의료기관에 분포하고 있다. 기관별 평균 병상 수는 종합전문요양기관이 863.6병상, 종합병원이 319.3병상, 병원이 144.1병상이다.

의료인력 기준으로 보면, 의사인력의 경우 전체 57,457명 중 13,696명(23.84%)이 종합전문요양기관에 근무하고 있으며, 종합병원에 10,514명(18.3%), 병원에 4,823명(8.39%) 등 전체 의사의 절반가량이 병원급

---

22) 본 절의 자료는 1998년 12월 및 2002년 8월 기준으로 구축된 국민건강보험공단의 요양기관 파일에 기초하고 있음.

23) 입원병상만을 집계함

이상 의료기관에 분포하고 있다. 기관별 평균 의사 수는 종합전문요양기관이 318.5명, 종합병원이 44.2명, 병원이 6.4명이다.

본 연구의 주요 분석대상인 종합전문요양기관에 국한하여 보면, 43개 종합전문요양기관의 총 병상 수는 1998년 12월 36,074개에서 2002년 8월 37,135개로 최근 3년여간 2.94% 증가하였으며, 이는 같은 기간 동안 종합병원의 병상 수 증가(12.05%)나 병원의 병상 수 증가(46.48%)보다는 상당히 적은 것이다. 개별 의료기관별로 보면, 43개 종합전문요양기관 중 5기관은 이 기간 동안 20%이상의 병상 수 증가율을 보였으며, 15개 기관은 병상 수가 감소하였다(<표 4-2>). 2002년 8월 현재 종합전문요양기관들 중 41개가 500개 이상의 병상을 갖추고 있다.

<표 4-2> 의료기관 종별 병상 수 변화(1998.12.~2002.8.)

	1998년 12월	2002년 8월	증가율	비 고	
종합전문 요양기관	36,074	37,135	2.94%	20%이상 증가	5기관
				5-20% 증가	8기관
				0-5% 증가	7기관
				증감 없음	8기관
				0-5% 감소	7기관
				5%이상 감소	8기관
종합병원	67,828	76,003	12.05%		
병 원	73,569	107,763	46.48%		
전 체	253,810	324,124	27.70%		

설립구분별로는, 43개의 종합전문요양기관 중 27개가 학교법인으로 전체의 62.8%를 차지하고 있으며, 특수법인이 9개, 의료법인이 4개가 있고, 국립병원, 사회복지법인, 재단법인이 각각 1개씩 있다. 병상기준으로 보면, 학교법인과 특수법인에 종합전문요양기관 병상의 80% 정도가 분포한다(<표 4-3>). 지역별로는 서울에 21개(48.8%)의 종합전문요

양기관이, 서울 및 6대 대도시에 34개의 종합전문요양기관이 소재하여 80% 가까이의 종합전문요양기관이 대도시에 소재하고, 병상 수 분포도 기관 수 분포와 비슷한 양상을 보인다(<표 4-4>).

〈표 4-3〉 종합전문요양기관의 설립구분별 분포

설립구분	기관 수	비율(%)	병상 수	비율(%)
국 립	1	2.3	569	1.5
공 립				
학교법인	27	62.8	21,753	58.6
특수법인	9	21.0	7,974	21.5
종교법인				
사회복지법인	1	2.3	1,250	3.4
사단법인				
재단법인	1	2.3	2,140	5.8
회사법인				
의료법인	4	9.3	3,449	9.3
개 인				
군요양기관				
계	43	100.0	37,135	100.0

〈표 4-4〉 종합전문요양기관의 지역별 분포

지 역	기관 수	비율(%)	병상 수	비율(%)
서 울	21	48.8	17,934	48.3
부 산	4	9.3	3,893	10.5
대 구	3	7.0	2,776	7.5
인 천	2	4.7	2,341	6.3
광 주	2	4.7	1,690	4.6
대 전	2	4.7	1,673	4.5
울 산				
경 기	1	2.3	1,033	2.8
강 원	2	4.7	1,405	3.8

지 역	기관 수	비율(%)	병상 수	비율(%)
충 북	1	2.3	526	1.4
충 남	2	4.7	1,505	4.1
전 북	2	4.7	1,661	4.5
전 남				
경 북				
경 남	1	2.3		1.9
제 주				
계	43	100.0	37,135	100.0

2) 종합전문요양기관의 진료비[24] 특성

본 연구에서 사용된 자료에 의하면, 43개 종합전문요양기관에서 발생하는 총 진료비는 연간 2조 6천억 원 정도이며, 전체 진료비 중 입원진료비가 차지하는 비율은 1999년 59.52%에서 점차 증가하여 2001년에는 68.79%에 달하고 있다. 1999년에서 2001년까지의 3년 동안 종합전문요양기관의 총 진료비는 2.0% 감소하였는데, 이는 주로 외래진료비의 감소(24.4%)가 컸던 것에 기인한다. 전체적으로 총 진료비[입원진료비]의 연평균 증가율은 -1.0%[6.4%]이며, 월평균 증가율은 -0.2%[0.1%]이다(<표 4-5>).

〈표 4-5〉 전체 종합전문요양기관의 진료비 추이(1999-2001)

	진료비(단위: 백만 원)			진료비 증가율		
	1999년	2000년	2001년	3년간	연평균	월평균
총 진료비	2,671,567	2,353,984	2,618,377	-2.0%	-1.0%	-0.2%
입원진료비 (비율)	1,590,108 (59.52%)	1,477,336 (62.76%)	1,801,135 (68.79%)	13.3%	6.4%	0.1%
외래진료비	1,081,459	876,647	817,242	-24.4%	-13.1%	-0.7%

---

24) 이하에서 진료비는 별도의 언급이 없는 한, 진료발생시점 기준으로 집계된 건 강보험진료비를 의미함.

 1999년 1월에서 2001년 12월까지의 분석대상 기간 동안 월별 진료
비 추이를 보면(<표 4-6>), 의약분업 이전에는 2000여억 원을 웃돌던
진료비가 의약분업에 따른 의사파업 기간에는 1200억 원 내외까지 감
소하였다. 입원진료비는 의사파업 직후 예전 수준으로 회복되었으나,
외래진료비는 의약분업 이전에 비해 다소 감소된 진료비 수준이 계속
유지되고 있다.

<표 4-6> 종합전문요양기관 총 진료비의 월별 추이(1999.01-2001.12)

	총 진료비	입원진료비	외래진료비	1일평균 총 진료비	1일평균 입원진료비	1일평균 외래진료비
1999년 1월	226,165	138,908	87,257	10,280	6,314	3,966
1999년 2월	191,479	111,596	79,883	10,078	5,873	4,204
1999년 3월	233,288	140,066	93,222	9,720	5,836	3,884
1999년 4월	217,169	127,135	90,034	9,442	5,528	3,915
1999년 5월	219,345	131,952	87,393	9,970	5,998	3,972
1999년 6월	229,189	135,894	93,294	9,550	5,662	3,887
1999년 7월	231,038	135,417	95,621	9,627	5,642	3,984
1999년 8월	229,977	137,655	92,322	9,582	5,736	3,847
1999년 9월	212,416	123,091	89,325	9,880	5,725	4,155
1999년 10월	225,450	133,404	92,046	9,594	5,677	3,917
1999년 11월	225,953	136,688	89,266	9,415	5,695	3,719
1999년 12월	230,098	138,302	91,796	9,392	5,645	3,747
2000년 1월	235,381	145,555	89,826	10,234	6,328	3,905
2000년 2월	219,394	132,276	87,118	10,204	6,152	4,052
2000년 3월	241,315	145,725	95,590	10,055	6,072	3,983
2000년 4월	218,784	132,247	86,537	10,672	6,451	4,221
2000년 5월	235,980	141,880	94,100	10,260	6,169	4,091
2000년 6월	210,674	118,372	92,302	9,160	5,147	4,013
2000년 7월	221,844	136,817	85,027	9,860	6,081	3,779
2000년 8월	120,359	77,401	42,958	5,015	3,225	1,790
2000년 9월	118,989	80,401	38,588	5,804	3,922	1,882

	총 진료비	입원 진료비	외래 진료비	1일평균 총 진료비	1일평균 입원진료비	1일평균 외래진료비
2000년 10월	155,145	105,193	49,952	6,745	4,574	2,172
2000년 11월	173,310	118,264	55,046	7,221	4,928	2,294
2000년 12월	202,809	143,204	59,605	9,014	6,365	2,649
2001년 1월	219,872	157,431	62,441	10,470	7,497	2,973
2001년 2월	209,459	145,643	63,816	9,521	6,620	2,901
2001년 3월	227,473	159,546	67,927	9,680	6,789	2,891
2001년 4월	212,431	147,015	65,416	9,656	6,683	2,973
2001년 5월	227,023	157,399	69,624	9,661	6,698	2,963
2001년 6월	207,264	141,014	66,250	9,212	6,267	2,944
2001년 7월	233,308	161,463	71,844	10,144	7,020	3,124
2001년 8월	226,529	152,573	73,956	9,439	6,357	3,082
2001년 9월	204,205	136,828	67,377	9,076	6,081	2,995
2001년 10월	223,426	153,835	69,590	10,156	6,993	3,163
2001년 11월	216,268	146,510	69,758	9,011	6,105	2,907
2001년 12월	211,119	141,877	69,242	9,383	6,306	3,077

주. 1일평균 총 진료비는 월별 실제 진료일수를 반영하여 계산된 것임, 단위: 백만 원

<그림 4-1>은 종합전문요양기관 총 진료비의 월별 추이를 나타낸 것인데, 전체적으로 의약분업 및 의사파업을 전후로 하여 입원진료비는 증가하였고 외래진료비는 감소하였음을 확인할 수 있다. 입원진료비와 총 진료비는 유사한 추세를 보이며 변화하고 있다. 분석대상 기간 전체에 걸친 경향성은 관찰하기 어려우나, 대체로 1999년에는 진료비가 일정하게 유지되어 오다가 2000년 의사파업 전후로 대폭 감소한 후 점차로 증가하여 2001년 이후로는 다시 비교적 일정하게 진료비 수준이 유지되고 있는 것이 확인된다. 월별 달력일수의 차이에 따라 주기적으로 진료비가 많거나 적은 경향이 반복됨을 알 수 있다.

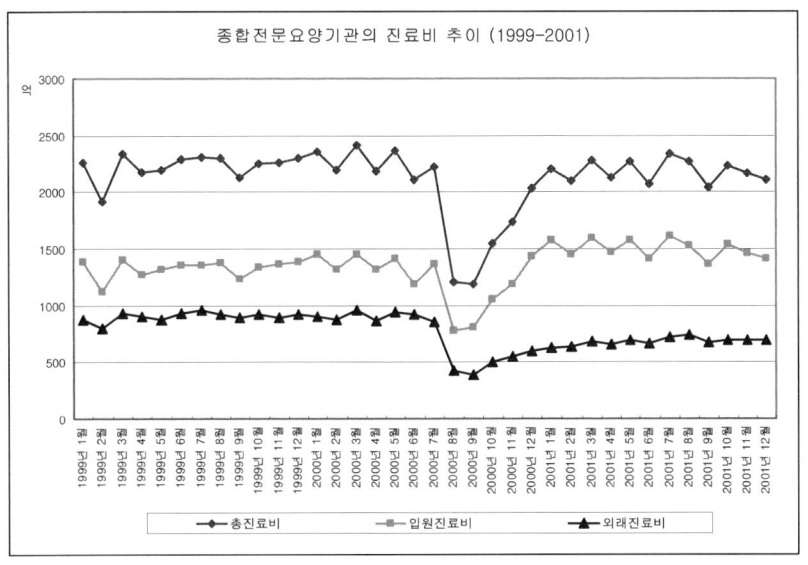

〈그림 4-1〉 종합전문요양기관의 총 진료비 추이

  본 연구를 위해 구축된 월별 진료비 자료는 실질적인 진료일수가 월
별로 다르기 때문에 안정적인 경향이 나타나지 않을 수도 있고, 달력
일수의 길고 짧음에 따라 진료일수도 변화하기 때문에 월별 진료비 추
이에 주기적인 변동이 관찰될 수도 있다. 이에, 평일을 1일로, 토요일
을 0.5일로 환산하여 공휴일을 제외한 월별 실질진료일수를 구한 다음
이를 총 진료비에 나누어 일평균 진료비를 구하여 추세를 확인하였다.
이 경우에는 일평균 진료비에 해당월의 실질진료일수를 곱하면 해당월
의 총 진료비를 구할 수 있다.

  실질진료일수로 보정한 종합전문요양기관의 총 진료비는 1일평균
100억 원 내외로 나타나며(<표 4-6>), 실질진료일수를 보정하지 않은
월별 총 진료비의 경우에 비해 주기적인 변동이 덜 나타난다(<그림
4-2>). 1일평균 진료비 추이를 보는 경우에도 역시 총 진료비 추이와
마찬가지로 의약분업 이후 외래진료비는 감소하고 입원진료비는 증가
한 것을 확인할 수 있다.

한편, 전체적인 추이로 보아 1999년에서 2001년 사이에 이루어진 의료보험수가변화(1999년 11월 9.0%인상, 2000년 4월 6.0%인상, 2000년 7월 9.2%인상, 2000년 9월 6.5%인상, 2001년 1월 7.03%인상)는 진료비 추이에 크게 영향을 미치지 않는 것으로 보여, 의료수가변화를 보정한 진료비는 별도로 산출하지 않았다. 의료보험수가의 변화가 진료비 추이에 크게 영향을 미치지 않는 것은, 2000년까지의 수가인상은 의약분업 등으로 인한 약제비 손실을 보상하기 위한 것이어서 이론적으로 의료기관의 진료비에 영향을 미치지 않았던 데 기인하고, 2001년의 수가인상은 주로 의원급 의료기관에 대한 것이어서 종합전문요양기관의 진료비에는 크게 영향을 미치지 않았던 데 기인한 것으로 판단된다.

진료비 증가율의 월별 추이를 보면(<그림 4-3>, <그림 4-4>), 입원진료비, 외래진료비, 총 진료비 모두, 일정하게 진료비가 증가하거나 감소하는 것이 아니라 증가와 감소가 교대로 반복되는 형태로 나타난다. 이는 종합전문요양기관의 진료비가 일정한 수준에서 유지되는 경향을 보인다는 것을 의미하고, 전년 동월 대비 진료비 및 일평균 진료비 증가율을 산출하여 나타낸 결과에서도 확인된다(<그림 4-5>, <그림 4-6>). 그림에서 보다시피 의사파업 기간을 제외하고는 전년도 동월과 대비하여 비교적 안정된 수준의 진료비 증가율을 보인다는 것이 확인된다. 구체적으로 진료비 증가율의 규모는 2000년에서 2001년 사이에 파업 기간을 제외한 1월에서 6월까지 입원이 10% 내외, 외래가 −25%~−30% 정도로 나타난다. 월별로 큰 변이는 나타나지 않으며 이는 월별 진료비를 예측함에 있어서 연중 동일한 증가율을 적용할 수 있음을 의미하는 것이다(<표 4-7>).

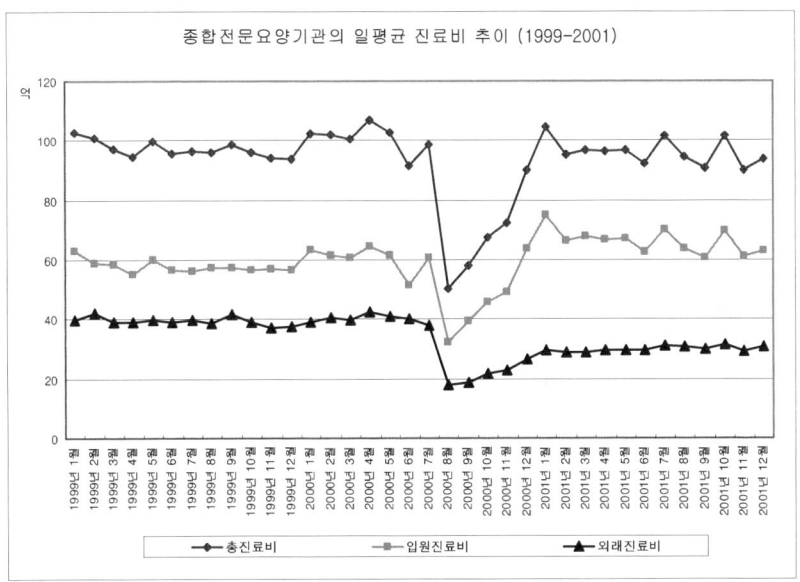

〈그림 4-2〉 종합전문요양기관의 1일평균 총 진료비 추이

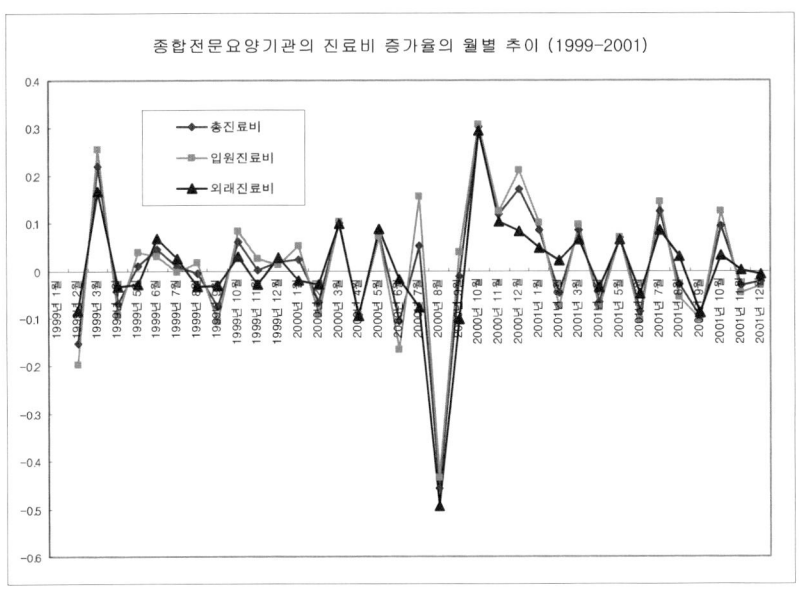

〈그림 4-3〉 종합전문요양기관의 진료비 증가율의 월별 추이

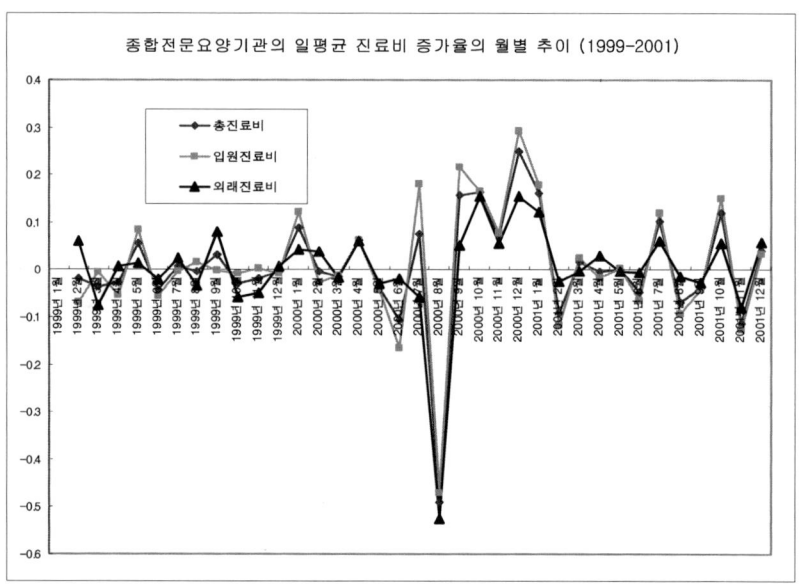

〈그림 4-4〉 종합전문요양기관의 일평균 진료비 증가율의 월별 추이

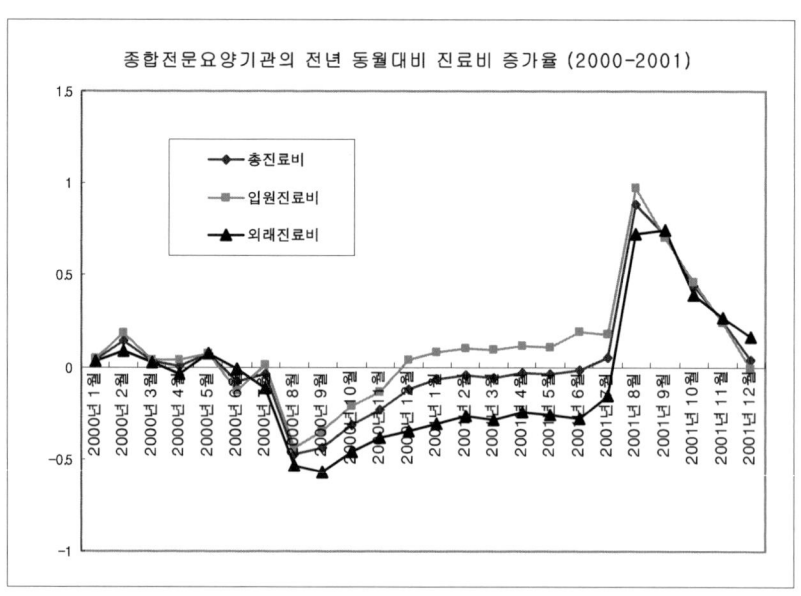

〈그림 4-5〉 종합전문요양기관의 전년 동월 대비 진료비 증가율

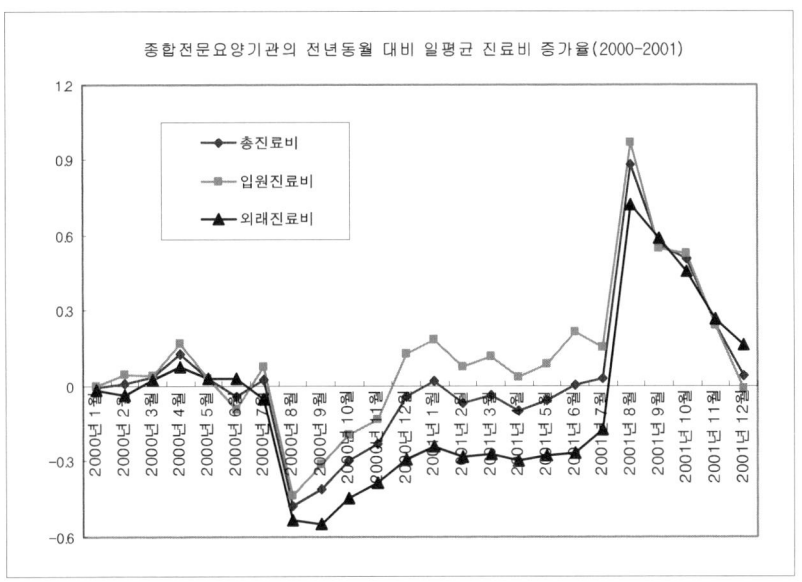

〈그림 4-6〉 종합전문요양기관의 전년 동월 대비 일평균 진료비 증가율

〈표 4-7〉 전년 동월 대비 종합전문요양기관의 진료비 증가율

	총 진료비	입원 진료비	외래 진료비	일평균 총 진료비	일평균 입원진료비	일평균 외래진료비
1999년 1월: 2000년 1월	4.1%	4.8%	2.9%	-0.5%	0.2%	-1.5%
1999년 2월: 2000년 2월	14.6%	18.5%	9.1%	1.3%	4.7%	-3.6%
1999년 3월: 2000년 3월	3.4%	4.0%	2.5%	3.4%	4.0%	2.5%
1999년 4월: 2000년 4월	0.7%	4.0%	-3.9%	13.0%	16.7%	7.8%
1999년 5월: 2000년 5월	7.6%	7.5%	7.7%	2.9%	2.8%	3.0%
1999년 6월: 2000년 6월	-8.1%	-12.9%	-1.1%	-4.1%	-9.1%	3.2%
1999년 7월: 2000년 7월	-4.0%	1.0%	-11.1%	2.4%	7.8%	-5.2%
1999년 8월: 2000년 8월	-47.7%	-43.8%	-53.5%	-47.7%	-43.8%	-53.5%
1999년 9월: 2000년 9월	-44.0%	-34.7%	-56.8%	-41.3%	-31.5%	-54.7%
1999년 10월: 2000년 10월	-31.2%	-21.1%	-45.7%	-29.7%	-19.4%	-44.6%
1999년 11월: 2000년 11월	-23.3%	-13.5%	-38.3%	-23.3%	-13.5%	-38.3%
1999년 12월: 2000년 12월	-11.9%	3.5%	-35.1%	-4.0%	12.7%	-29.3%

	총 진료비	입원 진료비	외래 진료비	일평균 총 진료비	일평균 입원진료비	일평균 외래진료비
2000년 1월: 2001년 1월	-6.6%	8.2%	-30.5%	2.3%	18.5%	-23.9%
2000년 2월: 2001년 2월	-4.5%	10.1%	-26.7%	-6.7%	7.6%	-28.4%
2000년 3월: 2001년 3월	-5.7%	9.5%	-28.9%	-3.7%	11.8%	-27.4%
2000년 4월: 2001년 4월	-2.9%	11.2%	-24.4%	-9.5%	3.6%	-29.6%
2000년 5월: 2001년 5월	-3.8%	10.9%	-26.0%	-5.8%	8.6%	-27.6%
2000년 6월: 2001년 6월	-1.6%	19.1%	-28.2%	0.6%	21.8%	-26.6%
2000년 7월: 2001년 7월	5.2%	18.0%	-15.5%	2.9%	15.4%	-17.3%
2000년 8월: 2001년 8월	88.2%	97.1%	72.2%	88.2%	97.1%	72.2%
2000년 9월: 2001년 9월	71.6%	70.2%	74.6%	56.4%	55.1%	59.1%
2000년 10월: 2001년 10월	44.0%	46.2%	39.3%	50.6%	52.9%	45.6%
2000년 11월: 2001년 11월	24.8%	23.9%	26.7%	24.8%	23.9%	26.7%
2000년 12월: 2001년 12월	4.1%	-0.9%	16.2%	4.1%	-0.9%	16.2%

2. 분석과정 및 내용

　　단위비용에 의료서비스 제공량을 곱하여 예산을 산출하는 본 연구의 모형에서는 단위비용의 종류에 따라 예산모형이 달라진다. 본 연구결과를 통해 제시하고자 하는 것은, 첫째, 단위비용과 의료서비스 제공량을 이용하는 모형에 의해(실제진료비에 근접한) 예산을 산출하는 것이 가능한가, 둘째, 단위비용과 의료서비스 제공량의 적절한 예측치를 구할 수 있는가, 셋째, 예산모형을 우리나라에 실제적으로 도입하기 위해서는 어떤 요인들을 보완하여야 하는가 등이다. 본 연구에서 병원의 입원건수, 입원일수, 상병별 입원건수, 상병별 입원일수 등이 진료행위를 반영할 수 있다는 전제하에, 병원의 진료행위나 진료기능을 반영한 예산제 모형을 적용시켜 우리나라에 적절한 예산모형을 찾아내는 과정은 <그림 4-7>과 같은 단계를 거쳐 진행되었다.

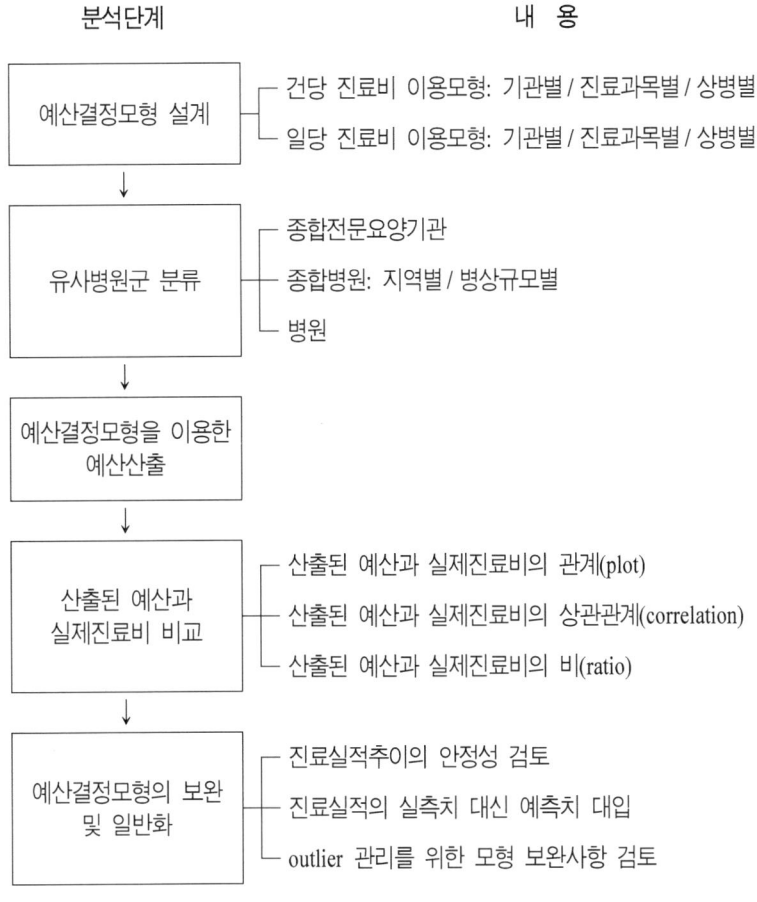

분석단계   내 용

예산결정모형 설계
- 건당 진료비 이용모형: 기관별 / 진료과목별 / 상병별
- 일당 진료비 이용모형: 기관별 / 진료과목별 / 상병별

유사병원군 분류
- 종합전문요양기관
- 종합병원: 지역별 / 병상규모별
- 병원

예산결정모형을 이용한 예산산출

산출된 예산과 실제진료비 비교
- 산출된 예산과 실제진료비의 관계(plot)
- 산출된 예산과 실제진료비의 상관관계(correlation)
- 산출된 예산과 실제진료비의 비(ratio)

예산결정모형의 보완 및 일반화
- 진료실적추이의 안정성 검토
- 진료실적의 실측치 대신 예측치 대입
- outlier 관리를 위한 모형 보완사항 검토

〈그림 4-7〉 예산결정모형의 적용 단계

1) 예산결정모형 설계

단위비용에 의료서비스 제공량을 곱하여 병원예산을 구하는 모형에 대하여, 기초가 되는 단위비용을 기관별로 정할 것인가, 진료과목별로 정할 것인가, 상병별로 정할 것인가와 또 이들에 대해 건당 진료비 기준으로 정할 것인가, 일당 진료비 기준으로 정할 것인가에 따라 <표

4-8>에서와 같이 6개의 모형을 구성하였다. 이때, 단위비용을 진료과목이나 상병으로 하는 것은, 총 진료비 예산을 산출함에 있어 진료과목 혹은 상병을 환자중증도(case-mix) 보정기준으로 사용한다는 의미를 갖는다. 이하 예산산출식에 있어서는 기초가 되는 단위비용[진료강도]은 유사규모병원들의 평균 수치를 이용하고 의료서비스 제공량[진료량]은 해당 병원의 수치를 이용하였다.

<표 4-8> 예산결정모형의 분류

기초가 되는 단위비용		연구모형 (입원진료비만 이용)	참고모형(총 진료비 이용)	
			입원외래 구분한 단위비용 이용	입원외래 구분하지 않은 단위비용 이용
건당 진료비 기준	병 원	모형A1	모형A1'	모형A1"
	진료과목	모형B1	모형B1'	모형B1"
	상 병	모형C1	모형C1'	
일당 진료비 기준	병 원	모형A2	모형A2'	모형A2"
	진료과목	모형B2	모형B2'	모형B2"
	상 병	모형C2	모형C2'	

주. 참고모형은 입원진료비에 한정한 본 연구의 예산결정모형을 총 진료비에 대해서 확대 적용하는 경우와 비교하기 위한 것임(일부 결과만 부록에 제시).

본 연구모형의 적용을 위해 사용한 기초 자료는 43개 종합전문요양기관에 대해 환자별로 구축된 수진자료[25]와 기관별로 구축된 진료실적 자료[26]이며, 자료에 포함된 변수는 1장에서 제시한 바와 같고, 월별로 사용

---

25) 환자별 자료는 한방진료환자는 제외된 것임.

26) 이하 자료 분석에서 환자수진자료로 집계한 입내원건수와 요양기관별 진료비 지급자료로 집계한 입내원건수가 정확히 일치하지 않는 경우가 있는데, 이는 진료비 청구와 지급 기준으로 집계된 자료를 진료발생 기준으로 재집계하는 과정에서 수진-청구-지급에 이르는 기간의 차이로 발생한 것이다. 본 연구에서는 진료발생 이후 최소한 6개월 이상의 지급자료를 집계하였으며 이것은 전체 자료의 99%이상에 해당하나, 진료발생 이후 3년간 진료비 지급이 일어나기 때문에 100% 다 집계하였다고는 할 수 없으며 따라서 실제수치와는 약간의 차이가 있을 수 있다. 이러한 문제는 수진기준 건강보험 자료를 이용한 모든

된 진료건수는 입원의 경우가 8-9만 건 내외, 외래의 경우가 90-100만 건 내외였으며, 종합전문요양기관에서 진료가 일어난 상병은 월별로 약간의 차이는 있으나 대체로 입원이 1,200종류, 외래가 1,500종류 정도였다(<표 4-9>). 이때, 병원의 진료과목이 미기재된 경우가 많아 비교적 건수가 많은 내과, 외과, 산부인과, 소아과, 안과, 이비인후과, 신경과, 정신과, 치과 등 9개의 진료과는 별도로 분류하고 나머지 과와 무응답인 과는 기타과로 분류하여 진료과목별 자료를 구축하였으며, 참고모형의 경우 이 자료를 그대로 이용하였고 입원진료비만을 대상으로 하는 연구모형의 경우 치과를 제외한 입원진료비에 국한하여 분석하였다. 상병명은 ICD_10에 의해 코딩된 것으로 앞의 3자리가 동일한 경우 동일상병으로 분류하였고 주상병명만을 상병분류에 이용하여 자료를 구축하였다.

<표 4-9> 분석대상자료

	입원건수	외래내원건수	입원상병종류	외래상병종류
1999년 1월	96,811	957,380	1,262	1,481
1999년 2월	78,663	882,318	1,234	1,502
1999년 3월	94,837	977,278	1,267	1,488
1999년 4월	88,711	950,111	1,266	1,504
1999년 5월	90,876	951,844	1,247	1,496
1999년 6월	92,961	990,693	1,254	1,511
1999년 7월	94,199	999,993	1,294	1,501
1999년 8월	95,332	996,794	1,259	1,519
1999년 9월	85,830	955,518	1,262	1,507
1999년 10월	88,881	972,396	1,245	1,502
1999년 11월	90,133	1,084,594	1,245	1,500
1999년 12월	93,660	1,055,769	1,238	1,517
2000년 1월	99,356	1,035,319	1,256	1,507
2000년 2월	88,597	1,009,355	1,253	1,498
2000년 3월	97,373	1,066,777	1,243	1,508

분석과정에서 나타나는 문제점이다.

	입원건수	외래내원건수	입원상병종류	외래상병종류
2000년 4월	85,675	978,606	1,247	1,495
2000년 5월	93,049	1,022,513	1,252	1,498
2000년 6월	77,999	972,041	1,235	1,489
2000년 7월	90,550	978,262	1,266	1,506
2000년 8월	54,448	722,251	1,127	1,461
2000년 9월	51,451	648,688	1,124	1,435
2000년 10월	67,065	786,479	1,182	1,464
2000년 11월	75,206	845,897	1,196	1,490
2000년 12월	88,882	916,362	1,229	1,505
2001년 1월	95,285	896,232	1,263	1,494
2001년 2월	88,905	934,261	1,256	1,490
2001년 3월	96,282	976,725	1,257	1,504
2001년 4월	91,355	966,955	1,272	1,490
2001년 5월	98,968	1,012,858	1,294	1,512
2001년 6월	91,449	974,261	1,253	1,480
2001년 7월	99,223	1,348,393	1,262	1,535
2001년 8월	97,273	1,398,437	1,255	1,536
2001년 9월	87,172	1,241,238	1,239	1,531
2001년 10월	93,021	1,251,612	1,240	1,527
2001년 11월	90,316	1,217,272	1,258	1,520
2001년 12월	87,961	1,089,477	1,230	1,488

2) 유사병원군의 분류

우리나라에서 유사병원군을 분류하기 위해서는 병원급 이상 의료기관을 종합전문요양기관, 종합병원, 병원의 세 그룹으로 먼저 분류한 후, 설립구분이나 소재지역, 병상 수 등의 기관특성을 이용하여 유사병원군을 정하는 것이 타당할 것이다.

종합전문요양기관의 경우에는 국내 병원급 의료기관에 대한 대부분의 연구에서 보이는 바와 같이 기관특성에 관계없이 동일한 병원군으로 분류해도 무방하다고 판단되어, 본 연구에서는 4.2.1절에서 제시한 모형을 적용함에 있어 모든 종합전문요양기관에 대해 동일한 단위비용을 적용하였다.

한편, 본 연구에서 사용한 모형을 종합전문요양기관 외의 병원급 의료기관에까지 일반화하여 적용할 수 있는가를 검토하기 위해 일부 모형에 한해서는 종합병원에 대해서도 적용하였다. 그러나 종합병원의 경우에는 종합전문요양기관과는 달리 병상규모나 소재지역에 따라 진료내용이나 진료량에 있어 상당한 차이가 있을 것으로 예상되었다. 따라서 유사병원군의 단위비용에 의존하는 본 연구모형의 특성상 모든 종합병원을 하나의 군으로 취급하여 단위비용을 구하게 되면 부적절한 결과를 얻을 가능성이 높다고 판단되었다. 이에, 본 연구모형을 종합병원에 적용하는 경우에는 서울지역소재 43개 종합병원에 국한하되 병상규모별(500병상 이상, 300-499병상, 100-299병상)로 각각 다른 단위비용을 적용하여 예산모형의 타당성을 검토하고자 하였다. 이러한 유사병원군 분류는 종합병원의 병상규모별·지역별 분포(<표 4-10>)를 참고하여 정하였다.

〈표 4-10〉 종합병원의 병상규모별 지역별 분포

지 역 \ 규 모	100-299병상	300-499병상	500-999병상	1000병상 이상	총 합계
서 울	25	12	7		44
부 산	10	8	4		22
대 구	3	4	2		9
인 천	6	3	1		10
광 주	5	1	2		8
대 전	1	2	3		6
울 산		3	1		4
경 기	19	9	14		42

지 역 \ 규 모	100-299병상	300-499병상	500-999병상	1000병상 이상	총 합계
강 원	10		4		14
충 북	6	2	1		9
충 남	6	1	1		8
전 북	1	4	1		6
전 남	9	8	1		18
경 북	5	7	3	1	16
경 남	9	6	1		16
제 주	5	1			6
총 합계	120	71	47	1	238

3) 예산결정모형을 이용한 예산산출

본 연구에서 사용한 예산결정모형에 대한 예산산출식을 <표 4-11>에 제시하였다. 이 식을 통해 산출된 예산은 해당 병원이 유사병원군과 동일한 진료강도(평균적인 진료행태)를 보일 것으로 가정하는 경우에 기대되는 진료비를 의미하게 되며 병원들 간의 환자구성의 차이를 반영할 수 있게 된다. 이는 진료비 보상 시 환자상태의 차이로 인한 진료비 차이는 인정해야 하지만 동일한 환자를 진료하는데 진료행태가 달라서 발생하는 진료비 차이는 인정하지 않는 것이 바람직하다는 원칙에도 부합한다.

〈표 4-11〉 예산결정모형에 따른 예산산출식

구 분		예산산출식(BGT_{HI}: H병원의 입원예산, BGT_H: H병원의 총예산)
모형A1		$BGT_{HI} = CAI_H \cdot MCIT$ CAI_H: H병원의 입원건수 $MCIT$: 유사병원군의 입원건당 평균 진료비
	모형A1'	$BGT_H = CAI_H \cdot MCIT + CAO_H \cdot MCOT$ CAI_H [CAO_H]: H병원의 입원건수 [H병원의 외래내원건수] $MCIT$ [$MCOT$]: 유사병원군의 입원건당 [외래내원건당] 평균 진료비
	모형A1"	$BGT_H = CAT_H \cdot MCT$ CAT_H: H병원의 총 입내원건수 MCT: 유사병원군의 입내원건당 평균 진료비
모형A2		$BGT_{HI} = DAI_H \cdot MDIT$ DAI_H: H병원의 입원일수 $MDIT$: 유사병원군의 입원일당 평균 진료비
	모형A2'	$BGT_H = DAI_H \cdot MDIT + DAO_H \cdot MDOT$ DAI_H [DAO_H]: H병원의 입원일수 [H병원의 외래내원일수] $MDIT$ [$MDOT$]: 유사병원군의 입원일당 [외래내원일당] 평균 진료비
	모형A2"	$BGT_H = DAT_H \cdot MDT$ DAT_H: H병원의 총 입내원일수 MDT: 유사병원군의 입내원일당 평균 진료비
모형B1		$BGT_{HI} = \sum_{d=1}^{n} CAI_{Hd} \cdot MCIT_d$ CAI_{Hd}: H병원의 d진료과목의 총 입원건수 $MCIT_d$: 유사병원군의 d진료과목 입원건당 평균 진료비
	모형B1'	$BGT_H = \sum_{d=1}^{n} CAI_{Hd} \cdot MCIT_d + \sum_{d=1}^{n} CAO_{Hd} \cdot MCOT_d$ CAI_{Hd} [CAO_{Hd}]: H병원의 d진료과목의 총 입원[외래내원]건수 $MCIT_d$ [$MCOT_d$]: 유사병원군의 d진료과목 입원[외래내원]건당 평균 진료비
	모형B1"	$BGT_H = \sum_{d=1}^{n} CAT_{Hd} \cdot MCT_d$ CAT_{Hd}: H병원의 d진료과목의 총 입내원건수 MCT_d: 유사병원군의 d진료과목 입내원건당 평균 진료비

구 분		예산산출식(BGT_{HI}: H병원의 입원예산, BGT_H: H병원의 총예산)
모형B2		$BGT_{HI} = \sum_{d=1}^{n} DAI_{Hd} \cdot MDIT_d$ DAI_{Hd}: H병원의 d진료과목의 총 입원일수 $MDIT_d$: 유사병원군의 d진료과목 입원일당 평균 진료비
	모형B2'	$BGT_H = \sum_{d=1}^{n} DAI_{Hd} \cdot MDIT_d + \sum_{d=1}^{n} DAO_{Hd} \cdot MDOT_d$ DAI_{Hd} [DAO_{Hd}]: H병원의 d진료과목의 총 입원[외래내원]일수 $MDIT_d$ [$MDOT_d$]: 유사병원군의 d진료과목 입원[외래내원]일당 평균 진료비
	모형B2"	$BGT_H = \sum_{d=1}^{n} DAT_{Hd} \cdot MDT_d$ DAT_{Hd}: H병원의 d진료과목의 총 입내원일수 MDT_d: 유사병원군의 d진료과목 입내원일당 평균 진료비
모형C1		$BGT_{HI} = \sum_{K=1}^{Z} CAI_{HK} \cdot MCIT_K$ CAI_{HK}: H병원의 K상병 총 입원건수 $MCIT_K$: 유사병원군의 K상병 입원건당 평균 진료비
	모형C1'	$BGT_H = \sum_{K=1}^{Z} CAI_{HK} \cdot MCIT_K + \sum_{K=1}^{Z} CAO_{HK} \cdot MCOT_K$ CAI_{HK} [CAO_{HK}]: H병원의 K상병 총 입원[외래내원]건수 $MCIT_K$ [$MCOT_K$]: 유사병원군의 K상병 입원[외래내원]건당 평균 진료비
모형C2		$BGT_{HI} = \sum_{K=1}^{Z} DAI_{HK} \cdot MDIT_K$ DAI_{HK}: H병원의 K상병 총 입원일수 $MDIT_K$: 유사병원군의 K상병 입원일당 평균 진료비
	모형C2'	$BGT_H = \sum_{K=1}^{Z} DAI_{HK} \cdot MDIT_K + \sum_{K=1}^{Z} DAO_{HK} \cdot MDOT_K$ DAI_{HK} [DAO_{HK}]: H병원의 K상병 총 입원[외래내원]일수 $MDIT_K$ [$MDOT_K$]: 유사병원군의 K상병 입원[외래내원]일당 평균 진료비

4) 산출된 예산과 실제진료비 비교

앞 절에서 제시한 모형과 예산산출식을 이용하여 1999년 1월에서 2001년 12월 건강보험진료실적자료에 적용하여 산출된 예산과 실제 발생하였던 진료비를 비교하였다. 산출된 예산(기대 진료비)과 실제진료비를 비교하기 위해서는 다음과 같은 방법을 이용하여 나타내었다.

- 기대 진료비와 실제진료비 간의 관계 도식화(plotting)
- 기대 진료비와 실제진료비 간의 상관계수(correlation coefficient)
- 기대 진료비와 실제진료비의 비(ratio)

이 단계에서, 기대 진료비와 실제진료비가 일치하는 정도로써 우리 나라에 도입 가능한 모형을 판정하고자 하는 것은 우리나라에서 도입 가능한 예산모형의 첫 번째 조건이, 현실과 크게 괴리가 없어 공급자들의 저항을 최소화할 수 있어야 한다는 전제와 관련이 있다. 즉, 여기에서 모형의 적합성에 대한 판정은 규범적(normative: 행태변화의 의도를 가진)이라기보다는 실증적(positive: 실제 상황에 잘 받아들여질)인 기준에 의한 것이 된다. 그럼에도 불구하고 이러한 예산모형이 장기적으로는 공급자의 행태를 바람직한 방향으로 변화시킬 수 있어야 한다는 조건 또한 전제되기 때문에 실제진료비를 바로 모형에 이용하지 않고 기대 진료비를 이용하는 것이 중요하다.

5) 예산모형의 보완 및 일반화

본 연구의 예산결정모형은 기본적으로 유사병원군의 평균 진료비를 이용하여 특정 병원의 진료비를 추정할 수 있는가에 대한 것으로써, 현재 시점에서의 진료실적을 이용하여 현재 시점의 기대 진료비를 구하고 이를 현재 시점의 실제진료비와 비교하는 것이므로, 진료비 예측을 주목적으로 하는 예산모형의 목적에 정확히 부합하지 않는다.

따라서 본 연구의 예산결정모형을 실질적으로 활용하기 위해서는 기대진료비 추정에 사용한 값, 즉, (병원군의) 단위비용과 (개별병원의) 의료서비스 제공량이 비교적 안정된 추이를 갖는다는 것이 전제되어야 한다. 이 경우 유사병원군의 평균 진료비와 개별병원의 진료량(입원일수, 입원건수 등)을 설명하는 또 다른 모형이 필요하게 된다. 이는 단위비용이나 진료량이 특정한 경향을 갖는가에 대한 분석을 의미한다. 만약 이들 변수가 안정적 추이를 갖고 변화한다면, 4.2.3절에서 사용한 예산산출식에서 단위비용에 현재 시점의 값을 대입하는 대신에, 과거 시점의 값을 일정한 경향으로 보정한 예측치를 대입하여 기대 진료비를 산출하는 것이 가능하다.

이러한 논리하에 본 장의 예산모형의 보완 부분에서는 먼저, 단위비용과 진료량의 안정성을 확인하였고 다음으로 4.2.3절에서 제시된 예산산출식에 '과거실적을 토대로 예측된 단위비용'에 '현재의 진료량'을 대입하여 기대 진료비를 산출하였다. 이렇게 구한 기대 진료비(예측된 기대 진료비)를 4.2.4절에서와 동일한 방법으로 실제진료비와 비교한 결과를 제시함으로써 본 연구모형에 의해 미래의 예산을 예측하는 것이 가능한지를 검토하였다(4.4절 분석결과2).

또한, 이상의 단계를 통해 기대 진료비와 실제진료비의 차이가 큰 기관들에 대해 어떠한 요인들이 영향을 미치는가를 분석함으로써 향후 예산결정모형의 운용 시에 보완해야 할 사항들을 찾고자 하였다. 이 단계에서 행해지는 분석은 주로 기관특성이나 지역특성 등이 기대 진료비와 실제진료비의 차이에 미치는 영향에 대한 분석이 된다(4.5절 분석결과3).

한편, 본 연구의 예산결정모형을 종합전문요양기관이 아닌 병원급 의료기관에도 확대 적용할 수 있는가를 판단하기 위해, 소재지역과 병상규모에 따라 종합병원의 유사병원군을 분류한 다음 연구모형을 적용하여 산출된 예산과 실제진료비 간의 관계 분석을 통해 모형의 일반화 가능성을 판단하였다(4.6절 분석결과4).

3. 분석결과1: 단위비용과 의료서비스 제공량의 실적치를 이용한 예산모형적용

1) 산출된 예산과 실제진료비의 관계

4.2.1절의 연구모형에 의해 산출된 예산(이하 기대 진료비)이 실제진료비와 어느 정도 일치하는가를 전체적으로 보기 위해 기대 진료비와 실제진료비 간의 관계를 그림으로 나타내었다. 앞에서 제시한 6개의 모형을 이용하여 산출한 기대 진료비를 실제진료비와 비교한 결과들을 <그림 4-8>에서 <그림 4-13>까지 제시하였다. 전체적으로 총 진료비 수준이 높아질수록 기대 진료비에 비해 실제진료비가 높아지는 경향을 보이며, 총 진료비 수준이 낮을수록 기대 진료비가 실제진료비와 일치하는 경향이 크다는 것이 관찰된다.

기대 진료비 산출의 기초가 되는 단위비용을 기관별(모형A1, 모형A2), 진료과목별(모형B1, 모형B2), 상병별(모형C1, 모형C2)로 한 경우 대체로 건당 진료비를 이용한 모형과 일당 진료비를 이용한 모형의 뚜렷한 차이는 관찰되지 않지만, 상병별 모형에서는 일당 진료비를 이용한 모형에서 기대 진료비가 실제진료비와 더 잘 일치하는 경향을 보인다. 기관별 모형이나 진료과목별 모형보다는 상병별 모형에서 기대 진료비와 실제진료비가 상당히 일치하는 것이 확인되고, 특히 일당 진료비를 단위비용으로 한 상병별 모형의 경우에는 기대 진료비와 실제진료비가 거의 일치하고 있다. 이러한 결과는 단위비용을 좀더 자세하게 구분할수록 기대 진료비와 실제진료비 간의 일치 정도가 높아진다는 것이므로 충분히 예측 가능한 결과이고, 예산산출에 있어서 진료과목이나 상병을 보정하는 것이 의미 있음을 시사하는 것이다.

기대 진료비와 실제진료비 간의 일치 정도가 연도별로 큰 차이는 나타나지 않지만, 입원건당 진료비를 이용한 모형A1에서는 이상치(outlier)

가 관찰되었다(<그림 4-8>). 이 이상치는 의사파업 기간 동안에 나타난 것으로 확인되었는데, 본 연구에서 사용한 예산결정모형들이 연구대상 병원들이 유사한 의료제공행태를 보인다는 전제에서 만들어진 것이므로 어느 정도 예상할 수 있는 결과이다. 이 이상치는 진료과목이나 상병구성을 보정한 모형B1과 모형C1에서는 제거되었다.

　한편, 본 연구에서 사용한 예산결정모형을 외래진료비까지 포함한 총 진료비로 확대 적용(<표 4-8>의 참고모형)한 경우의 결과가 <부록 그림 1>∼<부록 그림 5>에 제시되어 있다. 입원진료비에 대해서만 예산모형을 적용하였을 경우와 마찬가지로 총 진료비 예산을 산출하는 경우에도 단위비용으로 건당 진료비를 이용한 모형보다 일당 진료비를 이용한 모형의 경우에 기대 진료비와 실제진료비 간의 일치 정도가 높아진다. 또한, 입원외래를 구분하지 않은 단위비용을 이용한 모형(모형A1", 모형B1", 모형A2", 모형B2")보다는 입원외래를 구분한 단위비용을 이용한 모형(모형A1', 모형B1', 모형C1', 모형A2', 모형B2', 모형C2')에서 대체적으로 기대 진료비와 실제진료비 간의 일치 정도가 높아지지만, 입원외래를 구분한 모형의 경우에는 이상치가 관찰되기도 한다. 참고모형을 이용한 경우 역시 상병을 보정하는 모형의 경우에 가장 정확도가 높아진다.

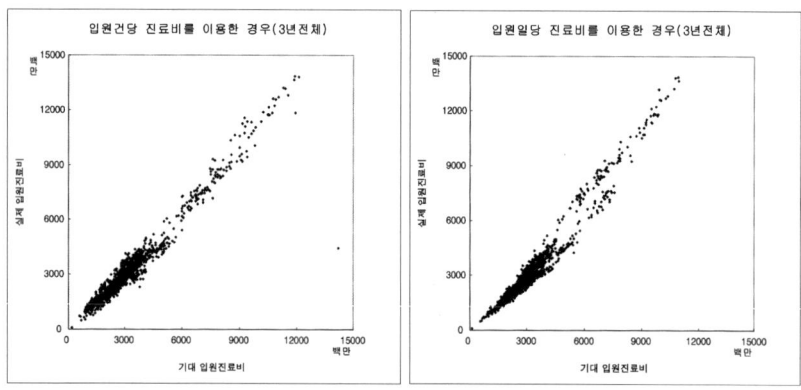

〈그림 4-8〉 모형A1과 모형A2를 이용한 경우의 기대 진료비와 실제진료비
(1999∼2001, 3년 전체)

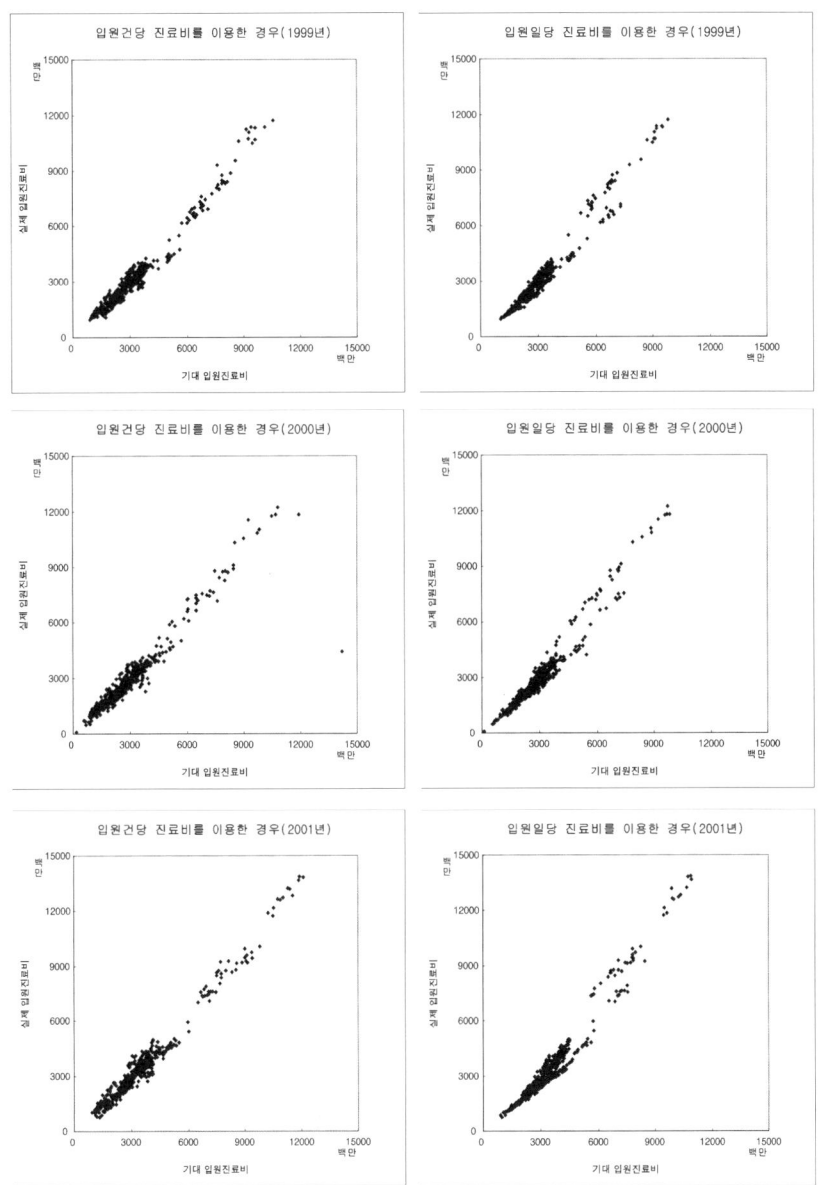

〈그림 4-9〉 모형A1과 모형A2를 이용한 경우의 기대 진료비와 실제진료비
(1999~2001, 연도별)

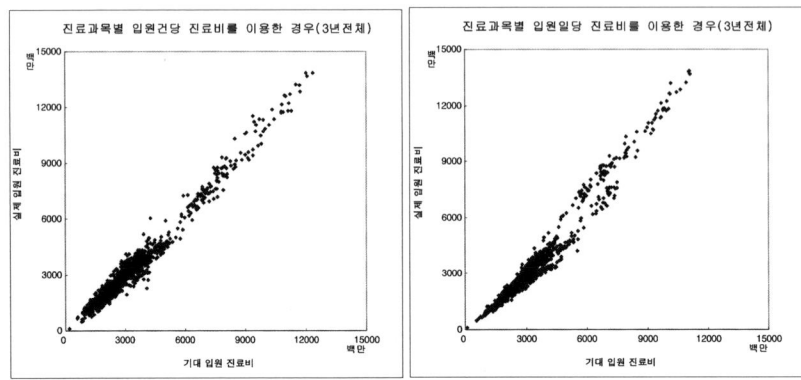

〈그림 4-10〉 모형B1과 모형B2를 이용한 경우의 기대 진료비와 실제진료비
(1999~2001, 3년 전체)

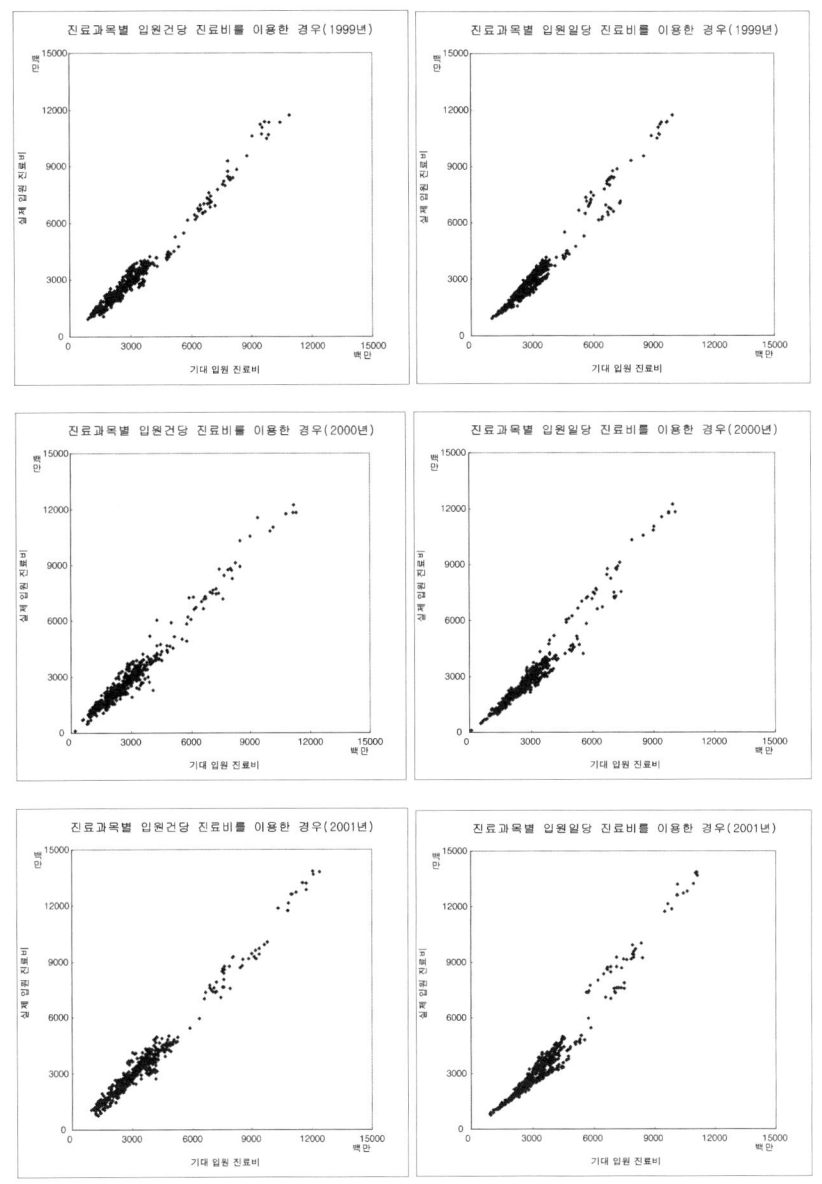

〈그림 4-11〉 모형B1과 모형B2를 이용한 경우의 기대 진료비와 실제진료비
(1999~2001, 연도별)

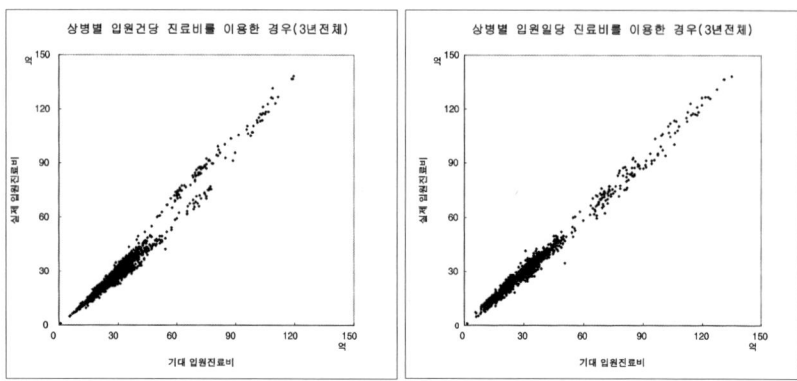

〈그림 4-12〉 모형C1과 모형C2를 이용한 경우의 기대 진료비와 실제진료비
(1999~2001, 3년 전체)

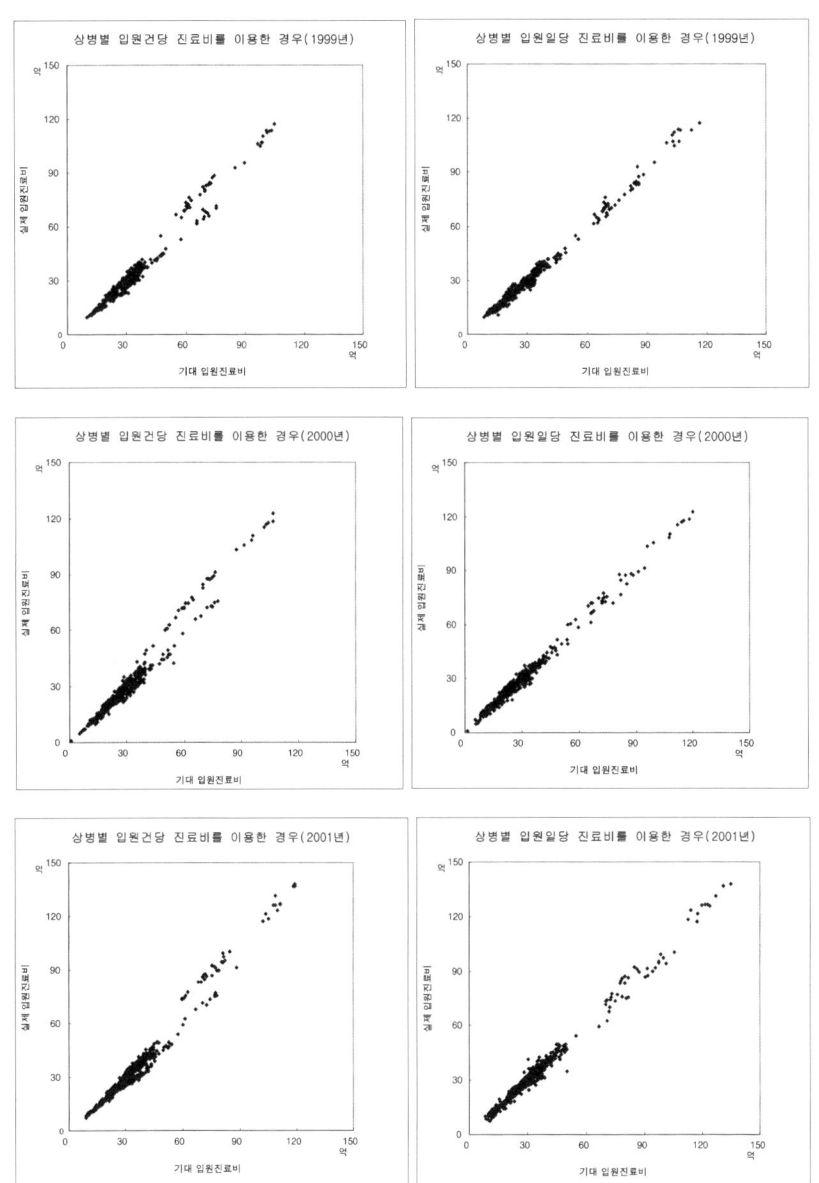

〈그림 4-13〉 모형C1과 모형C2를 이용한 경우의 기대 진료비와 실제진료비
(1999~2001, 연도별)

2) 기대 진료비와 실제진료비 간의 상관계수

4.3.1절의 그림은 기대 진료비와 실제진료비가 일치하는 정도에 대해 전체적인 경향을 파악할 수는 있으나, 모형별 차이나 월별 변화 등을 명확히 확인하기는 어렵다. 따라서 본 절에서는 모형별로 기대 진료비가 실제진료비를 얼마나 잘 예측하고 있는가에 대해 상관계수(correlation coefficient)를 기준으로 판단하고자 하였다.

기대 진료비와 실제진료비 간의 상관계수는 분석대상 기간 전체, 연도별, 월별로 구할 수 있으며, 먼저 분석대상 기간 전체 및 각 년도별 자료를 통해 구한 기대 진료비와 실제진료비 간의 상관계수는 <표 4-12>와 같다.

〈표 4-12〉각 모형별 기대 진료비와 실제진료비 간의 상관계수(1999~2001)

구 분		3년 전체	1999년	2000년	2001년
건당 진료비 이용 모형	모형A1	0.97360	0.98232	0.95067	0.98447
	모형B1	0.97320	0.98616	0.94335	0.98583
	모형C1	0.98601	0.98691	0.98477	0.98648
일당 진료비 이용 모형	모형A2	0.97938	0.98187	0.97790	0.97966
	모형B2	0.98021	0.98241	0.97871	0.98050
	모형C2	0.99373	0.99395	0.99365	0.99341

기대 진료비와 실제진료비 간의 상관계수는 모형에 따라 최소 0.973 (모형B1)에서 0.994(모형 C2)의 값을 가져, 모형을 통해 산출한 기대 진료비가 비교적 실제진료비에 근접하고 있음을 알 수 있다[27].

단위비용을 기관별 진료비로 한 모형과 진료과목별 진료비로 한 모형의 경우, 전체적으로는 건당 진료비를 단위비용으로 한 모형보다 일당 진료비를 단위비용으로 한 모형이 기대 진료비와 실제진료비 간의

---

27) 참고로 오스트리아의 경우 공식을 통해 산출된 예산과 실제 발생한 진료비 간의 상관계수가 0.9이상일 경우 모형이 적절하다고 평가한다(Pfeiffer, 1996).

상관계수가 높은 것으로 나타나는데, 연도별로 보면 2000년을 제외하고는 건당 진료비를 이용한 모형에서 상관계수가 약간 높게 나타난다. 단위비용을 상병별 진료비로 한 모형의 경우에는 모든 연도에서 일당 진료비를 단위비용으로 한 모형에서 상관계수가 높게 나타난다. 대체로 단위비용으로 기관별 진료비를 이용한 경우보다는 진료과목별 진료비를 이용한 경우가, 진료과목별 진료비를 이용한 경우보다는 상병별 진료비를 이용한 경우의 상관계수가 높게 나타난다.

본 연구에서 사용한 예산결정모형을 외래진료비까지 포함한 총 진료비로 확대 적용한 경우의 결과, 기대 진료비와 실제진료비 간의 상관계수는 모형에 따라 최소 0.973에서 최대 0.995정도로 나타나(<부록 표 1>), 입원진료비만을 대상으로 적용한 경우보다 상관계수가 전체적으로 다소 높다. 건당 진료비를 단위비용으로 한 모형에 비해 일당 진료비를 단위비용으로 한 경우에 기대 진료비와 실제진료비 간의 상관계수가 높게 나타나며, 입원외래를 구분한 경우에는 구분하지 않은 경우보다 상관계수가 높게 나타난다.

한편, 상관계수가 주로 어떠한 요인에 의해 영향을 받는지를 파악하기 위해 월별로 상관계수를 구해 본 결과(<그림 4-14>~<그림 4-17>), 단위비용으로 기관별 진료비를 이용한 모형과 진료과목별 진료비를 이용한 모형에서는 건당 진료비를 이용한 경우에 기대 진료비와 실제진료비 간의 상관계수가 높고, 단위비용으로 상병별 진료비를 이용한 모형에서는 일당 진료비를 이용한 경우에 기대 진료비와 실제진료비 간의 상관계수가 높다. 의사파업이 있었던 2000년 7월 무렵에는 모든 모형에서 기대 진료비와 실제진료비 간의 상관계수가 감소하는 경향을 보이고 있으며, 특히 건당 진료비를 이용한 경우의 상관계수가 급격히 감소하였다. 이러한 결과는 본 연구의 모형이 의사파업 등 공급자 행태가 크게 변화할 것으로 예상되는 상황하에서는 예산을 산출하기에 적절하지 않을 수 있음을 의미하며, 이는 예산제 실시를 위해서는 진료행태의 안정성이 전제되어야 한다는 것을 시사하는 것이다.

참고모형을 적용한 결과를 보면(<부록 그림 6>~<부록 그림 13>), 입원외래를 구분한 단위비용을 사용하는 경우에 구분하지 않은 단위비용을 사용하는 경우보다 상관계수가 높게 나타날 뿐 아니라 건당 진료비를 이용한 상관계수와 일당 진료비를 이용한 상관계수의 값의 차이도 적어진다. 기관별, 진료과목별, 상병별 자료 모두에서 일당 진료비를 이용한 경우의 상관계수가 건당 진료비를 이용한 경우에 비해 높게 나타나며, 월별 변이도 건당 진료비를 이용한 모형에 비해 적게 나타난다. 전체적으로 단위비용으로 건당 진료비를 이용하는 모형은 특정 상황하에서는 진료비를 적절하게 예측할 수 없는 것으로 보이며(<부록 그림 12>), 입원외래를 구분한 일당 진료비 모형에서 기대 진료비와 실제진료비 간의 상관계수가 안정성도 높고 정확도도 높은 것으로 나타난다(<부록 그림 13>).

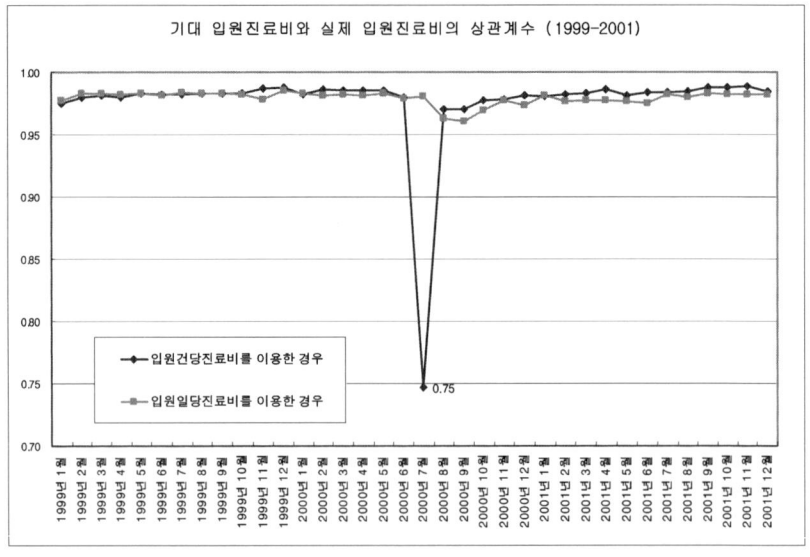

〈그림 4-14〉 모형A1과 모형A2를 이용한 경우의
기대 진료비와 실제진료비의 상관계수

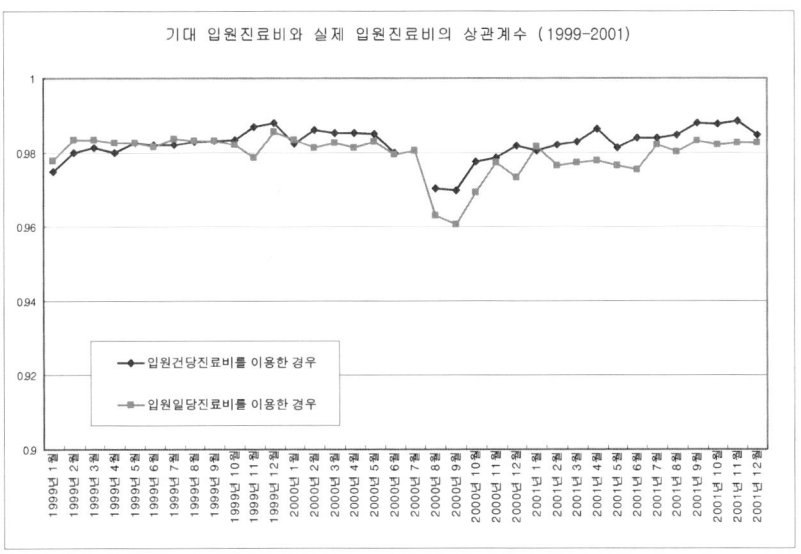

〈그림 4-15〉 모형A1과 모형A2를 이용한 경우의 기대 진료비와
실제진료비의 상관계수(2000년 7월 제외)

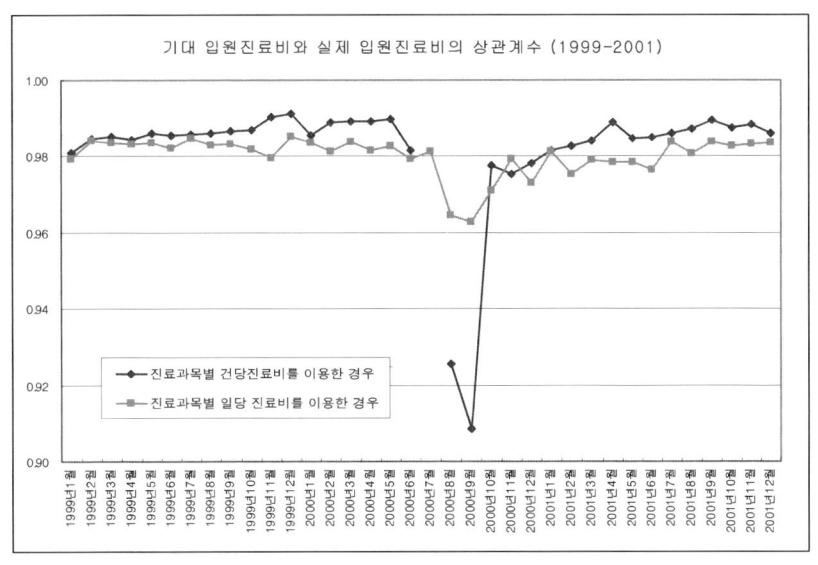

〈그림 4-16〉 모형B1과 모형B2를 이용한 경우의 기대 진료비와
실제진료비의 상관계수(2000년 7월[0.72] 제외)

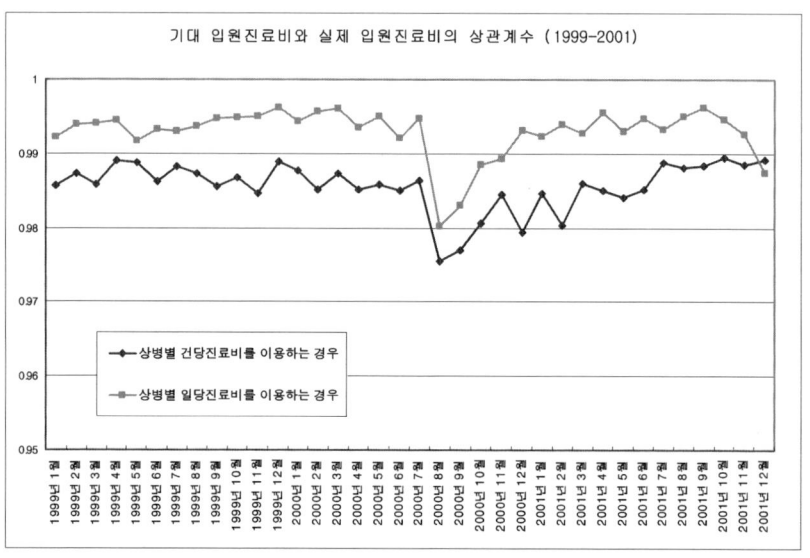

〈그림 4-17〉 모형C1과 모형C2를 이용한 경우의
기대 진료비와 실제진료비의 상관계수

3) 기대 진료비 대비 실제진료비의 비

4.3.1절과 4.3.2절에서 단위비용을 이용한 모형으로 산출한 기대 진료
비가 전반적으로 실제진료비와 잘 일치하고 있음을 확인하였다. 그러나
병원 전체로 보아 잘 맞는 모형이더라도 개별병원입장에서는 산출된
기대 진료비가 실제진료비와 상당한 차이를 보일 수도 있으며, 이 경
우에는 이를 보정해 주는 장치가 필요할 수도 있다.

본 절에서는 기대 진료비에 대한 실제진료비의 비(ratio)를 구해 봄으
로써, 어떤 모형에서 개별병원에 대한 진료비 보정이 특히 필요한지와
기대 진료비에 비해 실제진료비가 아주 높거나 낮게 나타나는 병원들
의 특성은 어떠한지를 파악하기 위한 기초 자료를 생산하였다(<그림
4-18>~<그림 4-23>, <표 4-13>~<표 4-18>).

기관별 입원건당 진료비를 이용한 모형A1에서는 기대 진료비 대비

실제진료비의 비가 최소 0.31에서 최대 1.37까지 분포하는데, 기관별 입원일당 진료비를 이용하게 되면(모형A2) 이 비는 0.69에서 1.33사이에 분포하여 입원일당 진료비를 이용한 경우에 전체적으로 분포 폭이 줄어든다. 기대 진료비 대비 실제진료비의 비의 평균값의 추이를 보면 입원건당 진료비를 이용한 경우에 입원일당 진료비를 이용한 경우보다 1에 가깝게 나타난다. 의사파업이 있었던 시기에는 기대 진료비와 실제진료비의 비의 차이가 크게 증가하며, 특히 모형A1을 적용한 경우에는 최댓값과 최솟값이 모두 2000년 7월에 나타나고 있다.

단위비용으로 진료과목별 진료비를 이용한 모형에서는, 건당 진료비를 이용하는 경우 기관별 진료비를 이용한 모형보다 값의 분포범위가 넓지만, 비의 평균값은 기관별 진료비를 이용한 모형보다 1에 가깝게 나타난다.

단위비용으로 상병별 진료비를 이용한 모형은 기관별 진료비를 이용한 모형이나 진료과목별 진료비를 이용한 모형의 경우보다 전체적으로 분포 폭도 적고 비의 평균값도 1에 가까운 것으로 나타난다. 기대 진료비 대비 실제진료비의 비의 평균값의 추이를 보면 입원건당 진료비를 이용한 경우보다 입원일당 진료비를 이용한 경우가 1에 가깝게 나타나고 분포 폭도 적지만, 최댓값과 최솟값의 차이는 입원일당 진료비를 이용한 경우가 오히려 크다.

한편, 참고모형을 적용한 결과를 보면(<부록 그림 14>~<부록 그림 23>), 기관별 건당 진료비를 이용한 모형보다 기관별 일당 진료비를 이용한 경우가 분포 폭이 적고, 입원외래를 구분하는 경우에는 일부 극단치가 있는 경우를 제외하고는 입원외래를 구분하지 않은 경우보다 비의 최댓값과 최솟값의 차이가 적은 것으로 나타난다. 진료과목별 모형은 기관별 모형과 유사하게 나타나지만, 상병별 모형에서는 그 차이가 크게 줄어 건당 진료비 모형의 경우 거의 모든 기관에서 기대 진료비 대비 실제진료비의 비가 0.8에서 1.2사이에 분포하며, 특히 상병별 일당 진료비를 이용한 경우에는 많은 기관들이 0.9에서 1.1사이에 분포한다.

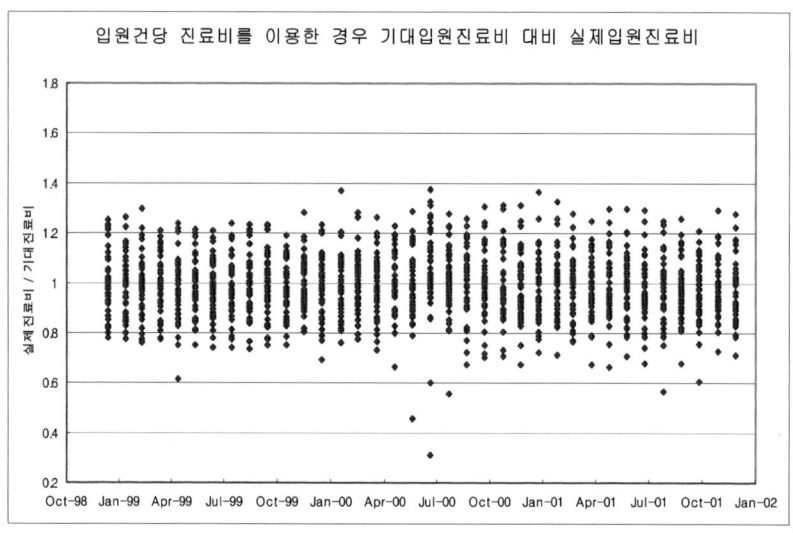

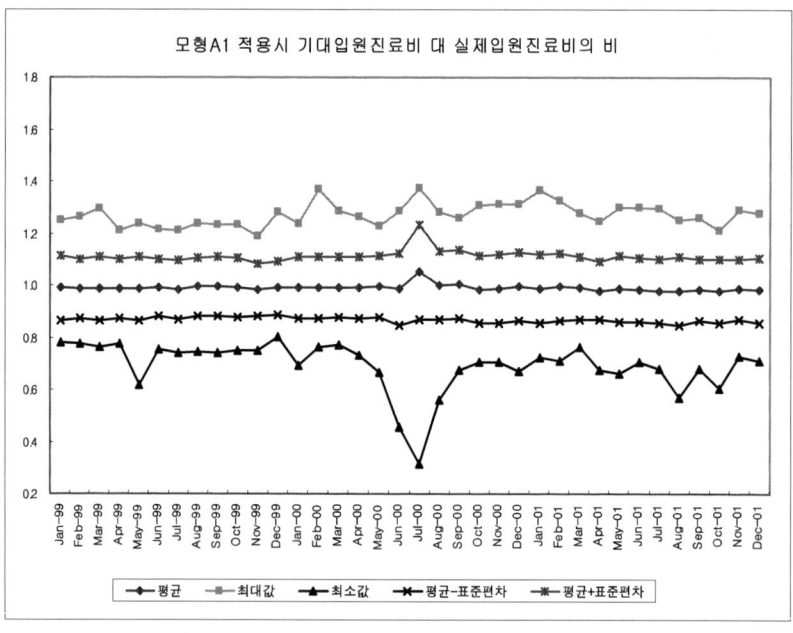

〈그림 4-18〉 모형A1을 이용한 경우의 기대입원진료비 대비 실제입원진료비의 비

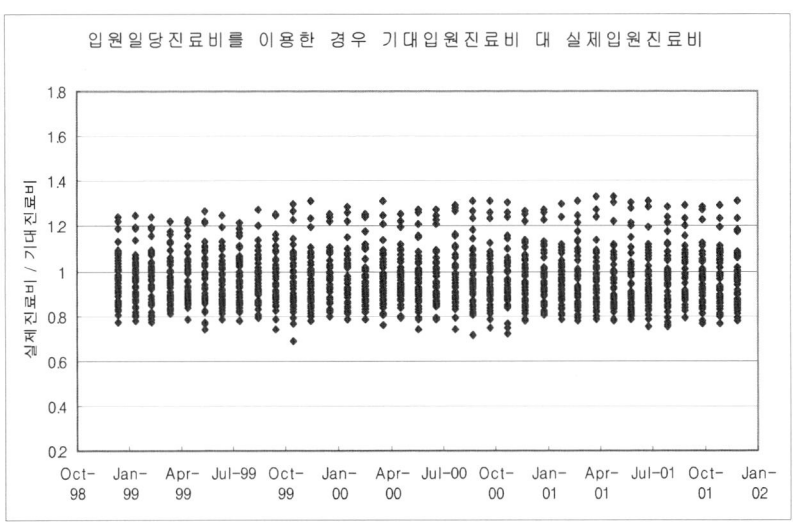

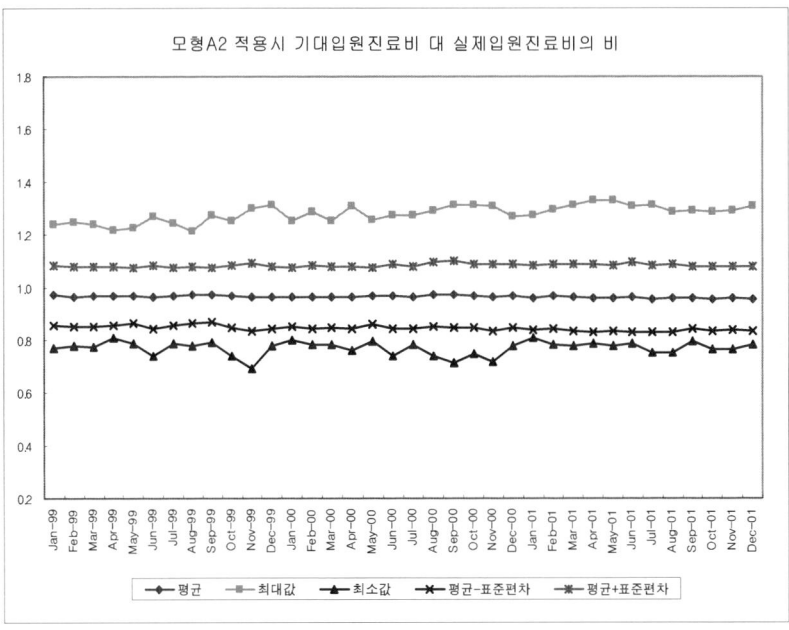

〈그림 4-19〉 모형A2를 이용한 경우의 기대입원진료비 대비 실제입원진료비의 비

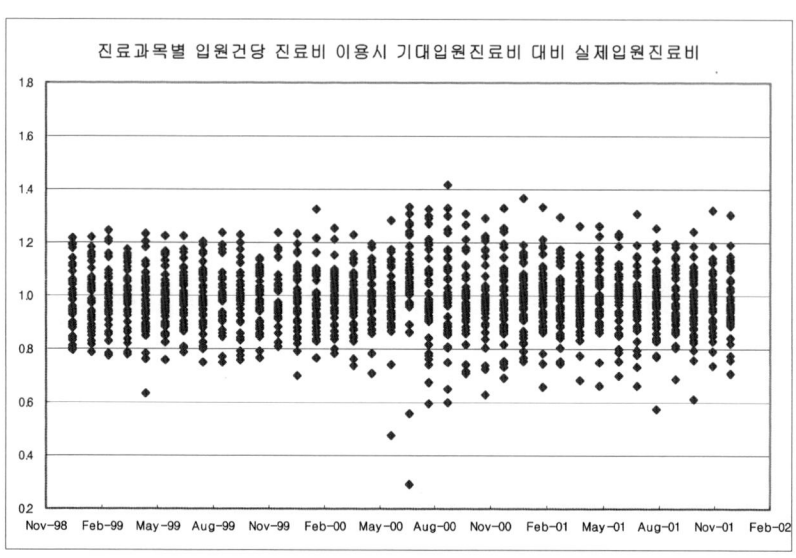

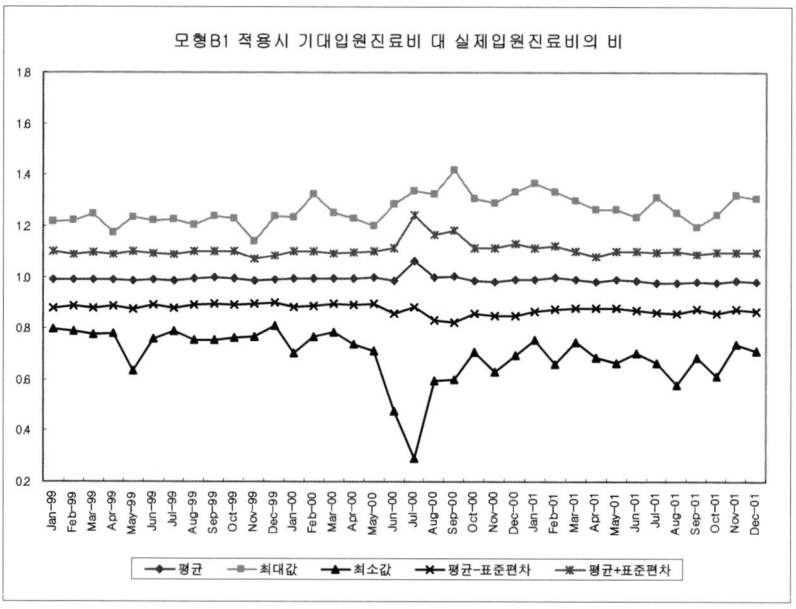

〈그림 4-20〉 모형B1을 이용한 경우의 기대입원진료비 대비 실제입원진료비의 비

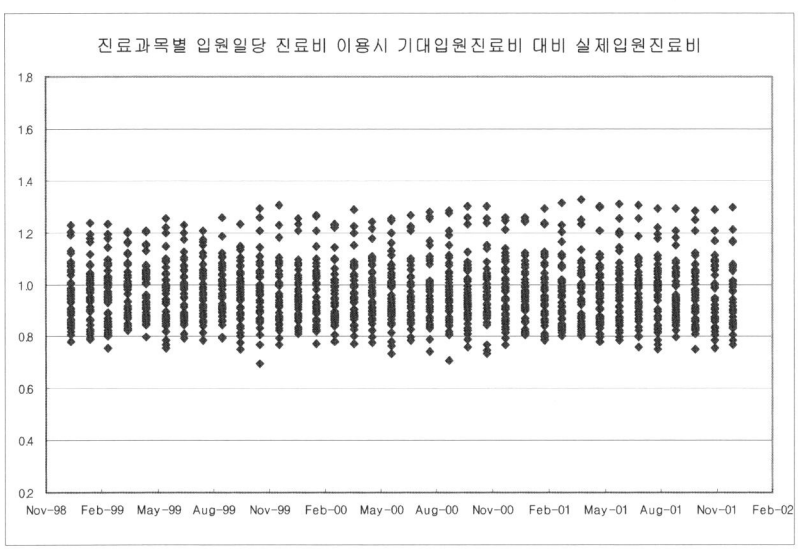

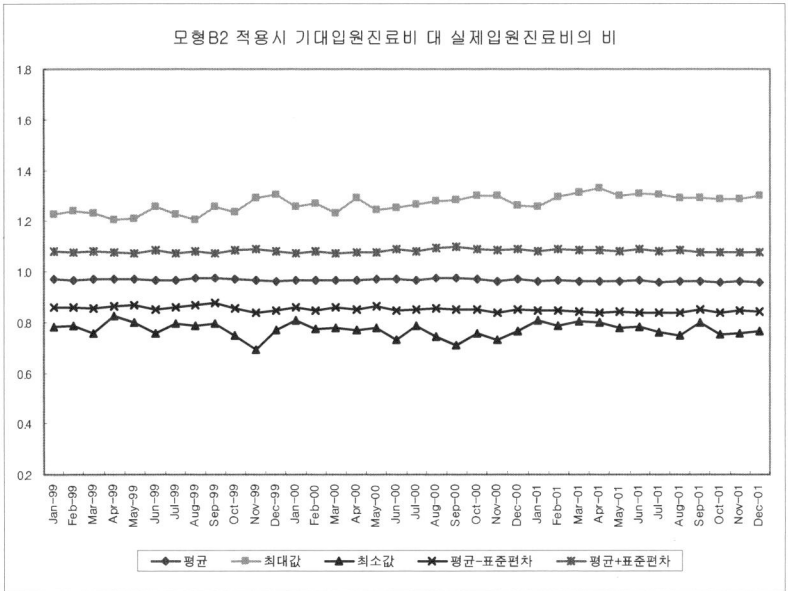

〈그림 4-21〉 모형B2를 이용한 경우의 기대입원진료비 대비 실제입원진료비의 비

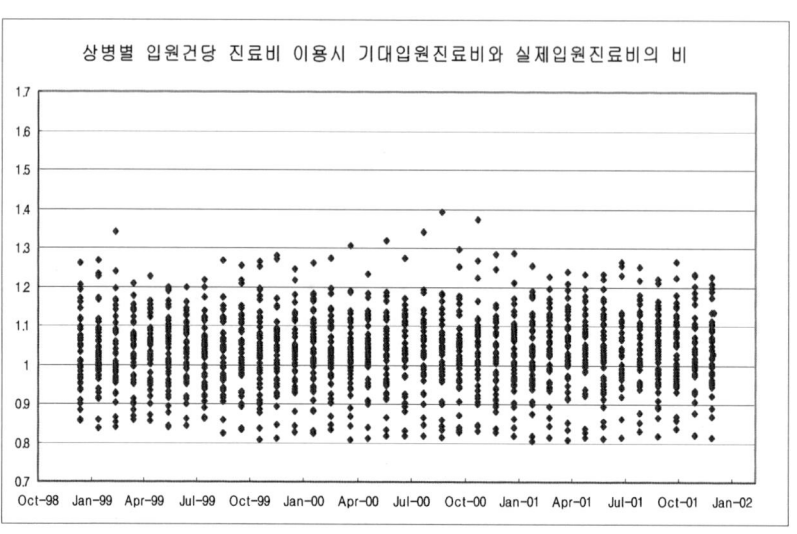

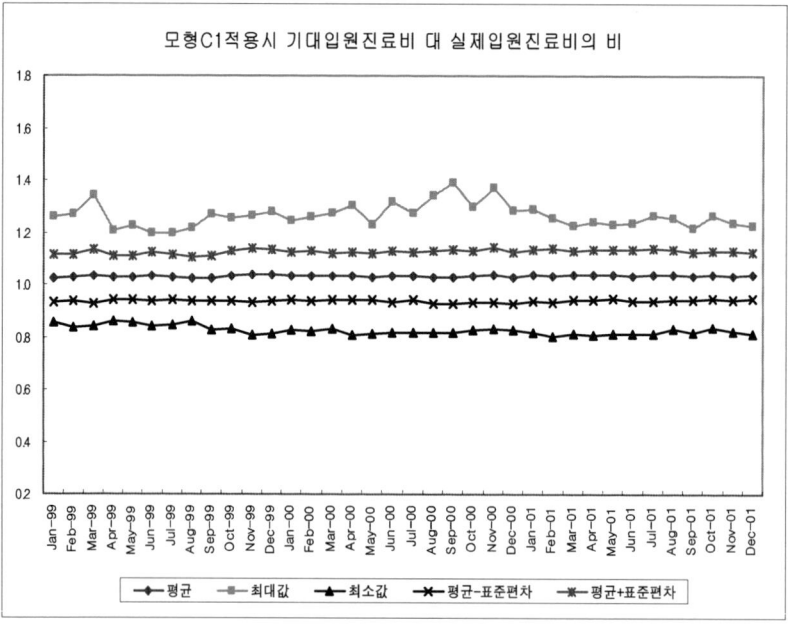

〈그림 4-22〉 모형C1을 이용한 경우의 기대입원진료비 대비 실제입원진료비의 비

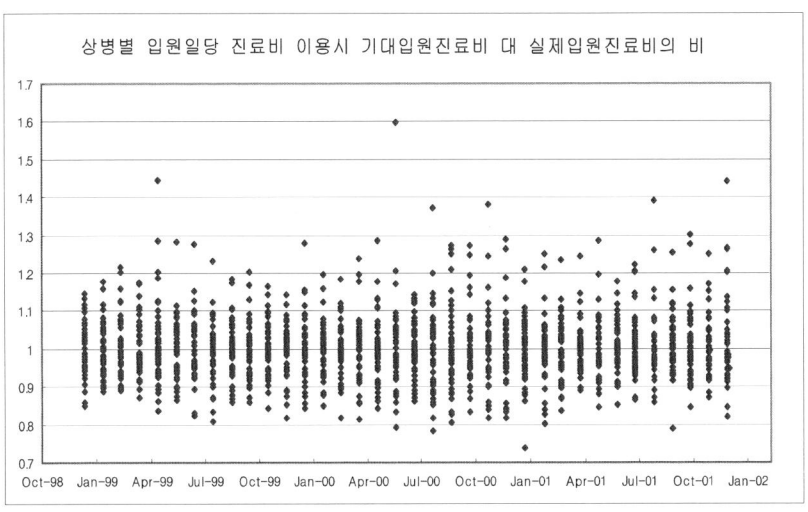

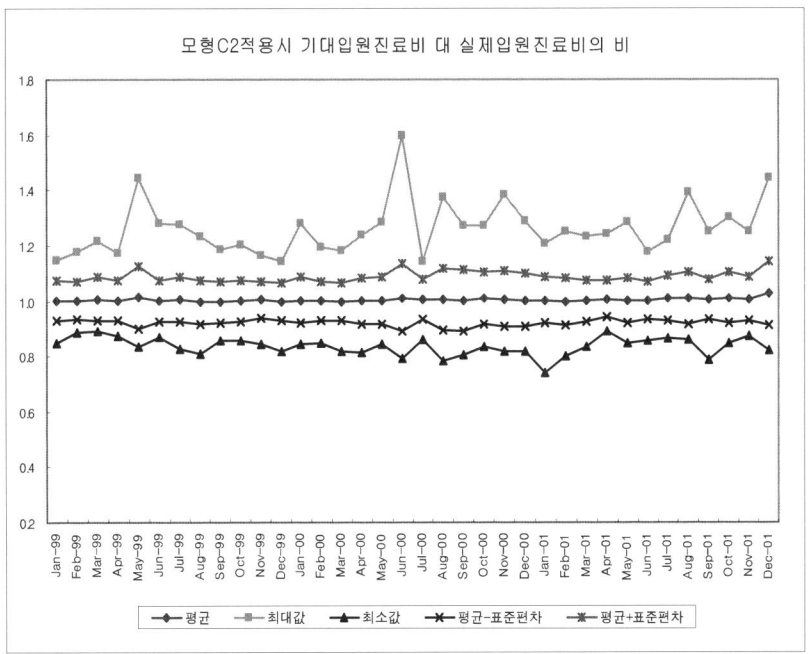

〈그림 4-23〉 모형C2를 이용한 경우의 기대입원진료비 대비 실제입원진료비의 비

〈표 4-13〉 모형A1 적용 시의 기대입원진료비와 실제입원진료비의 비

	평 균	최댓값	최솟값	표준편차
1999년 1월	0.9899	1.2525	0.7821	0.1247
1999년 2월	0.9868	1.2630	0.7760	0.1160
1999년 3월	0.9876	1.2955	0.7609	0.1224
1999년 4월	0.9875	1.2106	0.7737	0.1141
1999년 5월	0.9860	1.2382	0.6163	0.1237
1999년 6월	0.9905	1.2147	0.7531	0.1107
1999년 7월	0.9826	1.2117	0.7396	0.1143
1999년 8월	0.9941	1.2377	0.7432	0.1118
1999년 9월	0.9950	1.2347	0.7389	0.1133
1999년 10월	0.9921	1.2335	0.7491	0.1152
1999년 11월	0.9821	1.1889	0.7506	0.1026
1999년 12월	0.9897	1.2810	0.8024	0.1038
2000년 1월	0.9905	1.2365	0.6909	0.1199
2000년 2월	0.9911	1.3694	0.7617	0.1181
2000년 3월	0.9920	1.2848	0.7728	0.1162
2000년 4월	0.9916	1.2641	0.7304	0.1181
2000년 5월	0.9939	1.2297	0.6650	0.1191
2000년 6월	0.9855	1.2855	0.4570	0.1384
2000년 7월	1.0506	1.3749	0.3133	0.1813
2000년 8월	0.9989	1.2794	0.5586	0.1311
2000년 9월	1.0028	1.2575	0.6761	0.1318
2000년 10월	0.9842	1.3077	0.7045	0.1282
2000년 11월	0.9867	1.3106	0.7054	0.1308
2000년 12월	0.9963	1.3104	0.6718	0.1306
2001년 1월	0.9869	1.3667	0.7228	0.1304
2001년 2월	0.9949	1.3254	0.7112	0.1291
2001년 3월	0.9895	1.2786	0.7642	0.1201
2001년 4월	0.9784	1.2477	0.6757	0.1124
2001년 5월	0.9864	1.2983	0.6620	0.1261
2001년 6월	0.9830	1.2987	0.7069	0.1237
2001년 7월	0.9774	1.2928	0.6788	0.1246
2001년 8월	0.9773	1.2487	0.5672	0.1316
2001년 9월	0.9818	1.2572	0.6778	0.1177
2001년 10월	0.9765	1.2126	0.6058	0.1230
2001년 11월	0.9846	1.2921	0.7266	0.1145
2001년 12월	0.9807	1.2787	0.7110	0.1238
전 체	0.9896	1.3749	0.3133	0.1238

〈표 4-14〉 모형A2 적용 시의 기대입원진료비와 실제입원진료비의 비

	평 균	최댓값	최솟값	표준편차
1999년 1월	0.9706	1.2398	0.7690	0.1146
1999년 2월	0.9654	1.2496	0.7765	0.1133
1999년 3월	0.9671	1.2412	0.7724	0.1144
1999년 4월	0.9673	1.2192	0.8091	0.1105
1999년 5월	0.9689	1.2253	0.7869	0.1061
1999년 6월	0.9648	1.2690	0.7405	0.1214
1999년 7월	0.9658	1.2456	0.7854	0.1093
1999년 8월	0.9720	1.2156	0.7791	0.1068
1999년 9월	0.9712	1.2731	0.7892	0.1041
1999년 10월	0.9664	1.2524	0.7402	0.1198
1999년 11월	0.9620	1.2981	0.6906	0.1286
1999년 12월	0.9613	1.3118	0.7768	0.1184
2000년 1월	0.9645	1.2515	0.7980	0.1119
2000년 2월	0.9631	1.2859	0.7828	0.1203
2000년 3월	0.9628	1.2542	0.7828	0.1158
2000년 4월	0.9614	1.3090	0.7621	0.1178
2000년 5월	0.9670	1.2548	0.7930	0.1076
2000년 6월	0.9662	1.2726	0.7398	0.1225
2000년 7월	0.9623	1.2724	0.7842	0.1177
2000년 8월	0.9737	1.2904	0.7384	0.1240
2000년 9월	0.9731	1.3117	0.7136	0.1266
2000년 10월	0.9694	1.3125	0.7481	0.1204
2000년 11월	0.9616	1.3082	0.7196	0.1271
2000년 12월	0.9682	1.2693	0.7760	0.1222
2001년 1월	0.9612	1.2726	0.8059	0.1209
2001년 2월	0.9658	1.2966	0.7843	0.1211
2001년 3월	0.9618	1.3136	0.7798	0.1260
2001년 4월	0.9592	1.3311	0.7852	0.1281
2001년 5월	0.9589	1.3308	0.7784	0.1258
2001년 6월	0.9624	1.3072	0.7861	0.1329
2001년 7월	0.9558	1.3147	0.7505	0.1271
2001년 8월	0.9584	1.2870	0.7516	0.1296
2001년 9월	0.9600	1.2923	0.7933	0.1185
2001년 10월	0.9558	1.2851	0.7656	0.1226
2001년 11월	0.9592	1.2916	0.7631	0.1214
2001년 12월	0.9568	1.3089	0.7813	0.1247
전 체	0.9642	1.3311	0.6906	0.1197

〈표 4-15〉 모형B1 적용 시의 기대입원진료비와 실제입원진료비의 비

	평 균	최댓값	최솟값	표준편차
1999년 1월	0.9907	1.2173	0.7947	0.1113
1999년 2월	0.9875	1.2216	0.7889	0.1023
1999년 3월	0.9873	1.2448	0.7744	0.1089
1999년 4월	0.9888	1.1749	0.7785	0.1006
1999년 5월	0.9866	1.2322	0.6333	0.1147
1999년 6월	0.9913	1.2230	0.7580	0.1001
1999년 7월	0.9840	1.2250	0.7874	0.1042
1999년 8월	0.9951	1.2022	0.7520	0.1038
1999년 9월	0.9959	1.2394	0.7512	0.1029
1999년 10월	0.9938	1.2302	0.7601	0.1051
1999년 11월	0.9830	1.1414	0.7660	0.0892
1999년 12월	0.9911	1.2394	0.8074	0.0913
2000년 1월	0.9916	1.2331	0.7005	0.1091
2000년 2월	0.9926	1.3252	0.7679	0.1060
2000년 3월	0.9929	1.2526	0.7844	0.0999
2000년 4월	0.9930	1.2286	0.7382	0.1039
2000년 5월	0.9975	1.1979	0.7084	0.1031
2000년 6월	0.9858	1.2843	0.4746	0.1278
2000년 7월	1.0605	1.3348	0.2911	0.1801
2000년 8월	0.9978	1.3247	0.5965	0.1680
2000년 9월	1.0022	1.4174	0.6001	0.1807
2000년 10월	0.9842	1.3084	0.7080	0.1277
2000년 11월	0.9817	1.2913	0.6303	0.1336
2000년 12월	0.9893	1.3306	0.6931	0.1395
2001년 1월	0.9892	1.3683	0.7549	0.1233
2001년 2월	0.9985	1.3317	0.6580	0.1246
2001년 3월	0.9906	1.2965	0.7446	0.1120
2001년 4월	0.9798	1.2645	0.6841	0.1014
2001년 5월	0.9879	1.2628	0.6641	0.1120
2001년 6월	0.9847	1.2338	0.7014	0.1155
2001년 7월	0.9778	1.3092	0.6619	0.1193
2001년 8월	0.9777	1.2525	0.5765	0.1228
2001년 9월	0.9815	1.1971	0.6860	0.1063
2001년 10월	0.9774	1.2435	0.6116	0.1202
2001년 11월	0.9855	1.3210	0.7372	0.1112
2001년 12월	0.9817	1.3056	0.7090	0.1165
전 체	0.9905	1.4174	0.2911	0.1193

〈표 4-16〉 모형B2 적용 시의 기대입원진료비와 실제입원진료비의 비

	평 균	최댓값	최솟값	표준편차
1999년 1월	0.9721	1.2275	0.7802	0.1113
1999년 2월	0.9676	1.2383	0.7879	0.1088
1999년 3월	0.9687	1.2321	0.7566	0.1130
1999년 4월	0.9696	1.2047	0.8228	0.1081
1999년 5월	0.9706	1.2089	0.7994	0.1041
1999년 6월	0.9668	1.2551	0.7550	0.1169
1999년 7월	0.9673	1.2286	0.7938	0.1065
1999년 8월	0.9741	1.2054	0.7864	0.1059
1999년 9월	0.9743	1.2585	0.7938	0.1004
1999년 10월	0.9692	1.2338	0.7486	0.1157
1999년 11월	0.9638	1.2910	0.6932	0.1259
1999년 12월	0.9628	1.3039	0.7678	0.1170
2000년 1월	0.9661	1.2547	0.8081	0.1081
2000년 2월	0.9647	1.2681	0.7734	0.1175
2000년 3월	0.9658	1.2330	0.7791	0.1086
2000년 4월	0.9647	1.2898	0.7704	0.1127
2000년 5월	0.9696	1.2431	0.7758	0.1071
2000년 6월	0.9683	1.2518	0.7322	0.1219
2000년 7월	0.9652	1.2646	0.7843	0.1142
2000년 8월	0.9747	1.2784	0.7433	0.1214
2000년 9월	0.9740	1.2820	0.7082	0.1238
2000년 10월	0.9692	1.3009	0.7581	0.1187
2000년 11월	0.9614	1.2989	0.7320	0.1240
2000년 12월	0.9695	1.2594	0.7665	0.1201
2001년 1월	0.9628	1.2583	0.8055	0.1188
2001년 2월	0.9675	1.2936	0.7856	0.1208
2001년 3월	0.9631	1.3137	0.8015	0.1211
2001년 4월	0.9615	1.3273	0.7995	0.1226
2001년 5월	0.9607	1.2994	0.7789	0.1198
2001년 6월	0.9640	1.3093	0.7839	0.1266
2001년 7월	0.9581	1.3054	0.7594	0.1218
2001년 8월	0.9607	1.2912	0.7495	0.1251
2001년 9월	0.9629	1.2927	0.7971	0.1124
2001년 10월	0.9578	1.2846	0.7503	0.1184
2001년 11월	0.9625	1.2877	0.7543	0.1167
2001년 12월	0.9592	1.2974	0.7656	0.1193
전 체	0.9661	1.3273	0.6932	0.1163

〈표 4-17〉 모형C1 적용 시의 기대입원진료비와 실제입원진료비의 비

	평 균	최댓값	최솟값	표준편차
1999년 1월	1.0245	1.2604	0.8555	0.0914
1999년 2월	1.0278	1.2689	0.8364	0.0901
1999년 3월	1.0315	1.3411	0.8389	0.1017
1999년 4월	1.0272	1.2074	0.8593	0.0840
1999년 5월	1.0267	1.2273	0.8568	0.0827
1999년 6월	1.0315	1.1974	0.8408	0.0947
1999년 7월	1.0288	1.1980	0.8440	0.0858
1999년 8월	1.0234	1.2168	0.8608	0.0849
1999년 9월	1.0251	1.2676	0.8248	0.0873
1999년 10월	1.0324	1.2566	0.8327	0.0960
1999년 11월	1.0372	1.2666	0.8071	0.1045
1999년 12월	1.0373	1.2812	0.8111	0.0979
2000년 1월	1.0335	1.2449	0.8257	0.0904
2000년 2월	1.0339	1.2613	0.8228	0.0969
2000년 3월	1.0329	1.2736	0.8327	0.0891
2000년 4월	1.0336	1.3053	0.8085	0.0937
2000년 5월	1.0306	1.2335	0.8108	0.0888
2000년 6월	1.0319	1.3180	0.8189	0.1004
2000년 7월	1.0353	1.2741	0.8186	0.0918
2000년 8월	1.0290	1.3401	0.8178	0.0999
2000년 9월	1.0310	1.3916	0.8157	0.1038
2000년 10월	1.0324	1.2980	0.8278	0.0984
2000년 11월	1.0375	1.3717	0.8306	0.1055
2000년 12월	1.0283	1.2841	0.8275	0.0988
2001년 1월	1.0367	1.2881	0.8163	0.0974
2001년 2월	1.0348	1.2559	0.8043	0.1034
2001년 3월	1.0367	1.2276	0.8134	0.0928
2001년 4월	1.0374	1.2404	0.8092	0.0955
2001년 5월	1.0390	1.2328	0.8129	0.0935
2001년 6월	1.0360	1.2340	0.8126	0.0973
2001년 7월	1.0395	1.2647	0.8140	0.0999
2001년 8월	1.0378	1.2534	0.8316	0.0957
2001년 9월	1.0346	1.2192	0.8163	0.0911
2001년 10월	1.0383	1.2647	0.8371	0.0929
2001년 11월	1.0359	1.2344	0.8195	0.0949
2001년 12월	1.0369	1.2268	0.8131	0.0907
총 합계	1.0330	1.3916	0.8043	0.0948

⟨표 4-18⟩ 모형C2 적용 시의 기대입원진료비와 실제입원진료비의 비

	평 균	최댓값	최솟값	표준편차
1999년 1월	1.0019	1.1468	0.8496	0.0747
1999년 2월	1.0035	1.1779	0.8864	0.0682
1999년 3월	1.0072	1.2167	0.8898	0.0791
1999년 4월	1.0018	1.1732	0.8715	0.0712
1999년 5월	1.0130	1.4457	0.8356	0.1130
1999년 6월	1.0001	1.2831	0.8671	0.0764
1999년 7월	1.0050	1.2779	0.8249	0.0821
1999년 8월	0.9973	1.2319	0.8097	0.0790
1999년 9월	0.9969	1.1854	0.8583	0.0753
1999년 10월	1.0002	1.2027	0.8584	0.0741
1999년 11월	1.0053	1.1638	0.8439	0.0673
1999년 12월	0.9989	1.1418	0.8184	0.0683
2000년 1월	1.0027	1.2789	0.8446	0.0833
2000년 2월	1.0002	1.1962	0.8490	0.0711
2000년 3월	0.9991	1.1833	0.8185	0.0693
2000년 4월	1.0008	1.2390	0.8132	0.0848
2000년 5월	1.0010	1.2849	0.8437	0.0854
2000년 6월	1.0116	1.5992	0.7914	0.1230
2000년 7월	1.0060	1.1427	0.8611	0.0730
2000년 8월	1.0051	1.3734	0.7821	0.1122
2000년 9월	1.0032	1.2721	0.8043	0.1115
2000년 10월	1.0117	1.2719	0.8332	0.0936
2000년 11월	1.0079	1.3827	0.8172	0.1009
2000년 12월	1.0042	1.2907	0.8190	0.0974
2001년 1월	1.0031	1.2087	0.7394	0.0829
2001년 2월	0.9978	1.2522	0.8005	0.0850
2001년 3월	1.0001	1.2345	0.8362	0.0759
2001년 4월	1.0082	1.2432	0.8912	0.0658
2001년 5월	1.0009	1.2847	0.8480	0.0813
2001년 6월	1.0029	1.1773	0.8542	0.0687
2001년 7월	1.0101	1.2209	0.8663	0.0810
2001년 8월	1.0110	1.3926	0.8606	0.0926
2001년 9월	1.0068	1.2529	0.7881	0.0742
2001년 10월	1.0123	1.3021	0.8471	0.0914
2001년 11월	1.0072	1.2504	0.8720	0.0798
2001년 12월	1.0271	1.4434	0.8205	0.1171
총 합계	1.0048	1.5992	0.7394	0.0857

4) 예산모형의 평가 및 보완

이상에서 4.2절에서 제시한 예산결정모형을 적용하였을 경우에 산출된 예산(기대 진료비)이 실제진료비를 잘 맞출 수 있는가를 살펴보았다. 본 절의 분석결과에 따르면, 기대 진료비와 실제진료비의 상관계수는 0.973에서 0.994 정도로 비교적 실제진료비에 근접한 예산을 산출할 수 있는 것으로 평가되었다. 또한, 단위비용을 세분할수록, 즉, 기관별보다는 진료과목별로, 진료과목별보다는 상병별로 모형을 적용할 경우 기대 진료비가 실제진료비에 보다 근접하였다. 이는 예산모형을 적용함에 있어 환자구성을 고려할수록 보다 정확한 예산을 산출할 수 있음을 의미하는 것으로 해석되었다. 단위비용으로 기관별 진료비를 이용한 모형에서는 건당 진료비를 적용하는 경우에, 단위비용으로 상병별 진료비를 이용한 모형에서는 일당 진료비를 적용하는 경우에 기대 진료비와 실제진료비 간의 상관계수가 높게 나타났다.

본 연구모형을 총 진료비에 확대 적용하는 경우를 보면, 입원외래를 구분하는 경우가 구분하지 않은 경우보다 기대 진료비가 실제진료비에 보다 근접하고, 전체적으로 상병별로 입원외래를 구분한 일당 진료비 모형을 적용한 경우에서 기대 진료비가 실제진료비에 가장 근접하는 것으로 나타났다. 그러나 기관별 평균 진료비 자료만을 이용한 경우에도 기대 진료비와 실제진료비의 상관계수가 0.96을 상회하여, 본 연구모형에 의해 비교적 실제진료비에 근접한 예산을 산출하는 것이 가능함을 알 수 있었다.

이러한 결과는, 현재 활용 가능한 건강보험진료비 자료를 이용하여 예산모형을 적용하는 것이 가능함을 시사하는 것으로 평가되지만, 한편으로 이러한 결과는 본 절에서 사용된 예산모형이 현재 시점의 단위비용과 현재 시점의 진료량을 이용한 것이기 때문에, 본 연구의 대상이 된 종합전문요양기관들이 이미 최대한의 진료를 제공하고 있는 상황에서 비교적 유사한 진료행태를 가질 수밖에 없어서 나타난 현상일 수 있다. 따라서 본 예산모형의 적용 가능성을 평가하기 위해서는, 한편으로 종합전문요양기관의 예산산출에 사용할 단위비용과 진료량이 상당한 기간 동안 안정적일 수 있는가(예측할 수 있는가)에 대한 검토가 필요하고, 예측된 진료량으로 예산을 산출할 수 있는가도 평가되어야 한다. 또 한편으로는 의료기관 간 진료행태 차이가 비교적 심한 종합병원 및 병원에 대해서도 적용할 수 있는가에 대한 검토가 필요하다.

이에, 4.4절에서는 본 절에서 사용한 단위비용과 진료량이 안정적인가에 대해 검토한 후 과거의 진료실적을 토대로 예측된 단위비용과 현재의 진료량을 적용하여 예산을 산출한 후 이를 실제진료비와 비교함으로써 예산모형의 적정성을 평가하며, 4.5절에서는 산출된 예산과 실제진료비의 차이가 큰 요양기관의 특성을 분석하여 예산모형보완 시 고려해야 할 점들을 파악하고, 4.6절에서는 종합병원 및 병원에 대해서도 단위비용과 진료량을 이용한 본 연구의 예산모형을 확대 적용하는 것이 가능한가를 보기 위해 본 절에서 제시한 모형 중 일부에 한정하여 예산을 산출한 후 산출된 예산과 실제진료비의 비교결과를 제시하고자 한다.

4. 분석결과2: 단위비용과 의료서비스 제공량의 예측치를 이용한 예산모형적용

4.3절의 분석결과는 현재의 진료실적을 이용하여 현재의 진료비를 추정한 것으로 현재의 진료실적을 이용하여 미래의 진료비를 예측하고자 하는 본래 목적에 충분하지 않다. 즉, 본 연구의 예산결정모형은 단위비용과 의료서비스 제공량을 정확히 예측할 수 있다는 전제하에 설계되었으므로, 단위비용과 의료서비스 제공량을 이용하여 예산을 결정할 수 있다고 하더라도 단위비용과 의료서비스 제공량을 어떻게 결정

해야 할 것인지에 대한 문제가 남는 것이다. 다시 말해서, 단위비용(종합전문요양기관군의 평균 진료비)과 각 병원의 의료서비스 제공량(입원건(일)수)을 적절하게 예측하는 것이 필요하다.

본 절에서는, 각 분석에 사용된 단위비용과 의료서비스 제공량에 대한 예측이 가능한가를 보기 위해 먼저 이러한 지표들이 안정적인 경향을 가지고 변화하는가를 살펴본 후, 적절하다고 판단되는 지표별 변화율을 반영하여 단위비용과 의료서비스 제공량의 예측치를 산출하였다. 다음으로 이렇게 산출된 단위비용과 의료서비스 제공량의 예측치를 이용하여 기대진료비를 예측하고, 이를 4.3절에서와 동일한 지표를 이용하여 실제진료비와 비교하여 예측치를 이용한 모형의 적절성을 평가하였다.

1) 단위비용과 의료서비스 제공량의 변화 경향

단위비용과 의료서비스 제공량을 예측하기 위해서는 이들 지표들을 안정적인 경향을 가지도록 변화시키는 것이 필요하며, 이를 위해서는 먼저 이들 지표들의 추이를 살펴보아야 한다. 진료과목별 모형과 상병별 모형의 경우 지나치게 많은 단위비용들의 경향을 파악해야 하므로 본 절에서는 기관별 모형(모형A1, 모형A2)에 사용되는 지표들에 한해서 경향을 분석한다.

(1) 종합전문요양기관군의 단위비용 추이

기관별 모형에서 사용되는 단위비용, 즉, 종합전문요양기관의 건당 평균 진료비는 1999년 202,344원에서 2001년 171,609원으로 15.2% 감소하였고, 일당 평균 진료비는 1999년 91,394원에서 2001년 86,607원으로 2.7% 감소하였다. 입원의 경우 최근 3년간 건당 진료비는 10.4%, 일당 진료비는 13.8% 증가하였으나, 외래의 경우에는 최근 3년간 건당 진료비와 일당 진료비가 각각 35.3%, 28.6% 감소하였다(<표 4-19>).

〈표 4-19〉 종합전문요양기관의 평균 진료비(1999-2001)

	1999년	2000년	2001년	증가율	연평균 증가율
건당 평균 진료비	202,344	191,902	171,609	-15.2%	-7.9%
일당 평균 진료비	91,394	89,592	86,607	-5.2%	-2.7%
입원건당 평균 진료비	1,457,873	1,508,865	1,609,391	10.4%	5.1%
입원일당 평균 진료비	144,123	148,902	163,964	13.8%	6.7%
외래건당 평균 진료비	89,285	77,665	57,802	-35.3%	-19.5%
외래일당 평균 진료비	59,427	53,608	42,458	-28.6%	-15.5%

<그림 4-24>~<그림 4-26>은 입내원건(일)당 평균 진료비, 입원건 (일)당 평균 진료비, 외래내원건(일)당 평균 진료비의 최근 3년간 월별 추이를 보여주고 있다. 건당 진료비에 비해 일당 진료비의 경우 상대 적으로 안정적인 경향을 보이고 있으며, 입원진료비의 경우 특히 그러 하다. 외래진료비의 경우 안정적인 경향이 지속되다가 특정월을 기점으 로 일시적인 변화가 있고 그 추이가 지속되는 경향을 보인다. 2000년 7월 무렵의 외래진료비 변화는 의약분업과 관련되었을 것으로 보이고 2001년의 경우는 7월에 종합전문요양기관의 보험외래 본인일부부담금 이 상향조정된 것과 관련되었을 것으로 보여, 외래진료비의 경우 보건 의료제도적 여건에 의해 상당히 좌우될 수 있음을 짐작할 수 있다. 한 편, 건강보험수가의 인상이 1999년 11월, 2000년 4월, 2000년 7월, 2000 년 9월, 2001년 1월 등에 있었다는 사실을 고려할 때, 일반적으로 기대 되는 것과는 달리 건강보험수가의 인상은 종합전문요양기관의 평균 진 료비에 크게 영향을 미치지 않는 것으로 보인다.

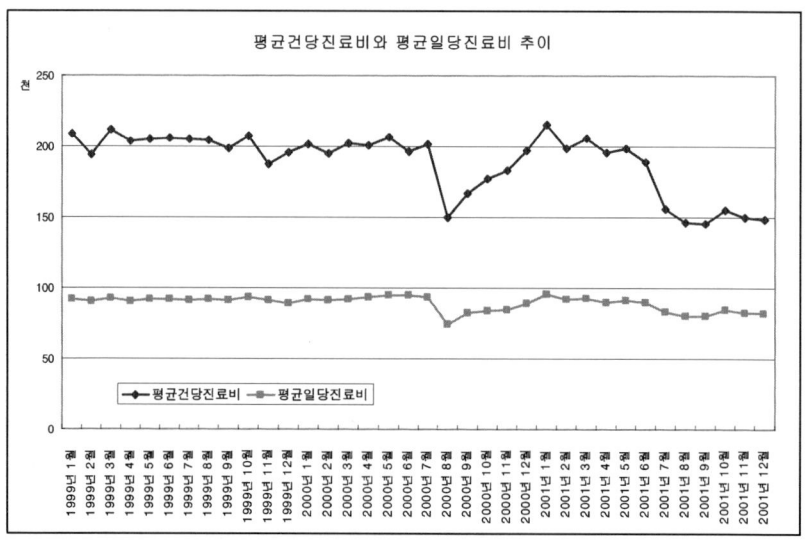

〈그림 4-24〉 종합전문요양기관의 월별 평균 진료비 추이

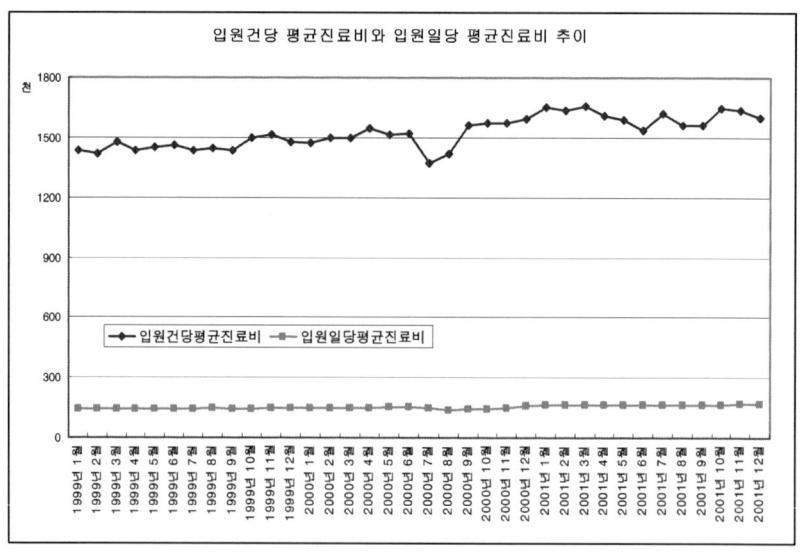

〈그림 4-25〉 종합전문요양기관의 월별 입원평균 진료비 추이

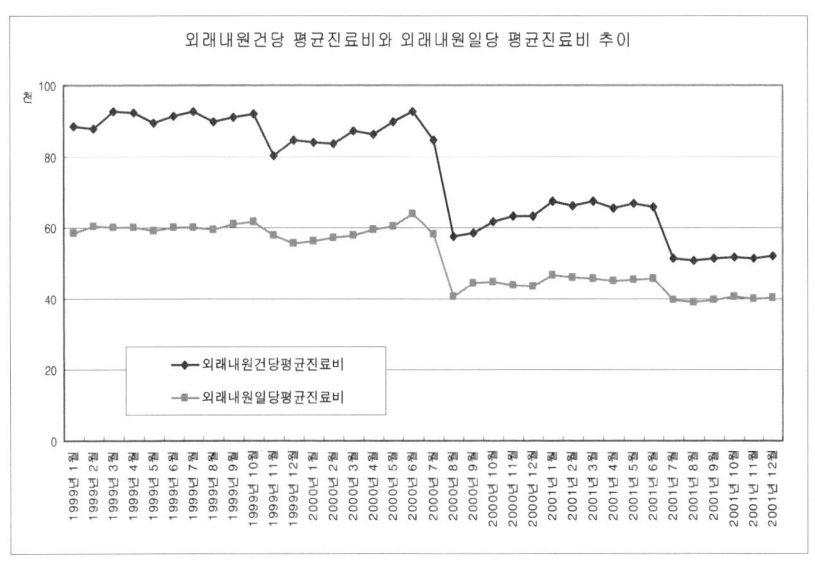

〈그림 4-26〉 종합전문요양기관의 월별 외래평균 진료비 추이

(2) 종합전문요양기관군의 의료서비스 제공량 추이

전체 종합전문요양기관의 의료서비스 제공량 지표를 보면(<표 4-20>), 입내원일수는 1999년 2,923만 일에서 2001년 3,023만 일로 연평균 1.7% 증가하였고, 이는 주로 외래내원일수 증가(연평균 2.8%)에 기인한다. 같은 기간 동안 입내원건수는 1,320만 일에서 1,526만 일로 연평균 7.5% 증가하였고, 입원건수와 외래내원건수는 각각 연평균 1.3%와 8.0% 증가하였다. 입원건수의 증가에도 불구하고 입원일수가 감소한 것은 평균 재원일수가 감소한 것에 기인한다.

<표 4-20> 종합전문요양기관의 의료서비스 제공량(1999-2001, 단위: 일)

	1999년	2000년	2001년	증가율	연평균 증가율
입내원일수	29,231,176	26,274,377	30,233,020	3.4%	1.7%
입원일수	11,033,014	9,921,516	10,984,942	-0.4%	-0.2%
외래내원일수	18,198,162	16,352,861	19,248,078	5.8%	2.8%
평균 재원일수	10.1	10.1	9.8	-3.0%	-1.5%
입내원건수	13,203,093	12,266,621	15,257,794	15.6%	7.5%
입원건수	1,090,704	979,104	1,119,141	2.6%	1.3%
외래내원건수	12,112,389	11,287,517	14,138,653	16.7%	8.0%

<그림 4-27>~<그림 4-30>, <표 4-21>~<표 4-22>는 종합전문요양기관군 전체 의료서비스 제공량의 월별 추이를 보여주고 있는데, 종합전문요양기관의 진료량 지표는 주로 외래진료량과 비슷한 추이를 보이며 변화하는 것을 알 수 있다. 입원진료량의 월별 변동은 상대적으로 적고, 건수 지표에 비해 일수 지표의 경우보다 안정적인 경향을 보이며 변화한다. 진료량 지표 역시 진료비 지표의 경우와 마찬가지로 실제 진료일수를 보정한 1일평균 진료량 지표의 경우가 보다 안정적이다.

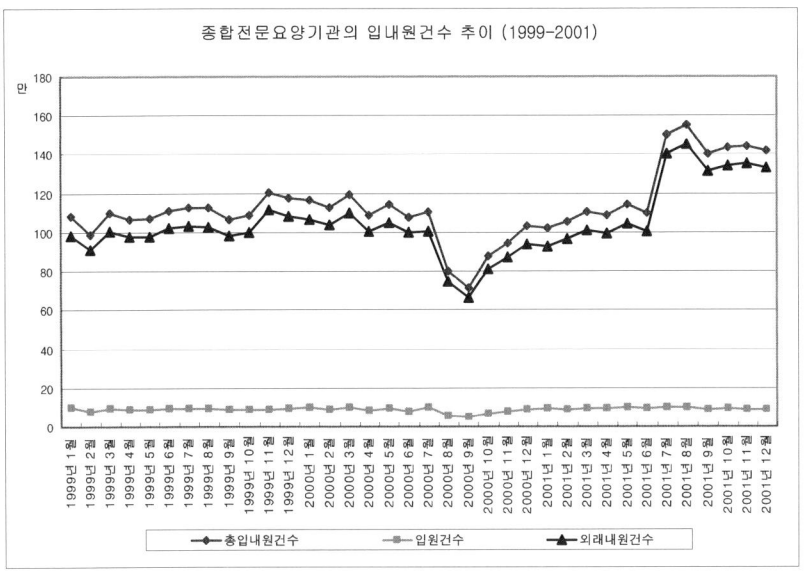

〈그림 4-27〉 종합전문요양기관의 총 입내원건수 추이

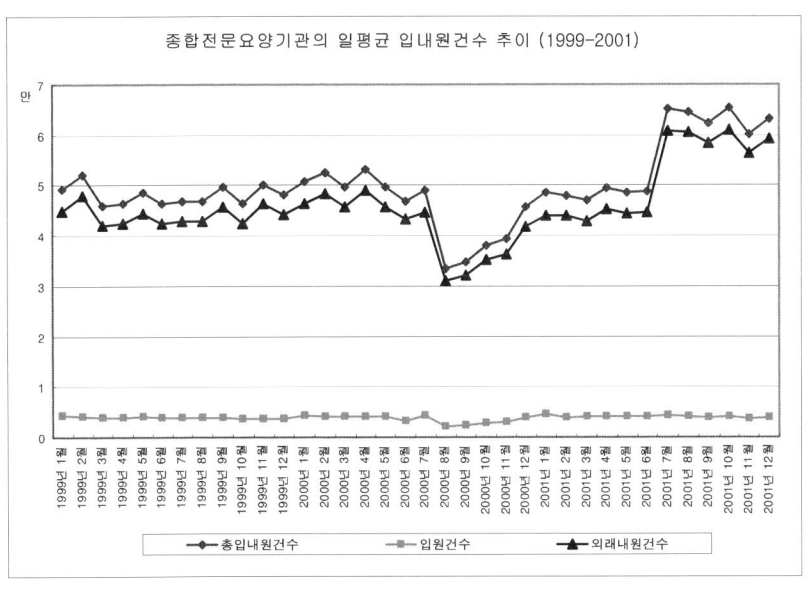

〈그림 4-28〉 종합전문요양기관의 진료일평균 총 입내원건수 추이

<표 4-21> 종합전문요양기관 입내원건수의 월별 추이

	입내원건수			일평균 입내원건수		
	계	입 원	외 래	계	입 원	외 래
1999년 1월	1,082,097	96,810	985,287	49,186	4,400	44,786
1999년 2월	987,136	78,655	908,481	51,955	4,140	47,815
1999년 3월	1,100,431	94,823	1,005,608	45,851	3,951	41,900
1999년 4월	1,065,354	88,698	976,656	46,320	3,856	42,463
1999년 5월	1,069,481	90,858	978,623	48,613	4,130	44,483
1999년 6월	1,112,247	92,888	1,019,359	46,344	3,870	42,473
1999년 7월	1,124,915	94,187	1,030,728	46,871	3,924	42,947
1999년 8월	1,124,471	95,310	1,029,161	46,853	3,971	42,882
1999년 9월	1,068,358	85,806	982,552	49,691	3,991	45,700
1999년 10월	1,087,787	88,880	998,907	46,289	3,782	42,507
1999년 11월	1,203,770	90,128	1,113,642	50,157	3,755	46,402
1999년 12월	1,177,046	93,661	1,083,385	48,043	3,823	44,220
2000년 1월	1,166,447	98,867	1,067,580	50,715	4,299	46,417
2000년 2월	1,127,177	88,337	1,038,840	52,427	4,109	48,318
2000년 3월	1,193,818	97,300	1,096,518	49,742	4,054	45,688
2000년 4월	1,090,134	85,552	1,004,582	53,177	4,173	49,004
2000년 5월	1,143,342	93,792	1,049,550	49,711	4,078	45,633
2000년 6월	1,074,916	77,927	996,989	46,735	3,388	43,347
2000년 7월	1,102,356	99,690	1,002,666	48,994	4,431	44,563
2000년 8월	801,439	54,437	747,002	33,393	2,268	31,125
2000년 9월	712,829	51,502	661,327	34,772	2,512	32,260
2000년 10월	877,179	66,803	810,376	38,138	2,904	35,234
2000년 11월	946,171	75,087	871,084	39,424	3,129	36,295
2000년 12월	1,030,813	89,810	941,003	45,814	3,992	41,822
2001년 1월	1,020,824	95,328	925,496	48,611	4,539	44,071
2001년 2월	1,054,193	88,973	965,220	47,918	4,044	43,874
2001년 3월	1,105,043	96,361	1,008,682	47,023	4,100	42,923
2001년 4월	1,087,857	91,449	996,408	49,448	4,157	45,291
2001년 5월	1,143,467	99,130	1,044,337	48,658	4,218	44,440
2001년 6월	1,096,465	91,676	1,004,789	48,732	4,074	44,657
2001년 7월	1,499,766	99,523	1,400,243	65,207	4,327	60,880
2001년 8월	1,549,671	97,552	1,452,119	64,570	4,065	60,505
2001년 9월	1,401,193	87,495	1,313,698	62,275	3,889	58,387
2001년 10월	1,436,820	93,557	1,343,263	65,310	4,253	61,057
2001년 11월	1,441,778	89,503	1,352,275	60,074	3,729	56,345
2001년 12월	1,420,717	88,594	1,332,123	63,143	3,938	59,205
증가율 (1999.01-2001.12)	31.3%	-8.5%	35.2%	28.4%	-10.5%	32.2%

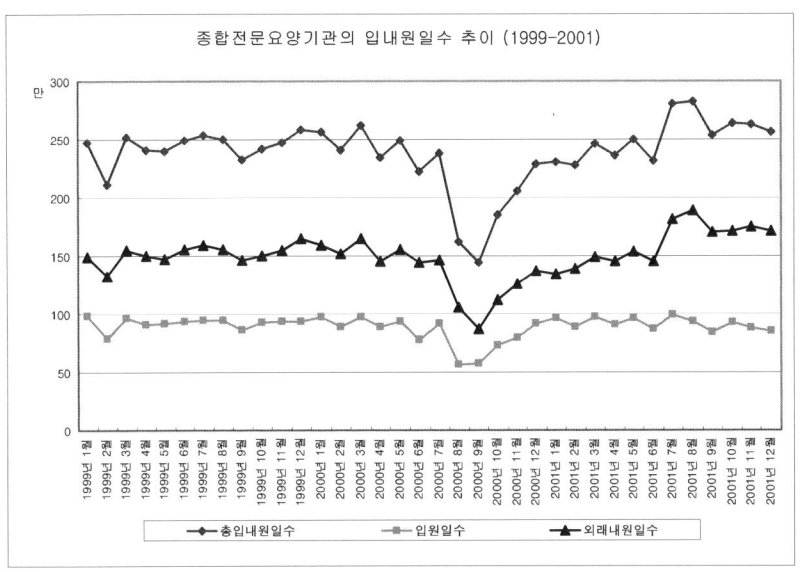

〈그림 4-29〉 종합전문요양기관의 총 입내원일수 추이

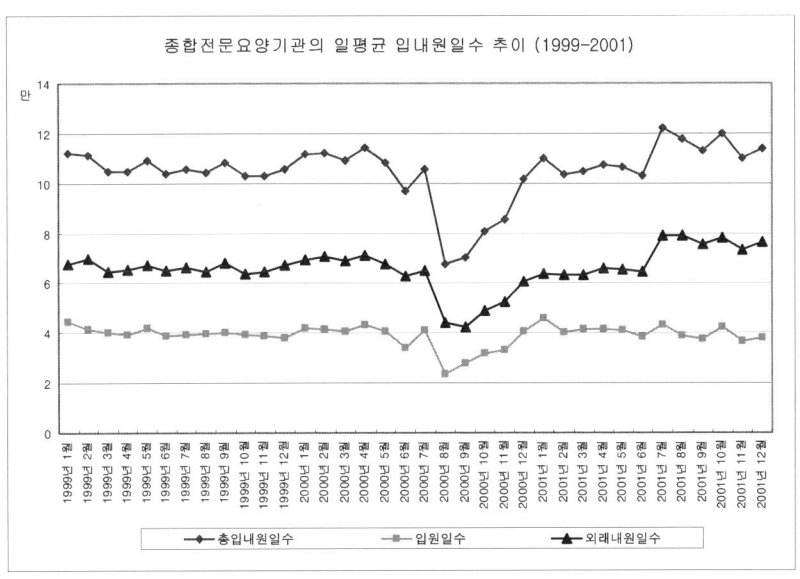

〈그림 4-30〉 종합전문요양기관의 진료일평균 총 입내원일수 추이

〈표 4-22〉 종합전문요양기관 입내원일수의 월별 추이

	입내원일수			일평균 입내원일수		
	계	입 원	외 래	계	입 원	외 래
1999년 1월	2,468,661	978,246	1,490,415	112,212	44,466	67,746
1999년 2월	2,113,670	787,733	1,325,937	111,246	41,460	69,786
1999년 3월	2,516,076	965,402	1,550,674	104,837	40,225	64,611
1999년 4월	2,404,659	904,306	1,500,353	104,550	39,318	65,233
1999년 5월	2,395,092	920,050	1,475,042	108,868	41,820	67,047
1999년 6월	2,491,604	936,807	1,554,797	103,817	39,034	64,783
1999년 7월	2,537,357	942,934	1,594,423	105,723	39,289	66,434
1999년 8월	2,500,083	948,221	1,551,862	104,170	39,509	64,661
1999년 9월	2,324,094	860,279	1,463,815	108,097	40,013	68,084
1999년 10월	2,420,749	924,803	1,495,946	103,011	39,353	63,657
1999년 11월	2,475,484	930,832	1,544,652	103,145	38,785	64,361
1999년 12월	2,583,647	933,401	1,650,246	105,455	38,098	67,357
2000년 1월	2,564,323	967,646	1,596,677	111,492	42,072	69,421
2000년 2월	2,406,989	887,321	1,519,668	111,953	41,271	70,682
2000년 3월	2,619,693	969,859	1,649,834	109,154	40,411	68,743
2000년 4월	2,339,109	884,378	1,454,731	114,103	43,140	70,962
2000년 5월	2,490,082	931,554	1,558,528	108,264	40,502	67,762
2000년 6월	2,222,330	778,846	1,443,484	96,623	33,863	62,760
2000년 7월	2,376,438	917,771	1,458,667	105,619	40,790	64,830
2000년 8월	1,620,917	565,921	1,054,996	67,538	23,580	43,958
2000년 9월	1,443,459	572,216	871,243	70,413	27,913	42,500
2000년 10월	1,854,247	734,591	1,119,656	80,619	31,939	48,681
2000년 11월	2,054,328	796,468	1,257,860	85,597	33,186	52,411
2000년 12월	2,282,462	914,945	1,367,517	101,443	40,664	60,779
2001년 1월	2,303,858	964,305	1,339,553	109,708	45,919	63,788
2001년 2월	2,278,544	887,293	1,391,251	103,570	40,332	63,239
2001년 3월	2,459,275	970,472	1,488,803	104,650	41,297	63,353
2001년 4월	2,360,162	910,275	1,449,887	107,280	41,376	65,904
2001년 5월	2,498,897	960,154	1,538,743	106,336	40,858	65,478
2001년 6월	2,317,731	867,005	1,450,726	103,010	38,534	64,477
2001년 7월	2,808,236	990,853	1,817,383	122,097	43,081	79,017
2001년 8월	2,825,460	935,039	1,890,421	117,728	38,960	78,768
2001년 9월	2,541,662	841,326	1,700,336	112,963	37,392	75,570
2001년 10월	2,640,209	926,559	1,713,650	120,010	42,116	77,893
2001년 11월	2,633,922	880,602	1,753,320	109,747	36,692	73,055
2001년 12월	2,565,064	851,059	1,714,005	114,003	37,825	76,178
증가율 (1999.01-2001.12)	3.9%	-13.0%	15.0%	1.6%	-14.9%	12.4%

진료량 증가율의 월별 추이를 보는 경우에도, 진료비 증가율의 월별 추이에서 나타난 양상과 비슷하게 증감이 교대로 반복되는 형태로 나타나고 전년 동월과 대비하였을 경우에는 의사파업 기간을 제외하고 비교적 안정된 수준의 진료비 증가율을 보인다(<그림 4-31>~<그림 4-34>, <표 4-23>).

〈표 4-23〉 전년 동월 대비 종합전문요양기관의 의료서비스 제공량 증가율

	일평균 입내원일수 증가율			일평균 입내원건수 증가율		
	전 체	입 원	외 래	전 체	입 원	외 래
1999년 1월: 2000년 1월	-0.6%	-5.4%	2.5%	3.1%	-2.3%	3.6%
1999년 2월: 2000년 2월	0.6%	-0.5%	1.3%	0.9%	-0.7%	1.1%
1999년 3월: 2000년 3월	4.1%	0.5%	6.4%	8.5%	2.6%	9.0%
1999년 4월: 2000년 4월	9.1%	9.7%	8.8%	14.8%	8.2%	15.4%
1999년 5월: 2000년 5월	-0.6%	-3.2%	1.1%	2.3%	-1.3%	2.6%
1999년 6월: 2000년 6월	-6.9%	-13.2%	-3.1%	0.8%	-12.5%	2.1%
1999년 7월: 2000년 7월	-0.1%	3.8%	-2.4%	4.5%	12.9%	3.8%
1999년 8월: 2000년 8월	-35.2%	-40.3%	-32.0%	-28.7%	-42.9%	-27.4%
1999년 9월: 2000년 9월	-34.9%	-30.2%	-37.6%	-30.0%	-37.1%	-29.4%
1999년 10월: 2000년 10월	-21.7%	-18.8%	-23.5%	-17.6%	-23.2%	-17.1%
1999년 11월: 2000년 11월	-17.0%	-14.4%	-18.6%	-21.4%	-16.7%	-21.8%
1999년 12월: 2000년 12월	-3.8%	6.7%	-9.8%	-4.6%	4.4%	-5.4%
2000년 1월: 2001년 1월	-1.6%	9.1%	-8.1%	-4.1%	5.6%	-5.1%
2000년 2월: 2001년 2월	-7.5%	-2.3%	-10.5%	-8.6%	-1.6%	-9.2%
2000년 3월: 2001년 3월	-4.1%	2.2%	-7.8%	-5.5%	1.1%	-6.1%
2000년 4월: 2001년 4월	-6.0%	-4.1%	-7.1%	-7.0%	-0.4%	-7.6%
2000년 5월: 2001년 5월	-1.8%	0.9%	-3.4%	-2.1%	3.4%	-2.6%
2000년 6월: 2001년 6월	6.6%	13.8%	2.7%	4.3%	20.3%	3.0%
2000년 7월: 2001년 7월	15.6%	5.6%	21.9%	33.1%	-2.3%	36.6%
2000년 8월: 2001년 8월	74.3%	65.2%	79.2%	93.4%	79.2%	94.4%
2000년 9월: 2001년 9월	60.4%	34.0%	77.8%	79.1%	54.8%	81.0%
2000년 10월: 2001년 10월	48.9%	31.9%	60.0%	71.2%	46.4%	73.3%
2000년 11월: 2001년 11월	28.2%	10.6%	39.4%	52.4%	19.2%	55.2%
2000년 12월: 2001년 12월	12.4%	-7.0%	25.3%	37.8%	-1.4%	41.6%

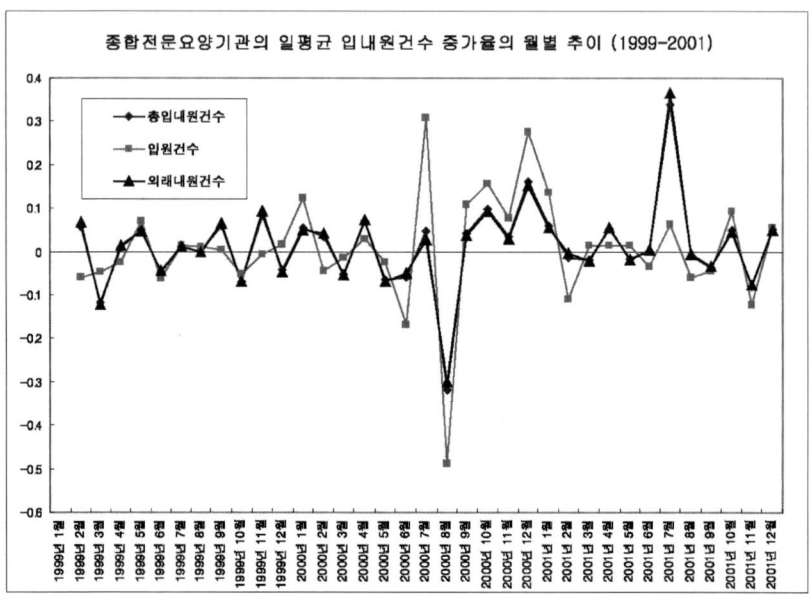

〈그림 4-31〉 종합전문요양기관의 일평균 입내원건수 증가율의 월별 추이

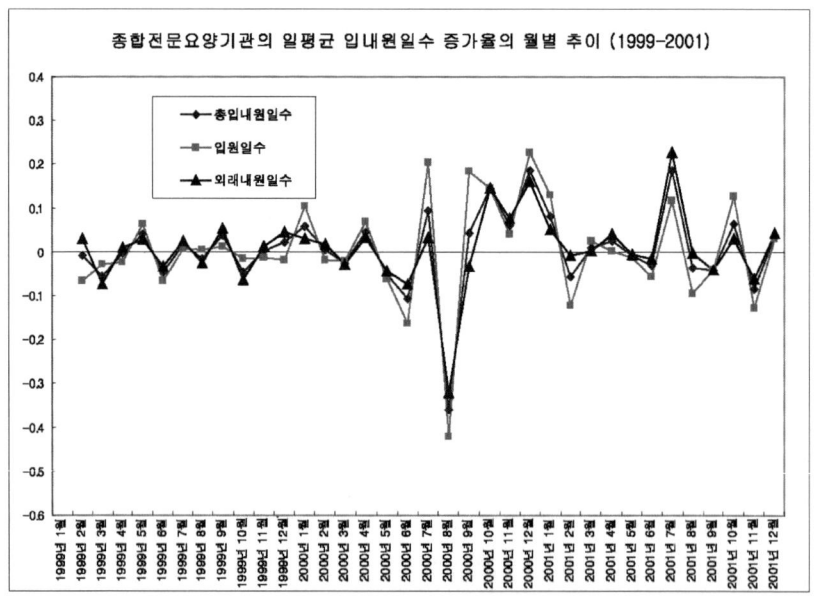

〈그림 4-32〉 종합전문요양기관의 일평균 입내원일수 증가율의 월별 추이

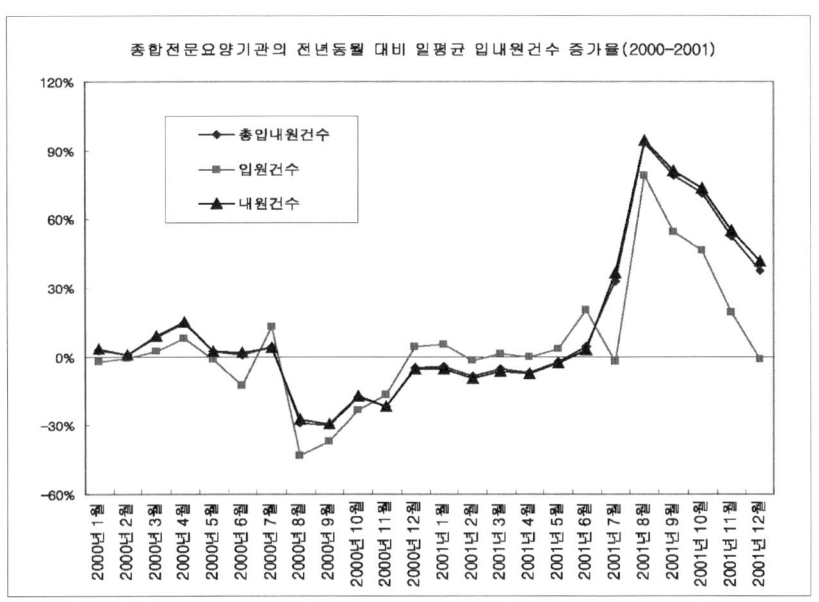

〈그림 4-33〉 종합전문요양기관의 전년 동월 대비 일평균 입내원건수 증가율

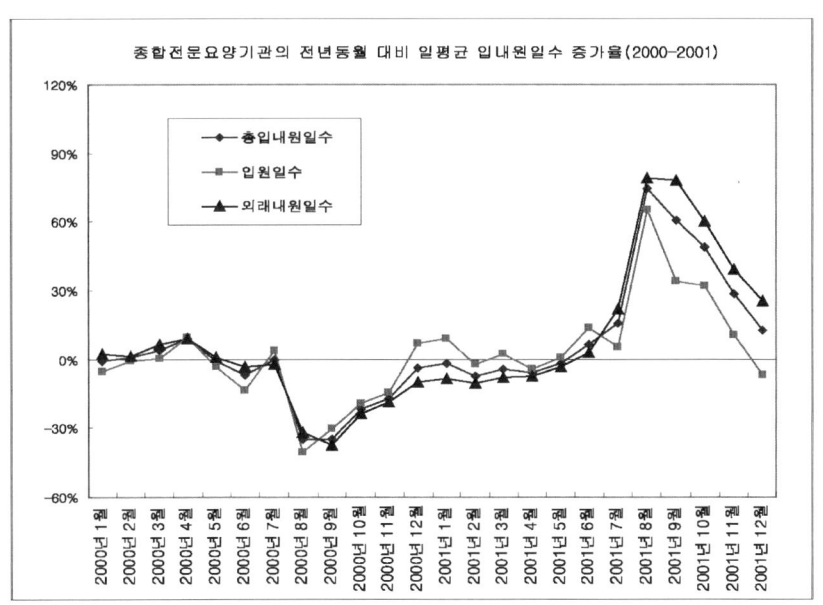

〈그림 4-34〉 종합전문요양기관의 전년 동월 대비 일평균 입내원일수 증가율

의사파업 기간에 대한 영향을 제거하기 위해 1999년 동월 대비 2001년의 진료량 증가율을 본 경우에는 더욱 안정적으로 나타나며, 특히 입원진료량의 경우에는 연중 비교적 일정한 증가율을 보이고 있다(<그림 4-35>). 평균 재원일수는 의사파업 직후 급격히 증가하였으나 전체적으로 보아 감소하였다(<그림 4-36>).

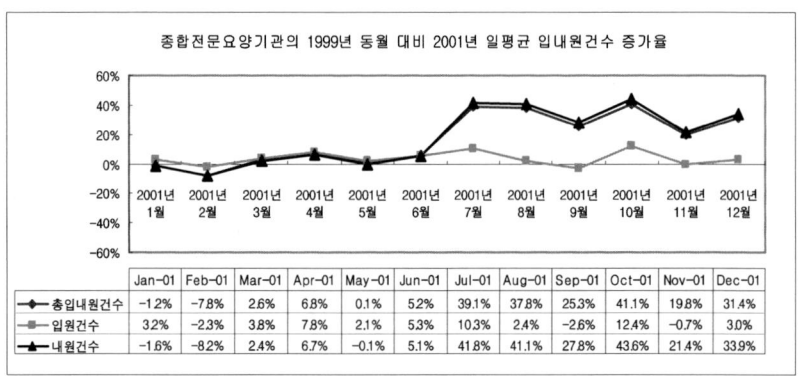

	Jan-01	Feb-01	Mar-01	Apr-01	May-01	Jun-01	Jul-01	Aug-01	Sep-01	Oct-01	Nov-01	Dec-01
총입내원건수	-1.2%	-7.8%	2.6%	6.8%	0.1%	5.2%	39.1%	37.8%	25.3%	41.1%	19.8%	31.4%
입원건수	3.2%	-2.3%	3.8%	7.8%	2.1%	5.3%	10.3%	2.4%	-2.6%	12.4%	-0.7%	3.0%
내원건수	-1.6%	-8.2%	2.4%	6.7%	-0.1%	5.1%	41.8%	41.1%	27.8%	43.6%	21.4%	33.9%

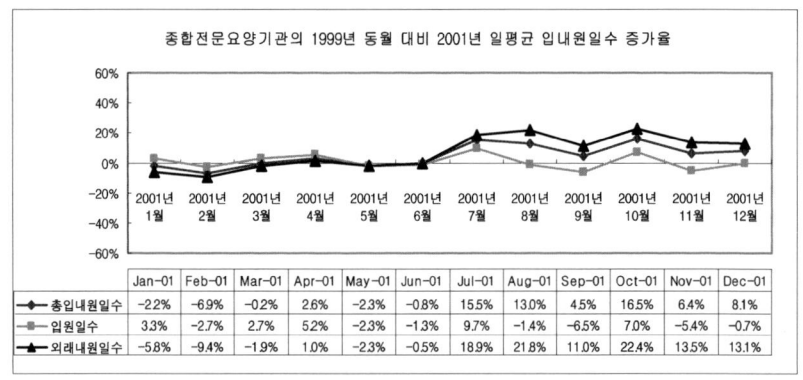

	Jan-01	Feb-01	Mar-01	Apr-01	May-01	Jun-01	Jul-01	Aug-01	Sep-01	Oct-01	Nov-01	Dec-01
총입내원일수	-2.2%	-6.9%	-0.2%	2.6%	-2.3%	-0.8%	15.5%	13.0%	4.5%	16.5%	6.4%	8.1%
입원일수	3.3%	-2.7%	2.7%	5.2%	-2.3%	-1.3%	9.7%	-1.4%	-6.5%	7.0%	-5.4%	-0.7%
외래내원일수	-5.8%	-9.4%	-1.9%	1.0%	-2.3%	-0.5%	18.9%	21.8%	11.0%	22.4%	13.5%	13.1%

〈그림 4-35〉 종합전문요양기관의 1999년 동월 대비
2001년 일평균 입내원일수 증가율

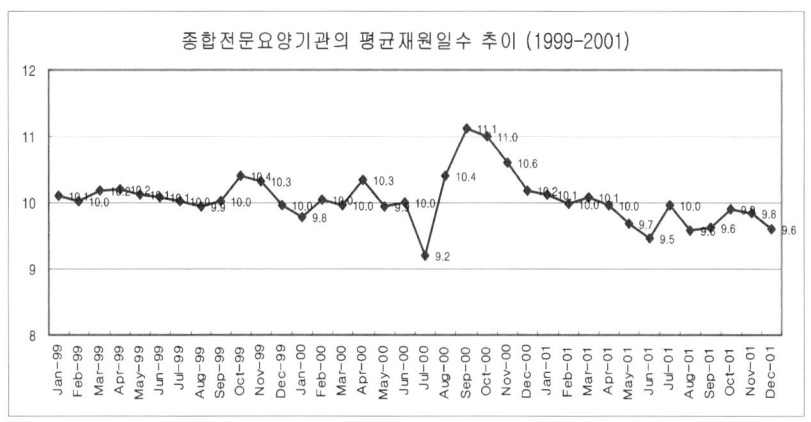

〈그림 4-36〉 종합전문요양기관의 평균 재원일수 추이

(3) 개별 종합전문요양기관의 진료량 추이

개별 종합전문요양기관별로 입원의료서비스 제공량 추이를 보면(<그림 4-37>～<그림 4-42>), 입원건수지표와 입원일수지표가 유사한 경향을 보이며 변화한다. 또한, 개별 종합전문요양기관의 진료량 추이는 전체 종합전문요양기관의 진료량 추이와 비슷한 모양을 그리며 변화하며, 전체적으로 의사파업 기간을 제외하고는 모든 지표에서 비정상적인 변동이 관찰되지는 않는다. 의사파업 기간에 서울지역 진료비 상위기관에서 입원건수가 급격히 감소하였으나 반면 일부 지방병원의 경우에는 같은 기간 동안 입원건수가 급격히 증가하여 종합전문요양기관의 전체 입원건수가 의사파업 기간에도 다른 시기와 비슷하게 유지되는 데 기여하였다. 대체로 1일평균 입원건수와 입원일수는 개별 기관별로 보는 경우에도 비교적 안정적인 것으로 보이고, 분석대상기관들을 진료비 수준에 따라 구분하여 평균적인 입원건수와 입원일수의 추이를 보는 경우에도 일정한 수준에서 진료량이 안정적 추이를 보이고 있다는 것을 알 수 있다(<그림 4-43>, <그림 4-44>).

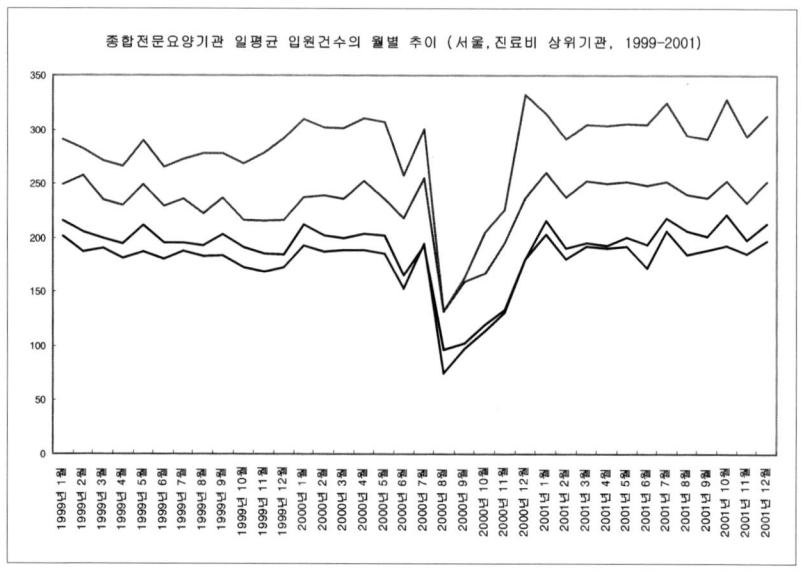

〈그림 4-37〉 서울지역 진료비상위 종합전문요양기관의 1일평균 입원건수 추이

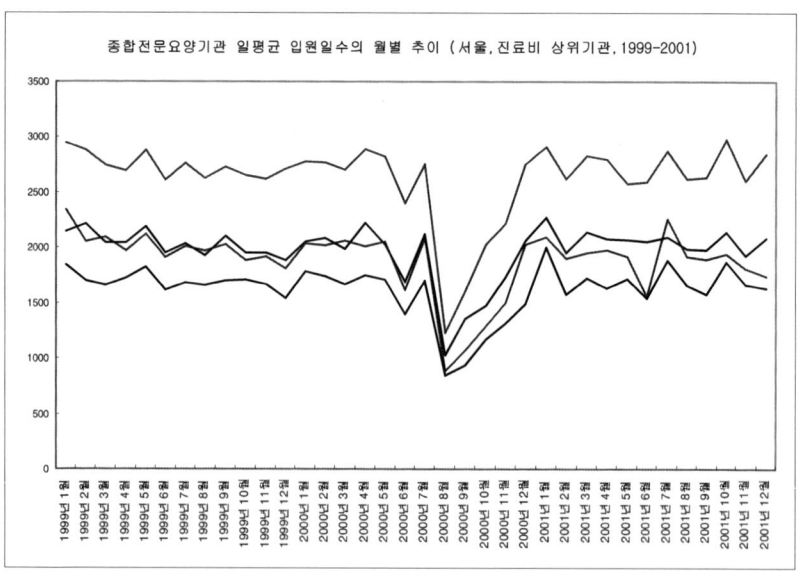

〈그림 4-38〉 서울지역 진료비상위 종합전문요양기관의 1일평균 입원일수 추이

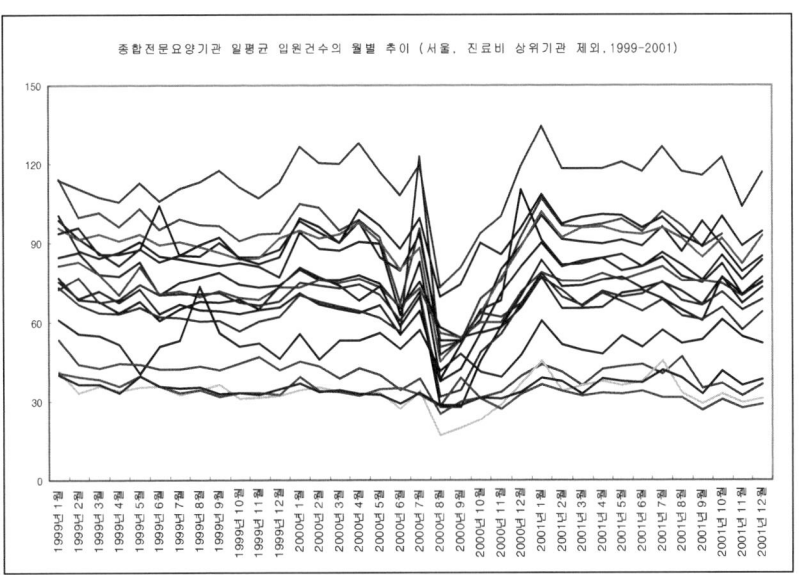

〈그림 4-39〉 서울지역 진료비하위 종합전문요양기관의 1일평균 입원건수 추이

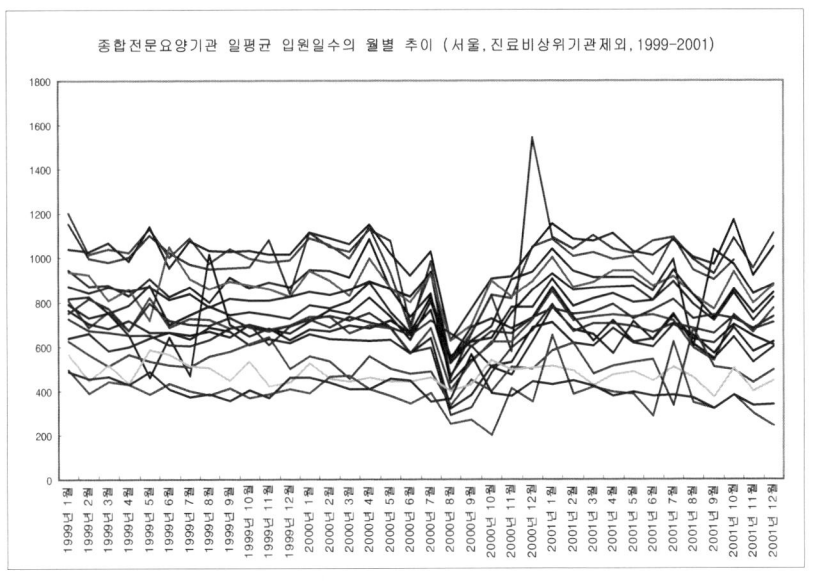

〈그림 4-40〉 서울지역 진료비하위 종합전문요양기관의 1일평균 입원일수 추이

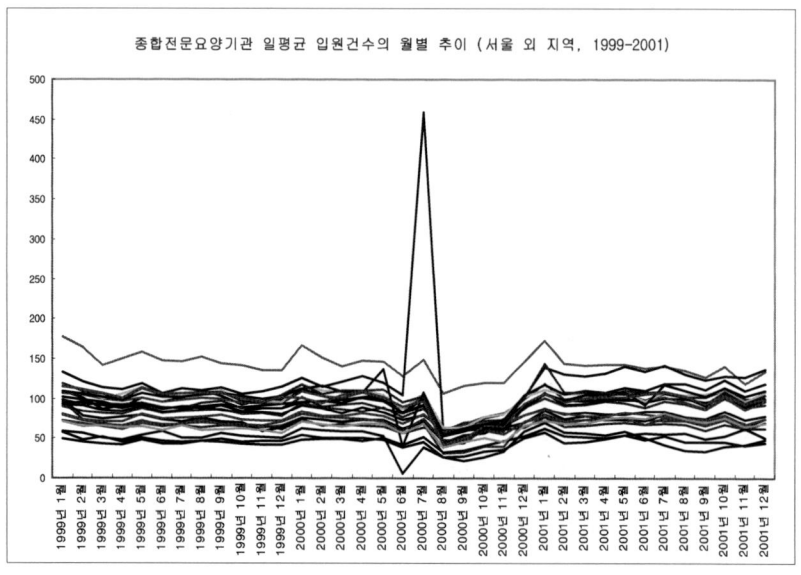

〈그림 4-41〉 서울 외 지역 종합전문요양기관의 1일평균 입원건수 추이

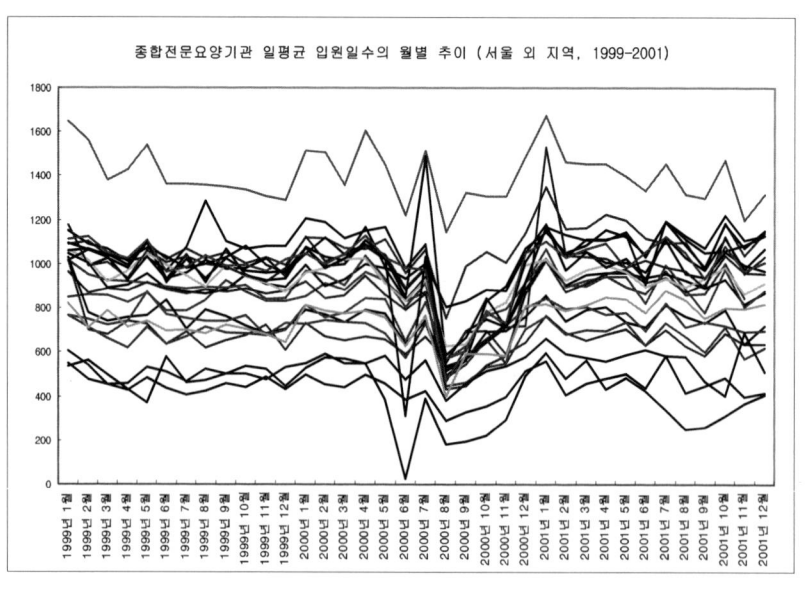

〈그림 4-42〉 서울 외 지역 종합전문요양기관의 1일평균 입원일수 추이

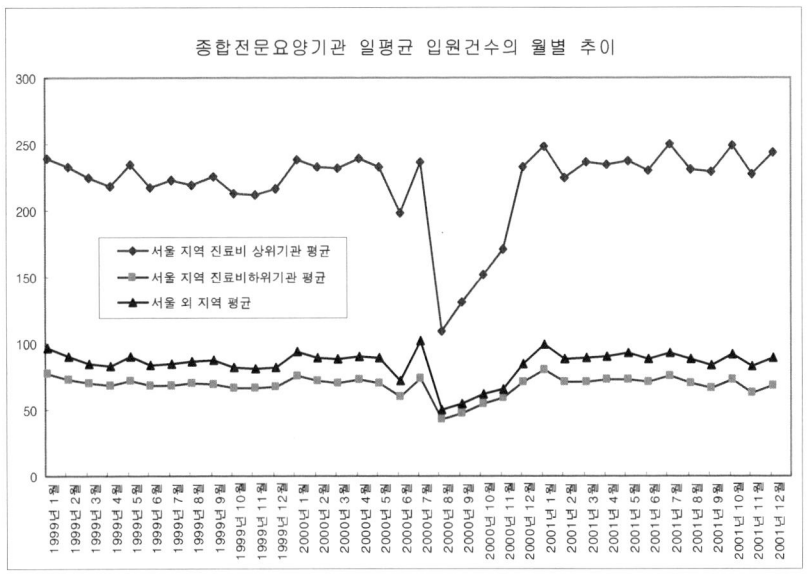

〈그림 4-43〉 종합전문요양기관 1일평균 입원건수의 월별 추이

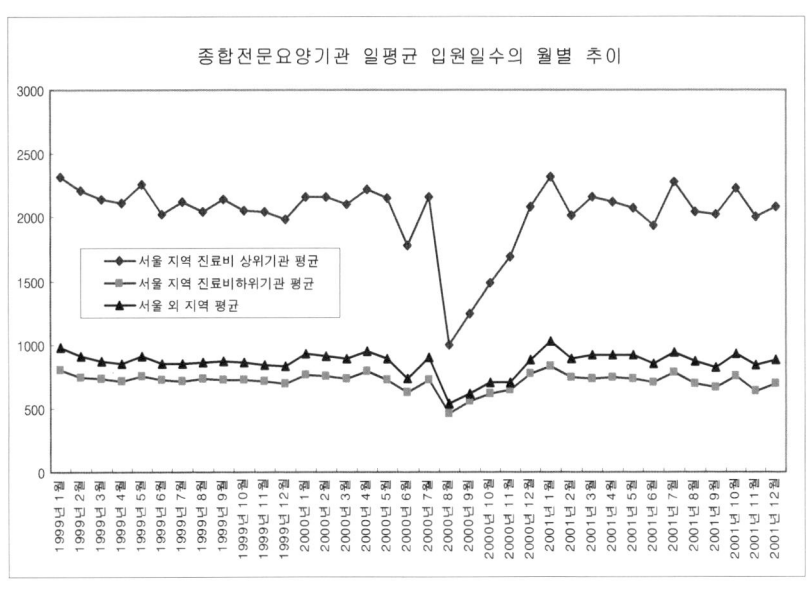

〈그림 4-44〉 종합전문요양기관 1일평균 입원일수의 월별 추이

(4) 대내외적 환경변화에 따른 진료량 추이 변화

개별병원의 대내외적 환경변화가 진료량의 안정성에 영향을 미치는가를 보기 위해[28] 1998년 12월에서 2002년 8월 사이에 병상 수가 20%이상 증가한 기관과 5%이상 감소한 기관에 대해 입원건수, 입원일수 및 입원진료비 추이를 본 결과가 <그림 4-45>와 <그림 4-46>에 제시된다. 병상 수가 감소한 기관들에서 일부 불규칙적인 변동이 나타나긴 하지만, 병상 수 증가나 감소에 따라 진료량 추이가 급격하게 변동하지는 않는 것으로 보이며, 병상 수 증가기관과 감소기관이 현저히 다른 양상의 진료량 추이를 보이는 것도 아니다. 입원진료비 수준을 보면 병상 수 증가기관의 경우 전체 기관에서 나타난 것과 마찬가지로 입원진료비가 의약분업 이후 다소 증가한 것으로 나타나나, 병상 수 감소기관의 경우에는 의약분업 전후로 입원진료비 수준에 큰 변화가 없다.

한편, 이들 기관에서 1999년 1월과 2001년 12월 사이에 1일평균 입원진료량 및 진료비가 어떻게 변화하였는지 보면(<그림 4-47>, <그림 4-48>), 대체로 병상 수 증가군은 1일평균 진료량 및 진료비가 전체 종합전문요양기관 평균적인 감소율보다 약간 적게 감소하고, 병상 수 감소군은 1일평균 진료량 및 진료비가 평균적인 감소율보다 약간 크게 감소한 것으로 나타난다. 이를 병상당 진료량 및 진료비로 환산하여 보면, 병상 수 증가군에서는 비교적 큰 폭으로 감소하고 병상 수 감소군에서는 소폭 감소하거나 소폭 증가한 것으로 나타나, 병상 수의 증

---

28) 본 연구에서 사용한 진료비 자료는 종합전문요양기관의 최근 3년간 실적치이기 때문에 개별병원의 진료비가 계획(규제적 요인)에 의해 발생된 것으로 보기는 어렵다. 이 때문에 진료비에 영향을 미치는 외부적 요인을 도출하는 것이 쉽지 않고, 또한 최근 3년간 종합전문요양기관의 수에 변화가 없었고 종합전문요양기관의 특성상 환자구성도 크게 변화하지 않았을 것으로 기대되기 때문에 환자중증도 변화로 인한 진료비 변화요인 등 내부적 영향요인을 도출하는 것도 쉽지 않다. 그러나 개별병원의 병상 수 변화는 이러한 모든 병원 내외부의 환경변화에 대한 병원의 대응일 것으로 판단되어 병원의 병상 수 변화를 내외부적 영향요인의 대리지표로 간주하여 분석하였다.

감에 따른 진료량의 급격한 변화는 관찰되지 않는다.

　이러한 결과는 병원의 대내외적 환경에 일부 변화가 있다고 하더라도 이러한 요인들이 개별병원들의 진료비를 급격하게 변화시키는 방향으로 작용하기 어렵다는 것을 시사하며, 다시 말해서 병원의 대내외적 환경의 변화에도 불구하고 진료량이 안정적으로 변화한다고 가정하는 것이 일정 정도 가능하다는 것을 의미한다. 따라서 진료량의 예측치를 이용하여 예산을 산출하는 경우에도 적절한 값을 얻을 수 있을 것임을 기대할 수 있다.

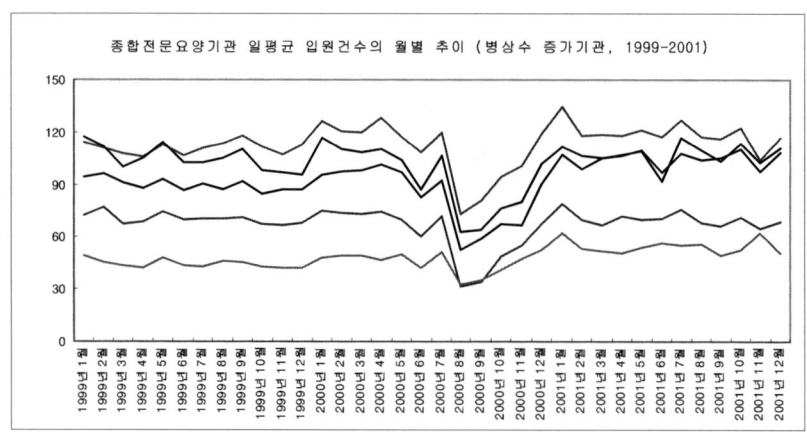

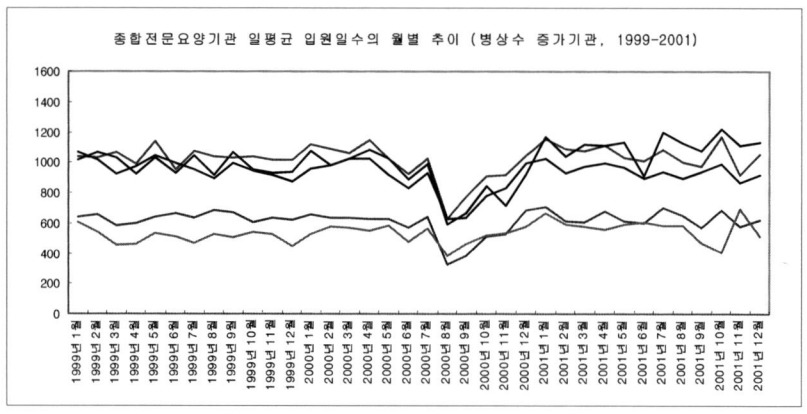

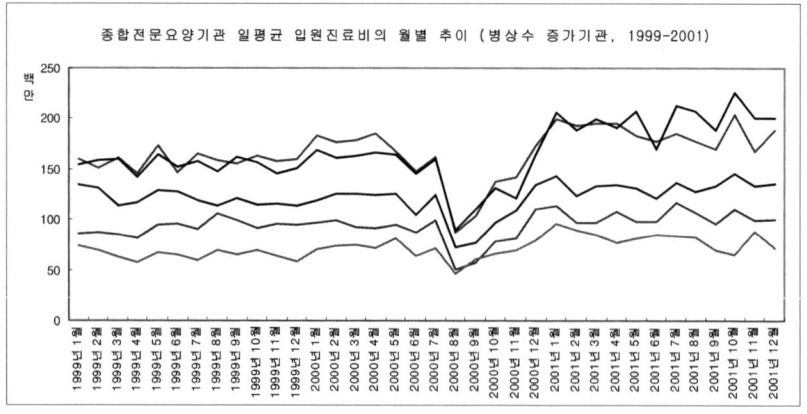

〈그림 4-45〉 병상 수 증가군의 일평균 입원진료량 월별 추이

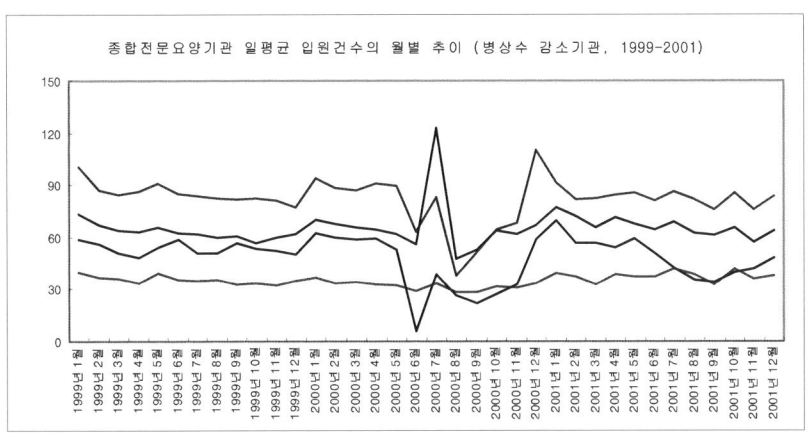

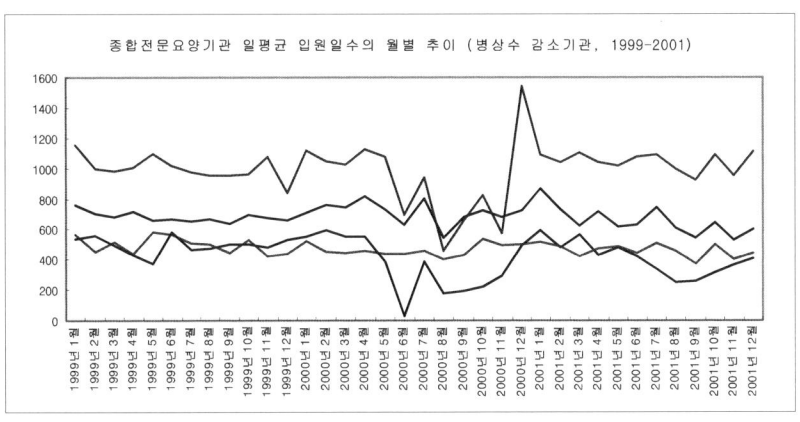

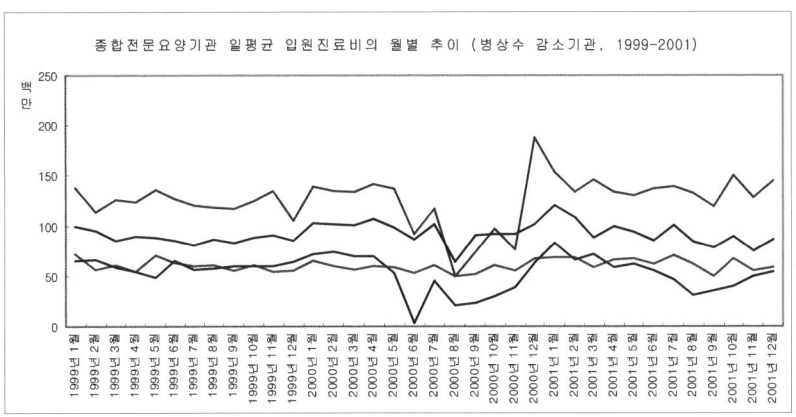

〈그림 4-46〉 병상 수 감소군의 일평균 입원진료량 월별 추이

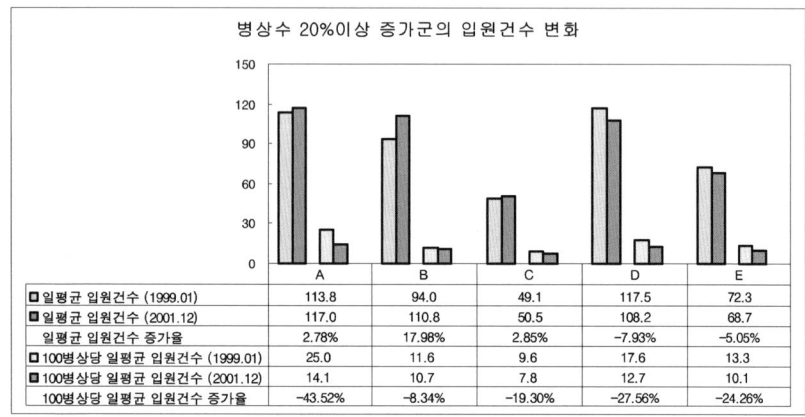

병상수 20%이상 증가군의 입원건수 변화					
	A	B	C	D	E
□ 일평균 입원건수 (1999.01)	113.8	94.0	49.1	117.5	72.3
■ 일평균 입원건수 (2001.12)	117.0	110.8	50.5	108.2	68.7
일평균 입원건수 증가율	2.78%	17.98%	2.85%	-7.93%	-5.05%
□ 100병상당 일평균 입원건수 (1999.01)	25.0	11.6	9.6	17.6	13.3
■ 100병상당 일평균 입원건수 (2001.12)	14.1	10.7	7.8	12.7	10.1
100병상당 일평균 입원건수 증가율	-43.52%	-8.34%	-19.30%	-27.56%	-24.26%

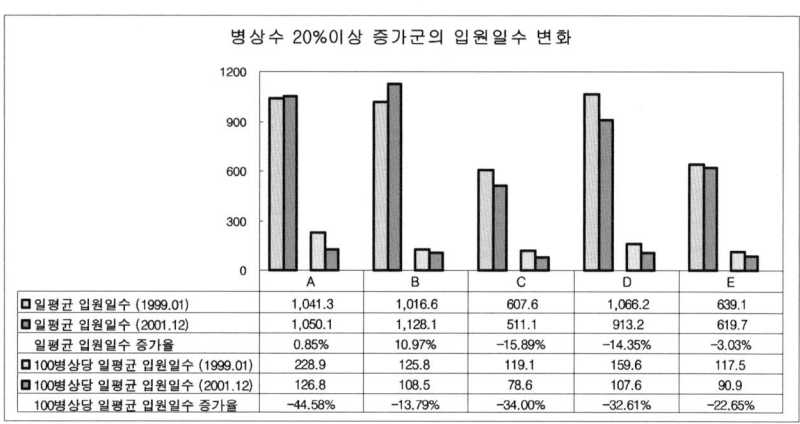

병상수 20%이상 증가군의 입원일수 변화					
	A	B	C	D	E
□ 일평균 입원일수 (1999.01)	1,041.3	1,016.6	607.6	1,066.2	639.1
■ 일평균 입원일수 (2001.12)	1,050.1	1,128.1	511.1	913.2	619.7
일평균 입원일수 증가율	0.85%	10.97%	-15.89%	-14.35%	-3.03%
□ 100병상당 일평균 입원일수 (1999.01)	228.9	125.8	119.1	159.6	117.5
■ 100병상당 일평균 입원일수 (2001.12)	126.8	108.5	78.6	107.6	90.9
100병상당 일평균 입원일수 증가율	-44.58%	-13.79%	-34.00%	-32.61%	-22.65%

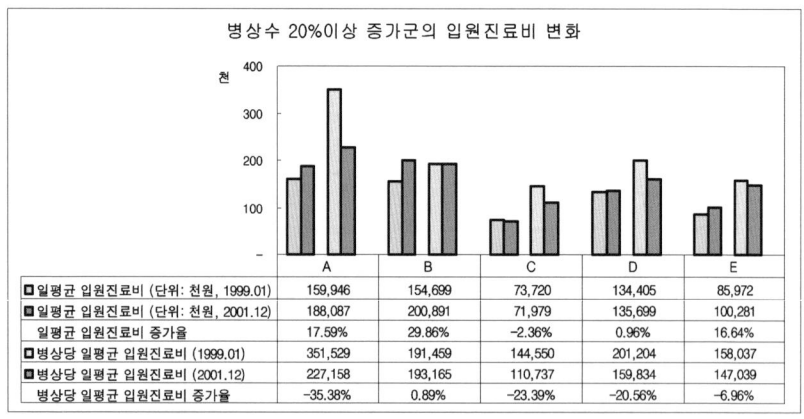

병상수 20%이상 증가군의 입원진료비 변화					
	A	B	C	D	E
□ 일평균 입원진료비 (단위: 천원, 1999.01)	159,946	154,699	73,720	134,405	85,972
■ 일평균 입원진료비 (단위: 천원, 2001.12)	188,087	200,891	71,979	135,699	100,281
일평균 입원진료비 증가율	17.59%	29.86%	-2.36%	0.96%	16.64%
□ 병상당 일평균 입원진료비 (1999.01)	351,529	191,459	144,550	201,204	158,037
■ 병상당 일평균 입원진료비 (2001.12)	227,158	193,165	110,737	159,834	147,039
병상당 일평균 입원진료비 증가율	-35.38%	0.89%	-23.39%	-20.56%	-6.96%

〈그림 4-47〉 병상 수 증가군의 일평균 입원진료량 변화

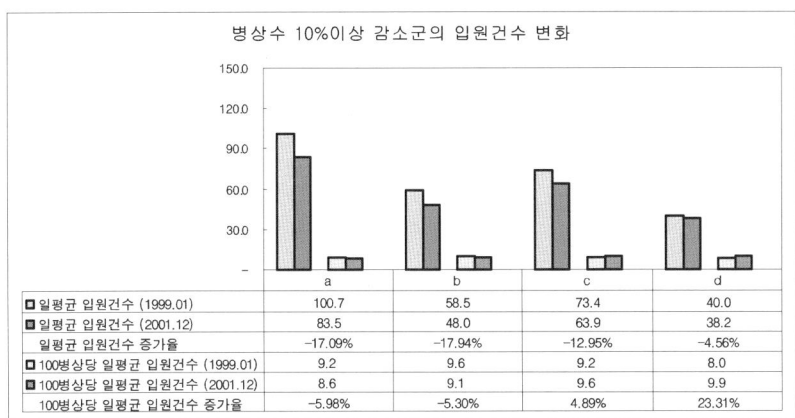

병상수 10%이상 감소군의 입원건수 변화

	a	b	c	d
일평균 입원건수 (1999.01)	100.7	58.5	73.4	40.0
일평균 입원건수 (2001.12)	83.5	48.0	63.9	38.2
일평균 입원건수 증가율	−17.09%	−17.94%	−12.95%	−4.56%
100병상당 일평균 입원건수 (1999.01)	9.2	9.6	9.2	8.0
100병상당 일평균 입원건수 (2001.12)	8.6	9.1	9.6	9.9
100병상당 일평균 입원건수 증가율	−5.98%	−5.30%	4.89%	23.31%

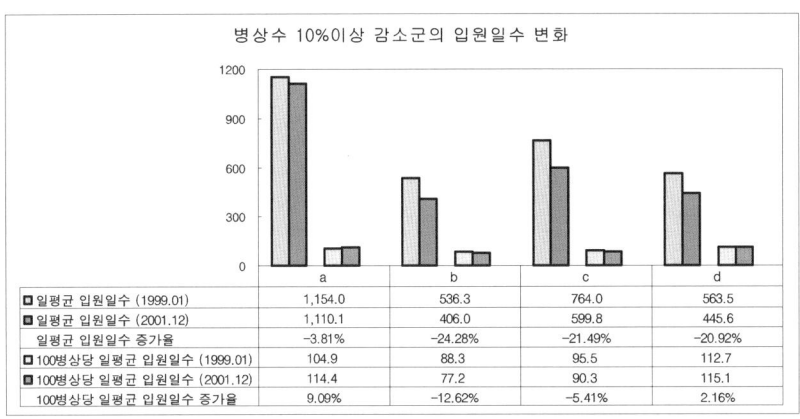

병상수 10%이상 감소군의 입원일수 변화

	a	b	c	d
일평균 입원일수 (1999.01)	1,154.0	536.3	764.0	563.5
일평균 입원일수 (2001.12)	1,110.1	406.0	599.8	445.6
일평균 입원일수 증가율	−3.81%	−24.28%	−21.49%	−20.92%
100병상당 일평균 입원일수 (1999.01)	104.9	88.3	95.5	112.7
100병상당 일평균 입원일수 (2001.12)	114.4	77.2	90.3	115.1
100병상당 일평균 입원일수 증가율	9.09%	−12.62%	−5.41%	2.16%

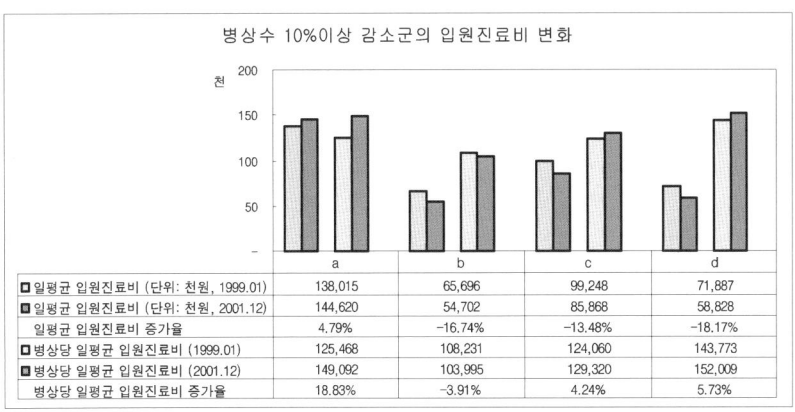

병상수 10%이상 감소군의 입원진료비 변화

	a	b	c	d
일평균 입원진료비 (단위: 천원, 1999.01)	138,015	65,696	99,248	71,887
일평균 입원진료비 (단위: 천원, 2001.12)	144,620	54,702	85,868	58,828
일평균 입원진료비 증가율	4.79%	−16.74%	−13.48%	−18.17%
병상당 일평균 입원진료비 (1999.01)	125,468	108,231	124,060	143,773
병상당 일평균 입원진료비 (2001.12)	149,092	103,995	129,320	152,009
병상당 일평균 입원진료비 증가율	18.83%	−3.91%	4.24%	5.73%

〈그림 4-48〉 병상 수 증가군의 일평균 입원진료량 변화

2) 예측된 단위비용과 의료서비스 제공량을 이용한 예산모형적용

과거의 진료지표를 기초로 미래의 단위비용과 의료서비스 제공량을 예측하는 경우, 과거의 진료지표에 적용할 보정률(증가 혹은 감소율)이 있어야 하나, 4.4.1절의 분석결과에서 보듯이 월별로 이상추이가 나타나지는 않으므로 본 절에서는 <표 4-19>, <표 4-20>에서 나타난 연평균 증가율을 전년도 동월의 진료지표에 적용한 것을 당해연도 진료지표로 하여 4.2절에서 제시된 예산모형에 적용하고자 한다.

이때, 단위비용은 이론적으로 미리 정해지는 비용이므로 과거년도의 진료지표에 연평균 증가율을 적용한 값으로 하고, 개별병원의 의료서비스 제공량은 정확히 예측할 수 있다는 가정29)하에 해당월의 진료량을 직접 이용하였으며, 여기에서는 기관별 모형(모형A1, 모형A2)에 대해서만 모형을 적용하였다30). 한편, 2000년의 진료지표는 전반적으로 정상적인 양상을 띠고 있다고 보기 어렵고, <그림 4-35>에서 보이다시피 1999년 동월 대비 2001년의 진료량 증가율이 상당히 안정적으로 나타나므로, 1999년의 단위비용에 2년간의 증가율을 적용하여 2001년의 단위비용을 산출하고 이를 2001년의 진료량 지표에 곱하여 산출한 예산(이하 예측진료비)을 산출한 다음 이를 4.3절에서와 동일한 방법으로 실제진료비와 비교하였다.

---

29) 물론 개별병원의 진료량을 정확히 예측한다(실적치가 예측치와 일치한다)는 가정은 모형적용을 위한 다소 강한 가정이다. 그러나 대부분의 국가들에서 병원에 총액예산제를 적용하고 있는 경우라도 예측된 진료량을 초과하는 경우 일정 정도의 추가적 예산을 지불하고 있고 이는 예산상한이 비교적 유연하게 (soft cap) 적용된다는 것을 의미한다. 본 연구에서처럼 단위비용은 예측하여 미리 정한 값을 이용하되 진료량은 실제 발생된 진료량을 적용하는 것은, 병원 예산 설계에 있어서 엄격한 예산상한제(hard cap) 대신 예산목표제(soft cap)을 적용한다는 의미를 가진다.

30) 진료과목별 모형이나 상병별 모형의 경우에는 진료과목 및 상병별로 단위비용의 연평균 증가율을 구해서 적용할 수 있으나, 단위비용이 너무 세분되는 단점이 있어 본 연구에서는 기관별 모형에 한정하여 예측진료비를 산출한다.

(1) 예측진료비와 실제진료비와의 관계

예측진료비와 실제진료비가 어느 정도 일치하는가를 그림으로 나타내 본 결과(<그림 4-49>), 기대 진료비의 경우와 마찬가지로 총 진료비수준이 높아질수록 산출된 예측진료비보다 실제진료비가 높아지는 경향을 보인다. 총 진료비가 낮은 기관일수록 예측진료비가 실제진료비와일치하는 경향이 커지고, 총 진료비가 높아질수록 예측진료비와 실제진료비 간의 차이가 커진다. 건당 진료비를 이용한 모형과 일당 진료비를 이용한 모형의 차이는 두드러지지 않는다.

한편, 총 진료비 전체에 대해 모형을 적용하는 경우에는 일당 진료비를 이용하는 경우에 예측진료비가 실제진료비와 더 잘 일치하는 경향을 보이고, 입원외래를 구분하지 않은 모형보다는 입원외래를 구분한모형에서 예측진료비와 실제진료비의 일치 정도가 높아진다(<부록 그림 24>, <부록 그림 25>).

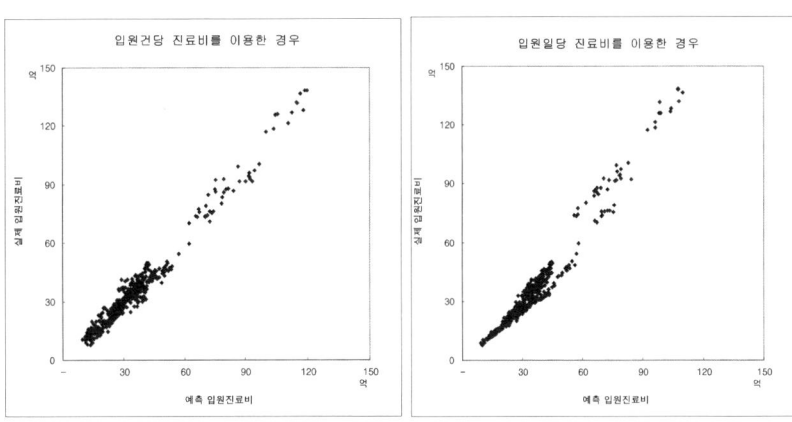

〈그림 4-49〉 모형A1과 모형A2를 이용한 경우의
예측입원진료비와 실제입원진료비(2001년)

(2) 예측진료비와 실제진료비 간의 상관계수

예측진료비와 실제진료비 간의 상관계수는 단위비용으로 입원건당 진료비를 이용하는 경우에는 0.98684, 일당 진료비를 이용하는 경우에는 0.98195로 건당 진료비를 이용하는 경우에 약간 높은 것으로 나타나며, 이 값은 기대 진료비와 실제진료비 간의 상관계수보다 약간 높은 것이다(<표 4-24>). 월별 추이 역시 동일하다(<그림 4-50>).

〈표 4-24〉 예측진료비와 실제진료비와의 상관계수

구 분	예측진료비와의 상관계수	비고: 기대 진료비와의 상관계수
모형A1	0.98684	0.98447
모형A2	0.98195	0.97966

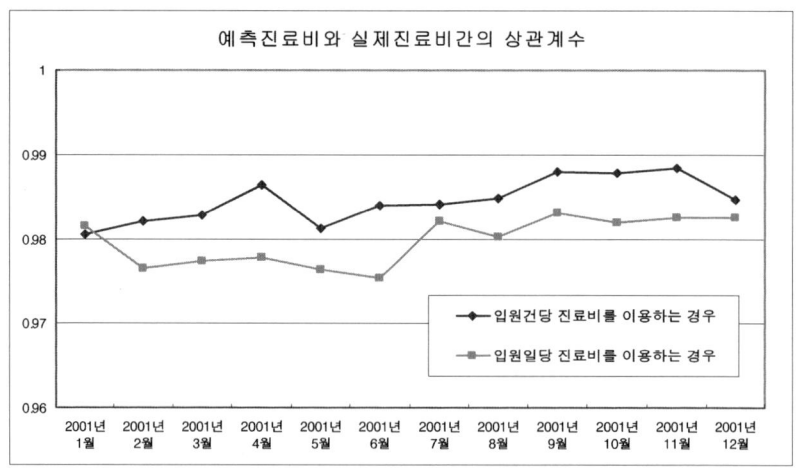

〈그림 4-50〉 모형A1과 모형A2를 이용한 경우의 예측진료비와
실제진료비의 상관계수(2001년)

한편, 총 진료비에 대해 모형을 적용한 경우에는 예측진료비와 실제진료비 간의 상관계수는 최소 0.93657(모형A1")에서 최대 0.98479(모형

A1')로 나타나며, 이 값은 기대 진료비와 실제진료비 간의 상관계수보
다는 약간 낮은 것이다. 입원외래를 구분하지 않은 경우 건당 진료비
를 이용한 모형이 일당 진료비를 이용한 모형에 비해 상관계수가 낮게
나타나나, 입원외래를 구분하는 경우 건당 진료비 모형과 일당 진료비
모형 간에 큰 차이가 없고 상관계수도 0.98이상으로 높은 편이다(<부
록 표 2>). 월별 추이 역시 동일하다(<부록 그림 26>).

(3) 예측진료비 대비 실제진료비의 비

　<그림 4-51>~<그림 4-52>에서 보이듯이, 기관별 건당 진료비를 이
용한 모형A1에서는 예측진료비와 실제진료비의 비가 최소 0.56(2001년
8월)에서 최대 1.43(2001년 1월)까지 광범위하게 분포한다. 기관별 일당
진료비를 이용하는 모형A2의 경우 이 값이 0.74(2001년 8월)에서 1.34
(2001년 4월) 사이에 분포하여, 건당 진료비를 이용하는 경우보다 분포
폭이 적다. 모형A1과 모형A2 모두 예측진료비와 실제진료비의 평균값
은 대체로 1이하이다. 이러한 결과를 4.3.3절의 기대 진료비와 실제진
료비의 비 결과와 비교하여 보면, 일부 극단 값이 없어짐으로써 최댓
값과 최솟값의 차이를 적게 하는 효과가 있는 것이나, 2001년만을 대
상으로 비교하여 보면 큰 차이는 없다.
　한편, 총 진료비에 대해 적용한 경우를 보면(<부록 그림 27>~<부록
그림 30>), 모형A1"에서는 예측진료비와 실제진료비의 비가 0.6에서
1.8까지 광범위하게 분포하고, 모형A2"의 경우 이 값이 0.7에서 1.5사
이로 줄어든다. 모형A1'의 경우에는 이 값이 0.7에서 1.4사이에 있고
모형A2'의 경우에는 이 값이 0.8에서 1.3사이에 있다. 전체적으로 모형
A2'가 분포 폭이 가장 적고 모형A1"가 분포 폭이 가장 크다.

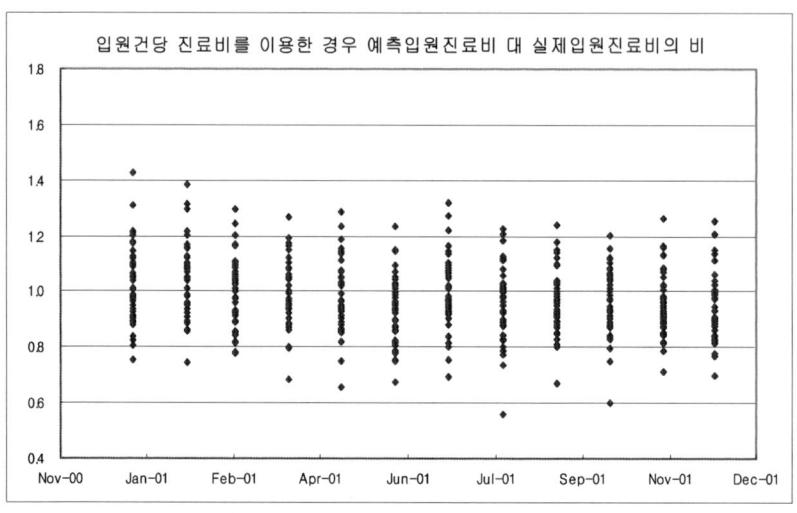

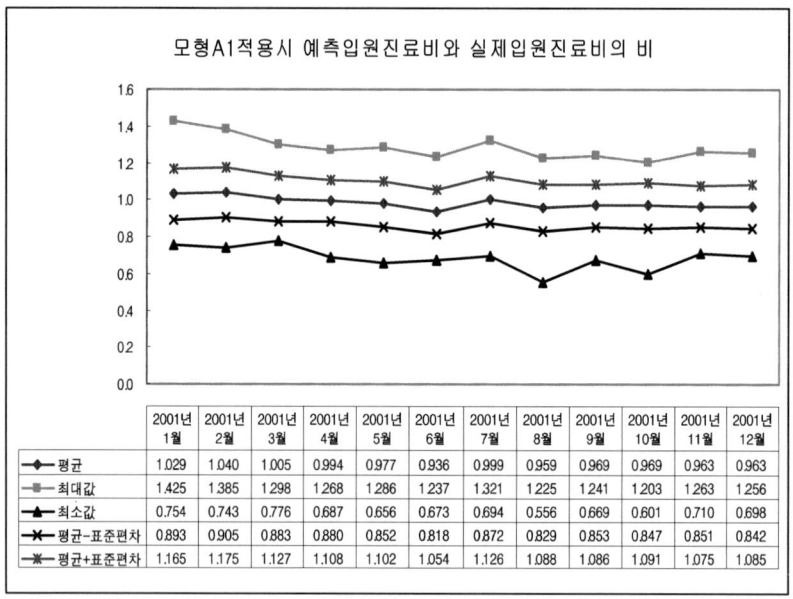

	2001년 1월	2001년 2월	2001년 3월	2001년 4월	2001년 5월	2001년 6월	2001년 7월	2001년 8월	2001년 9월	2001년 10월	2001년 11월	2001년 12월
평균	1.029	1.040	1.005	0.994	0.977	0.936	0.999	0.959	0.969	0.969	0.963	0.963
최대값	1.425	1.385	1.298	1.268	1.286	1.237	1.321	1.225	1.241	1.203	1.263	1.256
최소값	0.754	0.743	0.776	0.687	0.656	0.673	0.694	0.556	0.669	0.601	0.710	0.698
평균-표준편차	0.893	0.905	0.883	0.880	0.852	0.818	0.872	0.829	0.853	0.847	0.851	0.842
평균+표준편차	1.165	1.175	1.127	1.108	1.102	1.054	1.126	1.088	1.086	1.091	1.075	1.085

〈그림 4-51〉 모형A1을 이용한 경우의 예측입원진료비와 실제입원진료비의 비

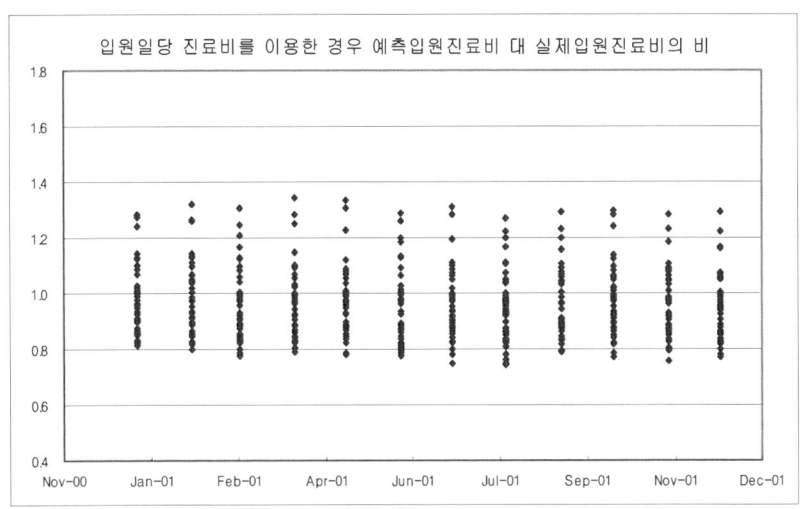

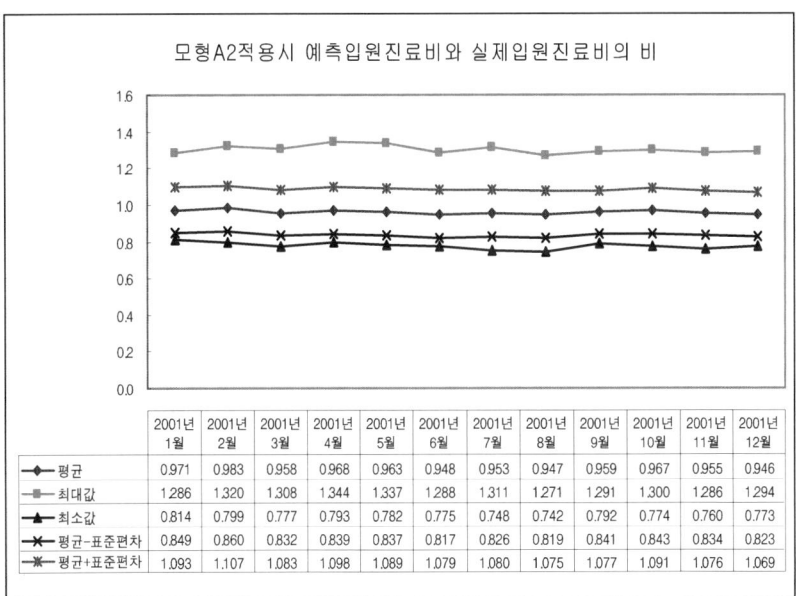

	2001년 1월	2001년 2월	2001년 3월	2001년 4월	2001년 5월	2001년 6월	2001년 7월	2001년 8월	2001년 9월	2001년 10월	2001년 11월	2001년 12월
평균	0.971	0.983	0.958	0.968	0.963	0.948	0.953	0.947	0.959	0.967	0.955	0.946
최대값	1.286	1.320	1.308	1.344	1.337	1.288	1.311	1.271	1.291	1.300	1.286	1.294
최소값	0.814	0.799	0.777	0.793	0.782	0.775	0.748	0.742	0.792	0.774	0.760	0.773
평균-표준편차	0.849	0.860	0.832	0.839	0.837	0.817	0.826	0.819	0.841	0.843	0.834	0.823
평균+표준편차	1.093	1.107	1.083	1.098	1.089	1.079	1.080	1.075	1.077	1.091	1.076	1.069

〈그림 4-52〉 모형A2를 이용한 경우의 예측입원진료비와 실제입원진료비의 비

(4) 예산모형의 평가 및 보완

본 절에서는 4.3절에서 사용한 예산결정모형이 현재 시점의 진료지표로 현재 시점의 진료비를 추정한 것이어서 미래의 예산을 산출하려는 본래 목적에 충분하지 않음을 지적하고, 이에 4.2절에서 제시한 모형 중 기관별 모형에 국한하여, 예측된 단위비용과 현재 시점의 진료량을 이용하여 예측되는 기대 진료비(예측진료비)를 산출한 후 4.3절과 동일한 방식으로 실제진료비와 비교하였다.

이때, 단위비용과 진료량의 예측치를 예산결정에 사용하기 위해서는 단위비용과 진료량 지표가 상당한 기간 동안 안정적으로 변화한다는 것이 전제되어야 하므로, 이를 확인하기 위해 최근 3년간의 진료지표를 이용하여 단위비용과 진료량의 추이를 관찰하였으며, 입원진료량 지표의 경우에 외래 진료량 지표보다, 건수 지표에 비해 일수 지표의 경우 보다 안정적으로 변화한다는 것을 확인하였다. 또한, 개별 기관의 진료량 추이는 전체 종합전문요양기관의 진료량과 유사한 추이를 보인다는 것과, 대내외적 환경의 변화에도 단기간 내에 개별병원의 진료량이 크게 영향을 받지 않는다는 것을 확인하였다.

본 절에서는 비정상적인 진료행태가 나타난 2000년은 분석에서 제외하였고, 2001년의 단위비용 예측치는 1999년의 진료실적지표로 산출된 월별 단위비용에 2년간의 증가율을 보정한 수치를 사용하였다. 여기에 2001년 개별병원의 진료량을 적용하여 예측되는 기대 진료비를 산출하였으며, 4.3절과 동일한 방법으로 예측진료비가 실제진료비를 잘 맞출 수 있는가를 검토하였다.

본 절의 분석결과에 따르면, 총 진료비 수준이 높아질수록 산출된 예측진료비보다 실제진료비가 높아지는 경향을 보이며 차이도 커지고, 총진료비가 낮은 기관일수록 예측진료비가 실제진료비와 일치하는 경향이 커진다. 예측진료비와 실제진료비의 상관계수는 0.98이상으로 높게 나타나고, 예측진료비 대비 실제진료비의 비를 산출해 보면 기대 진료비의 경우보다 최댓값과 최솟값의 차이가 적어지는 것으로 나타난다.

이러한 결과는 과거 진료실적 지표를 근거로 단위비용을 산출한 후 적절한 증가율을 적용하여 이를 예산결정에 활용하는 것이 가능하다는 것을 시사하는 것이나, 본 연구모형에서 의료서비스 제공량의 경우에는 예측치를 사용하지 않고 실적치를 사용하였기 때문에 어느 정도 수준까지의 의료서비스 제공을 허용할 것인가에 대한 문제는 여전히 남는다. 이는 기대 진료비와 실제진료비, 혹은 예측진료비와 실제진료비 간에 큰 차이를 보인 의료기관들에 대해 어떻게 모형을 보정하여 적용할 것인가에 대한 문제해결과도 관련된다. 한편, 본 연구모형이 비교적 진료행태가 안정적인 종합전문요양기관에 한하여 적용된 것이기 때문에 이를 전체 병원급 의료기관에 확대 적용할 수 있는가에 대한 문제도 해결해야 한다.

따라서 4.5절에서는 기대 진료비와 실제진료비, 혹은 예측진료비와 실제진료비의 비를 기준으로 상당한 차이를 보인 의료기관들을 분류해 내고 이들 의료기관의 특성을 분석함으로써, 이들 기관에 대해서 예산결정모형을 어떻게 보정하여 적용할 수 있는지를 검토하고, 4.6절에서는 본 연구의 예산결정모형을 병원급 이상 의료기관에 적용하여 기대 진료비와 실제진료비와의 관계를 분석함으로써 본 모형의 일반화 가능성에 대해 검토한다.

5. 분석결과3: outlier에 대한 예산모형보완

4.3~4.4절의 분석을 통해 본 연구에서 사용한 예산모형이 종합전문요양기관 전체를 놓고 볼 때는 비교적 실제진료비와 유사하게 기대 진료비를 예측할 수 있음을 확인하였으나, 개별 의료기관의 입장에서는 예산모형적용으로 지불받는 진료비가 감소하게 되면 예산제의 시행에 대해 강하게 저항할 수 있다. 따라서 기대 진료비와 실제진료비 간의 차이가 큰 의료기관들의 특성을 분석하여 예산모형보완에 필요한 조건

들을 밝히는 것이 예산모형의 수용성을 높이기 위해 필요할 것이다.

이 절에서는 4.3.3절에서 제시한 기대 진료비 대비 실제진료비의 비를 이용하여, 이 비율이 높은 [예산모형적용으로 지급받는 진료비가 감소할] 병원들 간에 공통적인 특징이 있는지에 대해 살펴보고, 어떠한 요인을 보정했을 때 기대 진료비와 실제진료비의 차이가 줄어들 수 있는지에 대해 살펴보고자 한다.

1) outlier 확인

먼저 <표 4-13>~<표 4-18>의 결과를 기초로, 적절한 cut-off point를 정한 후 각 모형별로 기대 진료비 대비 실제진료비의 비가 높은 기관들에 대해 공통적인 특성을 발견할 수 있는지 살펴보았다.

만약 기대 진료비 대비 실제진료비의 비가 높게 나타나는 것이 특정한 기관에 지속되는 특성이 아니라면, cut-off point 이상의 관찰치는 모든 기관에 고르게 분포될 것이다. 이러한 경우에는, 특정월에(의료필요의 급격한 변화나 기타 보건의료제도적 요인들에 의해) 대다수의 보건의료기관에서 나타날 수 있는 진료비 변동에 대해 어떻게 예산모형을 보완할 것인지 고려하여야 한다. 그러나 본 연구모형적용 시에는 <표 4-25>에서 확인할 수 있듯이, 몇 개의 특정기관에서 cut-off point 이상의 관찰치가 중점적으로 나타나고 있다[31]는 것을 알 수 있으며, 이는 outlier에 대한 관리는 월별로 나타날 수 있는 개별 기관의 변동상황에 대한 것이라기보다는 전반적으로 평균 진료비 수준이 높은 특정기관에 대한 관리가 되어야 한다는 것을 시사한다.

또한, 원자료를 확인한 결과 실제로 어떤 종류의 모형을 적용하는가에 관계없이 동일한 2-3개의 기관이 중심적인 outlier로 기능하고 있는 것으로 나타나, 본 연구에서 사용된 모형을 적용하여 종합전문요양기관의 예산을

---

31) cut-off point 이상의 관찰치가 특정 기관에서 나타날 수 있는 최대갯수는 36개이다.

산출할 경우 이들 기관에 대한 사전적인 고려가 있어야 함을 시사하였다.

〈표 4-25〉 outlier 색출을 위한 cut-off point 적용

모 형	cut-off point(관찰치를 가진 기관 수, 가장 많은 관찰치를 가진 기관의 관찰치수/전체 관찰치수)	
	cut-off point A	cut-off point B
모형A1	1.25(5, 14 / 32)	1.2(11, 24 / 87)
모형B1	1.25(9, 15 / 30)	1.2(11, 23 / 65)
모형C1	1.25(8, 18 / 29)	1.2(10, 26 / 60)
모형A2	1.25(3, 25 / 46)	1.2(5, 32 / 92)
모형B2	1.2(4, 32 / 86)	1.15(8, 36 / 121)
모형C2	1.25(12, 11 / 26)	1.2(17, 17 / 45)

2) outlier기관들의 주요 특성

앞에서 예산모형적용 시 나타나는 outlier가 특정월의 보건의료 내외적 여건변화에 의한 결과라기보다는, 주로 기관특성에 의해 주도되는 결과임을 확인하였으므로, 이제 이들 기관들이 다른 기관들에 비해 어떤 특성이 다른가를 확인하면 예산모형의 보완에 있어 어떤 점이 고려되어야 하는가에 대한 시사점을 얻을 수 있을 것이다.

이하에서는 outlier에 해당하는 기관들의 특성을 분석하기 위해, 본 연구에서 사용한 예산모형 6개 각각에 대해 <표 4-25>에서 cut-off point B(모형C2의 경우 cut-off point A) 이상의 관찰치가 1번이라도 나타났던 기관들을 분류해 내고, 이들 기관에 대해 설립구분별 특성, 지역별 특성, 기관규모 및 인력특성, 건강보험 진료특성, 건강보험 외 진료특성 등을 살펴봄으로써 outlier 해당 기관들의 특성을 밝혀 보고자 하였다(<표 4-26>~<표 4-31>).

표에서 병상 수와 인력 수는 2002년 8월 현황이고, 병상 수 변화는 1998년 12월과 2002년 8월 사이의 병상 수 증감 수준을 의미하며, 평균

월진료비는 1999년 1월부터 2001년 12월까지 해당 기관의 월평균보험진료비(단위: 백만 원)를 말한다. 건당 진료비 및 일당 진료비 역시 1999년 1월에서 2001년 12월까지의 보험진료실적을 중심으로 계산한, 해당기관의 입내원건당 진료비(단위: 원) 및 입내원일당 진료비(단위: 원)를 의미한다. 입원비급여율은 국민건강보험공단에서 시행하는 수진내역신고자료 중 입원자료를 근거로 1999년에서 2001년까지의 보험비급여율(총 진료비 중 보험이 적용되지 않는 진료비 비율)을 계산한 것이다.

전체적으로, outlier기관이 두드러지게 나타나지 않는 모형C1과 모형C2적용 시를 제외하고, 모든 모형적용에서 outlier 해당 기관들의 병상수나 인력 수가 종합전문요양기관의 평균 병상 수 및 평균인력 수에 비해 많게 나타나고 월평균 진료비도 outlier 해당 기관들이 종합전문요양기관의 평균 진료비 수준에 비해 상당히 높다. 이는 병원에 대한 예산제가 실시될 경우 병상이나 인력도 많고 진료비 수준도 높은 대규모 병원들이 주로 진료비가 감소되는 기관이 될 것임을 의미하는 것이다.

모형에 관계없이 outlier 해당 기관들의 건당 진료비 및 일당 진료비수준도 높게 나타난다. 단위비용으로 기관별, 진료과목별 건당 진료비를사용한 모형(모형A1, 모형B1)에서는 outlier 해당 기관들의 평균 건당진료비 수준이 특히 높고, 단위비용으로 기관별, 진료과목별 일당 진료비를 사용한 모형(모형A2, 모형 B2)에서는 outlier 해당 기관들의 평균일당 진료비 수준이 특히 높다.

병상 수 증가나 감소의 뚜렷한 특징은 발견할 수 없으며, outlier 해당 기관들의 비급여비율은 종합전문요양기관의 평균적인 비급여비율보다 약간 낮다. 이는 outlier 해당 기관들이 오히려 보험진료에 충실하고있음을 의미할 수도 있고, 따라서 현재 보험급여수준에서 모형에 의해산출된 예산을 그대로 적용할 경우 병원들의 비급여제공을 증가시키는유인을 제공할 수 있음을 시사하는 것으로 보인다.

한편, 본 연구모형을 전체 진료비에 적용한 경우에 대한 outlier기관들의 특성도 크게 다르지 않다(<부록 표 3>~<부록 표 11>).

〈표 4-26〉 모형A1 적용 시 outlier기관의 특성

기관	지역	설립 구분	병상 수	인력 수	병상 수 변화	월평균 진료비	일당 진료비	건당 진료비	비급여 비율 (입원)
Y2	서울	학교	934	1,843	5-20% 증가	5,351	90,723	183,801	18.0%
Y3	서울	학교	445	897	5%이상 감소	2,201	78,967	169,095	20.1%
Y4	서울	특수	1,621	3,634	0-5% 감소	11,503	85,823	166,828	34.4%
Y11	서울	학교	671	775	증감 없음	2,192	77,025	189,554	23.9%
Y13	서울	특수	641	719	5-20% 증가	3,073	109,740	318,945	27.1%
Y16	서울	학교	418	674	5%이상 감소	1,920	73,456	162,054	33.0%
Y18	서울	재단	2,341	3,280	0-5% 감소	17,535	111,726	221,222	25.6%
Y21	서울	사회 복지	1,364	1,564	0-5% 증가	11,612	99,884	196,169	21.0%
Y24	부산	학교	947	1,477	증감 없음	5,262	91,659	198,089	15.4%
Y25	부산	학교	899	1,455	증감 없음	5,089	96,972	222,048	13.2%
Y38	광주	특수	1,162	1,734	20%이상 증가	6,082	93,876	195,342	15.6%
해당 기관 평균			1,040	1,641		6,529	91,805	202,104	22.5%
전체 평균			953	1,366		4,948	89,154	187,685	23.5%

〈표 4-27〉 모형A2 적용 시 outlier기관의 특성

기관	지역	설립 구분	병상 수	인력 수	병상 수 변화	월평균 진료비	일당 진료비	건당 진료비	비급여 비율 (입원)
Y2	서울	학교	934	1,843	5-20% 증가	5,351	90,723	183,801	18.0%
Y9	서울	학교	1,683	1,270	0-5% 증가	13,673	101,887	197,256	30.6%
Y18	서울	재단	2,341	3,280	0-5% 감소	17,535	111,726	221,222	25.6%
Y21	서울	사회 복지	1,364	1,564	0-5% 증가	11,612	99,884	196,169	21.0%
Y40	대구	특수	1,044	1,620	5-20% 증가	6,101	90,449	184,140	20.4%
해당 기관 평균			1,473	1,915		10,854	98,934	196,518	23.1%
전체 평균			953	1,366		4,948	89,154	187,685	23.5%

<표 4-28> 모형B1 적용 시 outlier기관의 특성

기관	지역	설립 구분	병상 수	인력 수	병상 수 변화	월평균 진료비	일당 진료비	건당 진료비	비급여 비율 (입원)
Y2	서울	학교	934	1,843	5-20% 증가	5,351	90,723	183,801	18.0%
Y3	서울	학교	445	897	5%이상 감소	2,201	78,967	169,095	20.1%
Y11	서울	학교	671	775	증감 없음	2,192	77,025	189,554	23.9%
Y13	서울	특수	641	719	5-20% 증가	3,073	109,740	318,945	27.1%
Y18	서울	재단	2,341	3,280	0-5% 감소	17,535	111,726	221,222	25.6%
Y20	서울	학교	797	1,205	20%이상 증가	3,549	78,146	159,506	24.4%
Y21	서울	사회 복지	1,364	1,564	0-5% 증가	11,612	99,884	196,169	21.0%
Y24	부산	학교	947	1,477	증감 없음	5,262	91,659	198,089	15.4%
Y25	부산	학교	899	1,455	증감 없음	5,089	96,972	222,048	13.2%
Y26	인천	의료	1,632	1,959	5-20% 증가	6,586	79,812	174,680	20.5%
Y38	광주	특수	1,162	1,734	20%이상 증가	6,082	93,876	195,342	15.6%
해당 기관 평균			1,076	1,537		6,230	91,685	202,586	20.4%
전체 평균			953	1,366		4,948	89,154	187,685	23.5%

<표 4-29> 모형 B2적용 시 outlier기관의 특성

기관	지역	설립 구분	병상 수	인력 수	병상 수 변화	월평균 진료비	일당 진료비	건당 진료비	비급여 비율 (입원)
Y2	서울	학교	934	1,843	5-20% 증가	5,351	90,723	183,801	18.0%
Y9	서울	학교	1,683	1,270	0-5% 증가	13,673	101,887	197,256	30.6%
Y18	서울	재단	2,341	3,280	0-5% 감소	17,535	111,726	221,222	25.6%
Y20	서울	학교	797	1,205	20%이상 증가	3,549	78,146	159,506	24.4%
Y21	서울	사회 복지	1,364	1,564	0-5% 증가	11,612	99,884	196,169	21.0%
Y27	경기	학교	1,131	2,440	5-20% 증가	6,006	92,630	182,896	19.9%
Y38	광주	특수	1,162	1,734	20%이상 증가	6,082	93,876	195,342	15.6%
Y40	대구	특수	1,044	1,620	5-20% 증가	6,101	90,449	184,140	20.4%
해당 기관 평균			1,307	1,870		8,739	94,915	190,042	21.9%
전체 평균			953	1,366		4,948	89,154	187,685	23.5%

〈표 4-30〉 모형C1적용 시 outlier기관의 특성

기관	지역	설립 구분	병상 수	인력 수	병상 수 변화	월평균 진료비	일당 진료비	건당 진료비	비급여 비율 (입원)
Y1	서울	국립	591	854	5%이상 감소	1,867	73,252	157,509	23.4%
Y3	서울	학교	445	897	5%이상 감소	2,201	78,967	169,095	20.1%
Y8	서울	학교	1,046	1,701	5%이상 감소	4,834	85,678	172,286	19.9%
Y11	서울	학교	671	775	증감 없음	2,192	77,025	189,554	23.9%
Y16	서울	학교	418	674	5%이상 감소	1,920	73,456	162,054	33.0%
Y22	부산	특수	903	1,250	0-5% 증가	3,953	77,121	159,849	21.0%
Y23	부산	학교	1,495	1,259	증감 없음	4,321	91,177	261,151	25.9%
Y34	충남	의료	754	1,056	0-5% 감소	3,051	74,170	166,274	22.5%
Y39	광주	학교	710	702	20%이상 증가	2,298	85,547	209,564	19.7%
Y43	경남	특수	758	995	5-20% 증가	3,008	85,607	223,316	8.5%
해당 기관 평균			779	1,016		2,965	80,200	187,065	21.8%
전체 평균			953	1,366		4,948	89,154	187,685	23.5%

〈표 4-31〉 모형 C2적용 시 outlier기관의 특성

기관	지역	설립 구분	병상 수	인력 수	병상 수 변화	월평균 진료비	일당 진료비	건당 진료비	비급여 비율 (입원)
Y2	서울	학교	934	1,843	5-20% 증가	5,351	90,723	183,801	18.0%
Y4	서울	특수	1,621	3,634	0-5% 감소	11,503	85,823	166,828	34.4%
Y6	서울	학교	905	1,203	0-5% 증가	4,906	85,966	166,858	26.6%
Y8	서울	학교	1,046	1,701	5%이상 감소	4,834	85,678	172,286	19.9%
Y13	서울	특수	641	719	5-20% 증가	3,073	109,740	318,945	27.1%
Y17	서울	의료	762	849	0-5% 감소	3,213	83,827	194,105	25.9%
Y31	충북	특수	561	762	5%이상 감소	1,925	78,156	177,962	19.8%
Y32	대전	특수	1,141	1,270	5-20% 증가	4,189	85,268	192,748	17.0%
Y36	전북	특수	924	1,448	20%이상 증가	4,394	78,006	179,756	17.7%
Y39	광주	학교	710	702	20%이상 증가	2,298	85,547	209,564	19.7%
Y40	대구	특수	1,044	1,620	5-20% 증가	6,101	90,449	184,140	20.4%
Y41	대구	학교	1,065	1,319	0-5% 증가	5,325	91,683	190,536	22.4%
해당 기관 평균			946	1,423		4,759	87,572	194,794	22.4%
전체 평균			953	1,366		4,948	89,154	187,685	23.5%

6. 분석결과4: 종합병원에 대한 모형적용

  4.3절 및 4.4절에서는 4.2절에서 제시한 예산결정모형을 종합전문요양기관에 적용하였을 경우의 기대 진료비와 실제진료비와의 관계를 분석함으로써, 우리나라에서도 종합전문요양기관들의 평균 진료비(현재값 혹은 미래 예측치)를 이용하여 진료비 예산을 산출하는 것이 가능할 수 있음을 확인하였다.

  그러나 이러한 결과는 종합전문요양기관들의 경우 이미 진료량이 포화된 상태에 도달하였을 뿐 아니라 환자중증도에 있어서도 큰 변화가 없이 유지되어 병원들 간의 진료행태에 큰 차이가 없기 때문에 나타난 결과일 수 있어, 이 모형을 전체 병원급 이상 의료기관에 확대하여 적용하는 경우에도 여전히 예산 설계가 가능한지는 평가할 수 없다. 물론, 우리나라에서 병원에 대한 총액예산제가 실시된다고 하여도 당장에 병원급 이상 의료기관 전체에 대해 실시될 것으로 기대되지는 않기 때문에, 종합전문요양기관에 한정한 본 연구의 분석결과도 의미가 있긴 하지만, 장기적으로는 본 연구에서 사용된 예산결정모형의 일반화 가능성을 검토하는 것이 필요할 것이다.

  이에, 본 절에서는 일부 종합병원에 대해 본 연구에서 사용한 예산결정모형을 적용하여 기대 진료비와 실제진료비의 일치 정도에 대해 평가하였다. 분석대상 종합병원은 4.2.2절에서 제시한 43개의 서울소재 종합병원이며, 분석결과는 4.3절 및 4.4절과 동일한 방식으로 제시하였고 기관별 모형(모형A1, 모형A2)에 대해서만 적용하였다.

1) 기대 진료비와 실제진료비 비교

  <그림 4-53>, <그림 4-54>는 종합병원에 대해 기관별 모형을 적용하였을 경우에 기대 진료비와 실제진료비의 일치 정도를 나타낸 것이다.

그림에서 보듯이, 기대 진료비와 실제진료비의 일치 정도는 병상규모가
커질수록 높아지고, 500병상 이상 규모 병원의 경우 기대 진료비와 실
제진료비는 비교적 일치하는 양상을 보인다. 건당 진료비 모형이 일당
진료비 모형에 비해 기대 진료비와 실제진료비 간의 일치 정도가 낮아
지며, 병상규모가 작은 군의 경우 기대 진료비가 실제진료비보다 낮은
군, 유사한 군, 높은 군 등으로 구분되어 나타나는 특징을 보인다.

한편, 본 연구모형을 총 진료비에 대해 적용하였을 경우의 결과가
<부록 그림 31>에 제시되는데, 이는 입원외래를 구분한 기관별 일당
진료비 모형(모형A2')을 적용하였을 경우에 대한 것이다. 결과는 입원
진료비에 대해서만 적용하였을 경우와 대체로 유사하다.

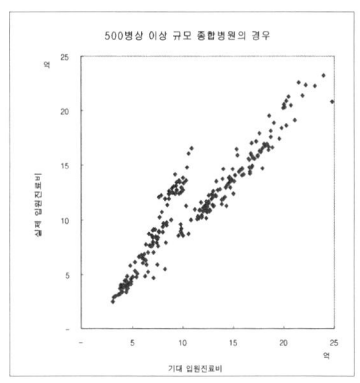

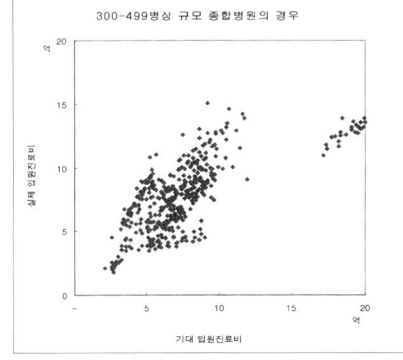
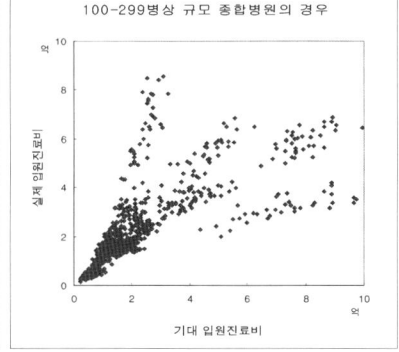

〈그림 4-53〉 종합병원에 대한 모형A1 적용 시 기대입원진료비와 실제입원진료비

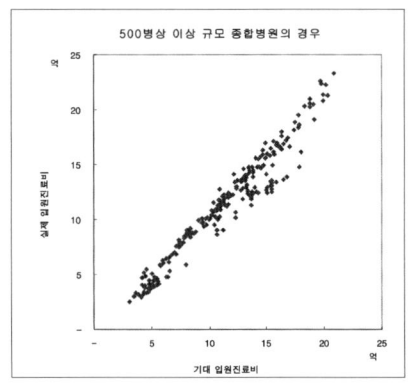

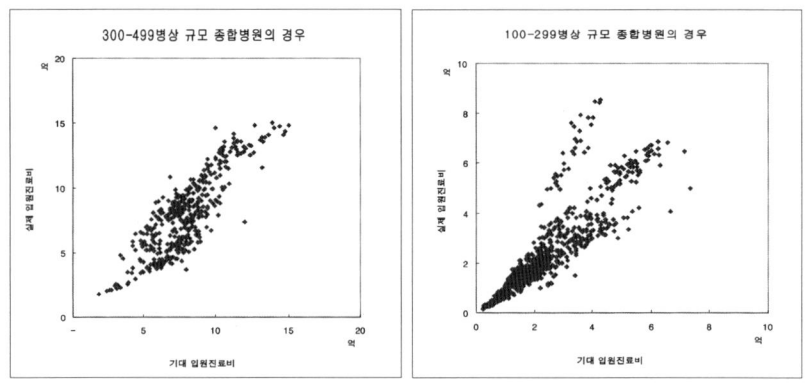

〈그림 4-54〉 종합병원에 대한 모형A2 적용 시 기대입원진료비와 실제입원진료비

2) 기대 진료비와 실제진료비의 상관계수

1999년에서 2001년까지의 3년간 진료실적 자료를 이용하여 모형을 적용하는 경우 기대 진료비와 실제진료비의 상관계수는 <그림 4-55>와 같다. 병상규모가 500병상 이상으로 큰 경우에 상관계수는 0.93~0.97정도로 상당히 높은 편이다. 병상규모가 커질수록 상관계수가 높아지는 경향을 보이고, 단위비용으로 일당 진료비를 이용한 경우의 상관계수가 높다.

본 연구모형을 총 진료비에 확대 적용하여 기관별 진료비 모형(모형A1', 모형A2', 모형A1", 모형A2")을 적용한 경우에(<부록 그림 32>),

500병상 이상 종합병원은 모든 모형에서 상관계수가 0.9이상이며 특히 입원외래를 구분하여 일당 진료비를 적용하는 모형A2"에서는 상관계수가 0.99이상으로 아주 높다. 전체적으로 입원진료비에 대해서만 모형을 적용하였을 경우와 비슷한 양상을 보인다.

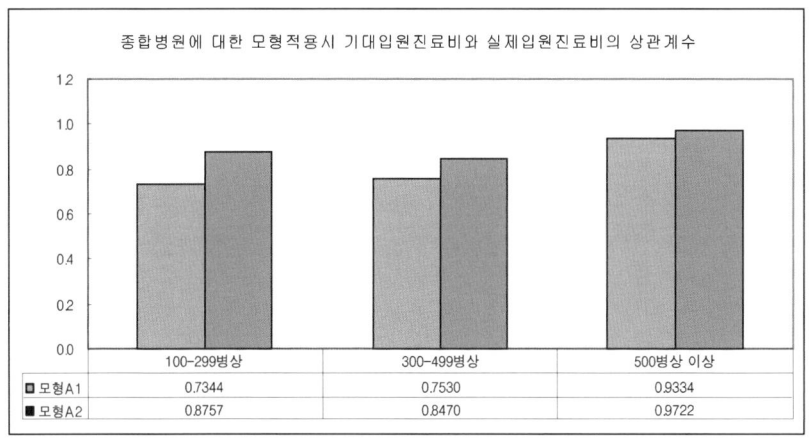

〈그림 4-55〉 종합병원에 대한 모형적용 시 기대입원진료비와
실제입원진료비의 상관계수(3년 전체)

3) 기대 진료비 대비 실제진료비의 비

본 연구의 예산모형을 종합병원에 대해 적용한 경우에 기대입원진료비 대비 실제입원진료비의 비의 분포를 보면, 건당 진료비를 이용한 경우보다 일당 진료비를 이용한 경우에 분포 폭이 좁으며 병상규모가 작아질수록 분포 폭이 넓어진다. 일당 진료비 모형은 기대입원진료비가 실제입원진료비보다 높아지는 경향이 있고 건당 진료비 모형은 기대입원진료비가 실제입원진료비보다 낮아지는 경향이 있다(<표 4-32>). 500병상 이상 종합병원에 대해 모형A2를 적용하였을 경우에는 대체로 모든 값들이 0.8에서 1.2사이에 분포하여 종합전문요양기관에 대하여 적

용하였을 경우와 큰 차이가 없다. 그러나 병상규모가 작아질수록 기대
진료비 대비 실제진료비의 비가 넓게 분포하며, 100-299병상의 경우
outlier가 관찰된다. 종합전문요양기관의 경우와는 달리 의사파업으로
인한 영향은 크게 관찰되지 않는다(<그림 4-56>~<그림 4-57>). 종합병
원의 총 진료비에 대해 모형을 적용하는 경우에도 비슷한 결과를 보인
다(부록 그림 33>~<부록 그림 35>).

〈표 4-32〉 종합병원에 대한 모형적용 시 기대입원진료비와 실제입원진료비의 비

	모형A1			모형A2		
	평 균	최댓값	최솟값	평 균	최댓값	최솟값
500병상 이상	1.020	1.586	0.660	0.985	1.200	0.720
300-499병상	1.076	2.038	0.497	0.991	1.574	0.458
100-299병상	1.095	3.312	0.348	0.951	2.320	0.432

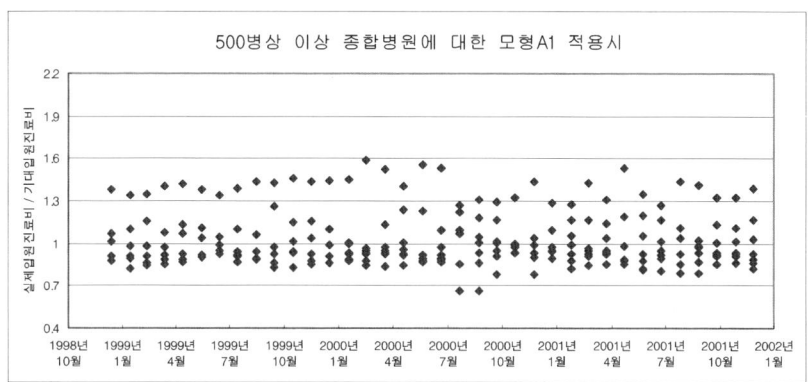

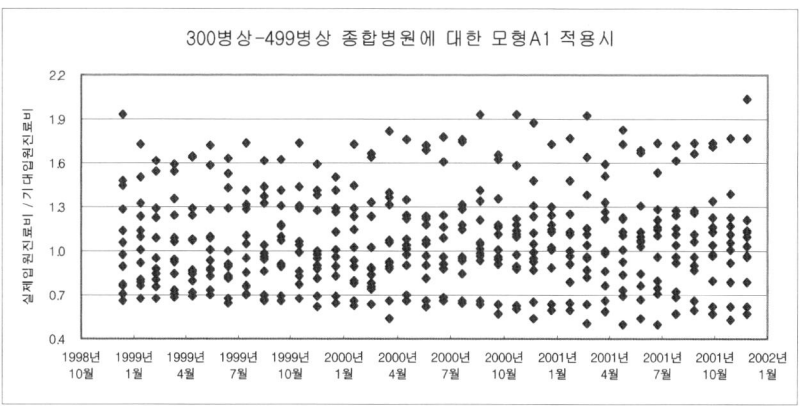

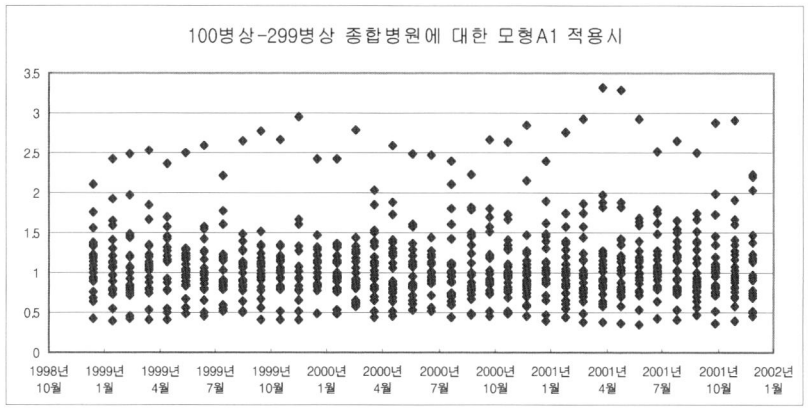

〈그림 4-56〉 종합병원에 대한 모형A1 적용 시 기대입원진료비와
실제입원진료비의 비(3년 전체)

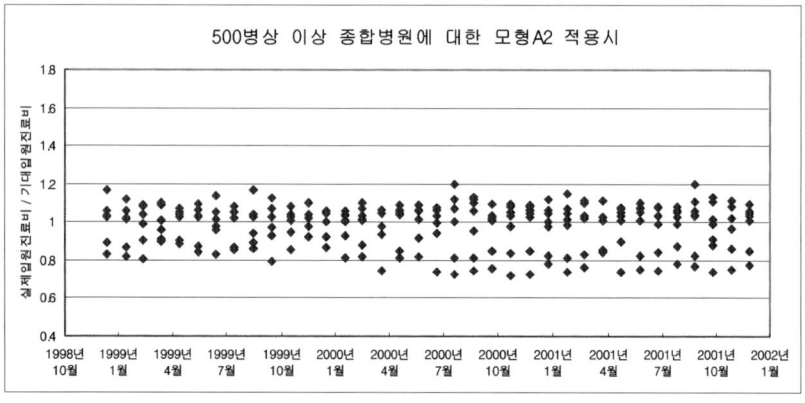

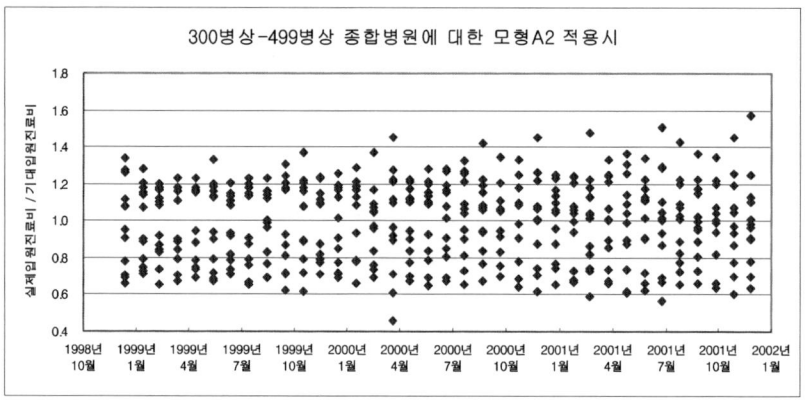

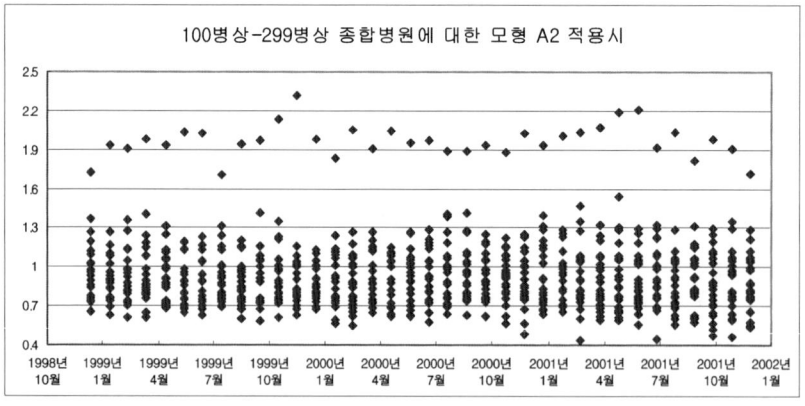

〈그림 4-57〉 종합병원에 대한 모형A2 적용 시 기대입원진료비와
실제입원진료비의 비(3년 전체)

7. 과거추세에 근거한 예산모형과 의료필요에 근거한
   예산모형적용의 경우

1) 과거추세에 근거한 예산모형적용의 경우

  기관의 총 진료비만으로 개별병원의 예산을 산출하는 것이 가능하기 위해서는 첫째, 총 진료비가 일정한 추세를 가지고 변화하거나 비교적 오랜 기간 동안 안정적으로 유지되는 것이 확인되어야 하며(혹은 적당한 변환에 의해 안정적인 형태로 바꿀 수 있어야 하며), 둘째, 개별 기관의 총 진료비에 영향을 미칠 수 있는 요인들에 의해 진료비 추이가 영향을 받는지, 영향을 받는다면 어떤 지표에 의해 보정하는 것이 필요한지에 대한 검토가 있어야 한다. 셋째, 과거 실적치를 보정하여 예산을 산출하는 데 사용할 변화(증가 혹은 감소)율에 대한 적절한 지침이 있어야 한다.

  본 연구에 의하면, 진료량 지표를 월별 실제 진료일수로 보정하는 경우 상당히 안정적으로 변화함을 확인할 수 있었고, 의사파업 기간을 제외하고는 총 진료비에 비교적 큰 변동이 없음을 알 수 있었다. 또한 병원의 대내외적 환경에 일부 변화가 있다고 하더라도 이러한 요인들이 개별병원들의 진료비를 급격히 변화시키지 않는다는 것을 확인하였다. 과거 실적치를 보정하여 예산을 산출하는 데 사용할 변화(증가 혹은 감소)율과 관련하여서는, 우리나라 종합전문요양기관의 경우 진료비가 한 방향으로 증가하거나 감소하는 경향을 가지기보다는 일정한 진료비 수준을 유지하기 위한 반복적인 증감이 교대로 나타난다는 것을 확인할 수 있었고, 이러한 결과는 일정한 수준에서 종합전문요양기관에 대한 진료비 예산을 고정하는 것이 가능함을 시사하는 것으로 판단되었다.

  이상의 결과에 따르면 우리나라의 경우 예산제 시행 초기에는 복잡한 계산식 없이 과거 진료비 추세에 근거하여 예산을 산출하여 지급함으로써 공급자의 저항을 최소화하여 예산제 도입을 용이하게 하는 것도 고려할 가치가 있다고 생각된다.

2) 의료필요에 근거한 예산모형적용의 경우

지역주민의 의료필요를 반영한 예산모형을 적용하는 경우, 일정한 지역을 대상으로 병원서비스 필요량을 산출하고 이를 적절한 기준에 의해 그 지역 내의 병원들에 배분하게 된다. 우리나라의 경우 의료자원이 계획에 의해 의료필요를 고려하여 배분되는 것이 아니므로, 현재 나타나는 의료이용으로 의료필요를 측정하는 데는 한계가 있어 의료필요에 의한 예산모형적용은 단기간 내에 이루어지기 어려울 것이다. 본 연구에서는, 의료필요에 의한 예산모형적용논리에 대해서만 간략히 언급하고 구체적인 모형적용은 향후 과제로 남기고자 한다. 의료필요에 의한 예산모형에서 예산산출식은 다음과 같이 간단히 표현할 수 있다.

$$예산 = 특정지역의\ 입원서비스\ 필요량 \times 병원의\ 환자\ 점유율$$

여기에서, 특정 지역의 종합전문요양기관 입원서비스 필요량은 다음과 같이 정의되고,

$$\frac{전국의\ 종합전문요양기관\ 재원일수}{전국의\ 보험가입자\ 수} \times 특정지역\ 보험가입자\ 수$$

특정지역 내의 종합전문요양기관들은 병상 수 혹은 재원일수의 점유율에 비례하여 예산을 배정받게 된다.

$$특정지역의\ 종합전문요양기관\ 재원일수 \times \frac{개별\ 종합전문요양기관의\ 재원일수}{지역\ 종합전문요양기관의\ 총\ 재원일수}$$

즉, 의료필요에 의한 예산모형적용을 위해서는 현재의 의료이용을 의료필요로 정의할 수 있어야 하며 의료기관 간의 배분이 재원일수나 병상 수에 근거하여 이루어질 수 있다는 전제가 필요하다.

V. 요약 및 결론

1. 결과 요약

본 연구는 보험진료비 억제를 가져올 수 있는 예산 설정방식의 의료비 억제책 도입이 필요하다는 배경하에 우리나라에서 총액예산제 도입 시 참고자료를 제공할 목적으로 시행되었다. 본 연구에서는 병원예산제를 실시하고 있는 국가들 중 유럽 국가를 중심으로 13개 국가에 대해 병원예산결정방식에 대해 사례 연구하였고, 이에 근거하여 우리나라에 적합한 병원예산결정모형을 제시하였으며 1999년부터 2001년까지 3년 간의 건강보험 자료를 이용하여 모형의 적정성을 평가하였다. 본 연구의 주요 결과는 다음과 같다.

첫째, 총액예산제하에서의 예산 설계에 있어서 보건의료지출상한에 대한 개념, 예산을 결정하는 기전, 예산의 적용범위, 예산의 적용수준, 예산의 배분규칙, 예산의 크기를 결정하는 방식에 따라 총액예산제의 유형이 달라진다. 본 논문의 연구범위는 개별병원에 대한 공급자별 예산제에 대한 내용에 국한되었으며, 주로 예산의 크기를 어떻게 결정하는가에 중점을 두고 있다.

둘째, 병원의 진료비 지불제도는 크게 과거 진료비 추세에 근거한 예산제, 병원의 진료량이나 진료기능에 근거한 예산제, 진료량에 비례하는 지불방식과 혼합적으로 사용되는 예산제로 병원진료비의 일부분에만 예산이 적용되고 나머지 부분에는 예산이 적용되지 않는 것, 진료량에 근거한 지불방식으로 주로 DRG 등 진단명에 근거하여 지불하는 case-mix based payment, 의료필요에 근거한 예산결정방식 등으로 구분할 수 있다. 본 연구에서는 예산제라고 볼 수 없는 네 번째 유형을 제외하고 나머지 유형들에 해당하는 국가들을 중심으로 13개 국가에 대해 병원예산결정방식을 사례 연구하였다.

셋째, 사례연구 결과에 근거하여 우리나라에 적합한 예산결정모형으로 병원의 진료기능에 근거한 예산모형을 설정하고 이 모형을 종합전문요양기관의 입원진료비에 적용하여 예산을 산출하였다. 예산모형의 적절성은 산출된 예산과 실제진료비와의 상관계수 및 산출된 예산 대비 실제진료비의 비 등을 이용하여 산출된 예산과 실제 발생한 진료비를 비교하는 방법으로 평가하였다. 전체적으로 산출된 예산과 실제진료비 간의 상관계수는 0.95이상으로 비교적 정확하게 예산을 산출할 수 있는 것으로 나타났으며, 일부 기관을 제외하고는 현재 상황에서도 예산모형의 적용이 가능한 것으로 평가되었다. 또한, 본 연구모형을 100병상 이상의 종합병원에 대해서 적용해 본 결과 병상규모가 커질수록 비교적 정확한 예산을 산출할 수 있는 것으로 나타났다. 단위비용의 실적치 대신 예측치를 사용하는 경우에도 실제진료비에 근접하는 예산을 산출할 수 있어, 본 연구모형을 실제로 활용하는 것이 가능함을 시사하였다.

2. 연구의 의의

본 연구는 건강보험진료비 억제의 대안으로 진료비 지불제도 개혁에 대한 논의가 활발해지고 총액예산제 도입의 필요성도 구체적으로 제기되는 상황임에도 불구하고, 우리나라에서 총액예산제 도입의 참고자료로 활용할 만한 연구가 거의 전무한 수준에서 시행된 연구라는 데 가장 큰 의의가 있으며, 다음과 같은 면에서 연구의 활용가치가 있다고 생각된다.

첫째, 본 연구는 비교적 많은 국가들의 병원진료비 지불제도를 소개하고 특히 병원예산제의 중심이라고 할 수 있는 유럽 국가들에 대해 예산제 유형별로 예산결정모형과 예산결정기전 등에 대한 상세하게 연구함으로써, 예산제 선험 국가들의 사례로부터 얻을 수 있는 시사점을 제시하였다.

둘째, 각국의 예산제 사례연구를 통해 우리나라상황에 적용할 수 있는 병원예산모형을 도출하고 건강보험 자료에 적용하는 과정을 통해, 우리나라에서 현재 구득 가능한 건강보험 진료실적 자료만으로도 실제 진료비에 근접한 예산을 산출하는 것이 가능함을 보였다. 또한 ICD-10 code를 이용한 상병별 진료비 자료만으로도 실제진료비에 상당히 근접한 예산을 산출할 수 있었다는 점은 DRG가 전면적으로 시행되기 이전이라도 병원 부문에 총액예산제를 도입할 수 있음을 시사하는 것으로 판단되었다.

셋째, 본 연구의 내용은 주로 입원진료비 예산을 산출하는 것을 목적으로 하였으나, 실제로 예산제가 시행될 경우 입원진료비에만 예산제가 시행되면 외래로 비용을 이전할 유인을 제공한다는 측면에서 한계가 있으며, 이에 대한 보완으로 외래를 포함한 총 진료비에 대해서도 본 연구모형을 적용하여 예산모형의 적절성을 평가하고자 하였다.

넷째, 본 연구의 대상이 되는 종합전문요양기관 외에 100병상 이상의 종합병원에 대해서도 예산모형을 적용하여 본 연구모형의 일반화 가능성을 보였다. 또한 예산모형적용 시 산출된 예산과 실제진료비와의 차이가 큰 기관들의 특성을 제시함으로써 향후 예산모형보완의 기초자료를 제시하였다.

다섯째, 본 연구가 모형의 적절성을 평가하기 위해 진료비 실적치를 중심으로 한 모형적용에 중점을 두기는 하였으나, 일부 모형의 경우에는 진료비 예측치를 이용하여 예산모형을 적용함으로써 본 연구모형의 실제적인 활용가능성을 검토하였다.

3. 연구의 제한점 및 향후 연구과제

본 연구의 가장 큰 한계점은, 본 연구에서 사용한 모형이 병원의 예산을 99% 정도 추정할 수 있어 전체적으로는 수용 가능하다고 하더라도, 실질적으로 병원에 대한 예산제가 실시되는 경우 개별병원입장에서는 1% 정도의 차이라도 수용하기 어려울 수 있다는 점이다. 특히 4.5절의 연구결과에서 보이다시피 예산제 실시로 불이익을 받는 기관들이 진료비 수준이 높고 보험진료 의존도가 높은 기관이라는 점에서 문제가 될 수 있다. 따라서 향후의 연구에는 산출된 예산과 실제진료비의 차이가 큰 기관들에 대한 구체적인 특성 분석과 함께 이들 기관에 대한 보완책이 고려되어야 한다.

이는, 본 연구는 총액예산제 도입 가능성을 판단하기 위해 산출된 예산이 실제진료비를 맞출 수 있는가에 대해 주된 관심을 두었으나, 향후 연구에는 실제진료비에 영향을 미치는 요인들에 대한 분석과정을 통해 병원들의 행태를 변화시킴으로써 산출된 예산에 실제진료비를 접근시키는 방법 또한 개발될 필요가 있음을 의미한다.

또한 본 연구는 예산모형의 적정성을 평가할 목적으로 진료비와 진료량 실적치를 중심으로 한 연구에 중점을 두었으나, 향후 실제적인 예산모형의 활용을 위해서는 진료비와 진료량의 예측치를 사용한 연구가 수행될 필요가 있다. 이때에는 예측치 초과나 미달 시의 보상수준과 관련된 기준도 개발되어야 하고, 예산집행과 보정과정에 수반되는 보험재정영향도 파악되어야 한다.

한편, 본 연구는 병원예산제에 대한 내용에 국한하고 있는데, 우리나라의 경우 상대가치점수에 의해 요양급여비용이 계약되고 있으므로 이 구조를 적극적으로 활용하면 의원부문을 포함한 총액예산제 도입도 가능하다는 측면에서 연구의 범위를 확대하는 것이 필요할 것이다.

이 밖에, 우리나라에서는 아직 병원의 자본비용과 운영비용을 분리하지 않고 있고 의사비용과 병원비용도 분리되지 않으나, 향후 자본투자에 대한 허가 요건 강화와 함께 정부가 자본투자를 책임지게 될 경우 보험진료비에서 보상하는 것은 적절하지 않다는 점, 개방형 병원체계로 변화하게 될 경우 의사비용을 분리하는 것이 요구된다는 점 또한 향후 연구에서는 고려되어야 할 것이다.

참고문헌

국민건강보험공단, 건강보험통계연보, 2002a.

국민건강보험공단, 건강보험 주요지표, 2002b.

권순만, 진료비총액예산제도에 관한 시론, 보건경제연구, Vol.5, 1999.

김정희, 고수경, 정현진, 이진경, 주요국가의 병원진료비 지불제도, 국민건강보험공단, 2002.

김한중, 이영두, 남정모, 의료비 결정요인 분석을 위한 계량적 모형 고안, 예방의학회지, 제24권 제1호, 대한예방의학회, 1991.

사공진, 김진영, 의료보험진료비의 결정요인에 대한 연구, 보건행정학회지, 제11권 제2호, 한국보건행정학회, 2001.

신영전, 유원섭, 염용권, 의료보호 진료비의 증가양상과 진료비 구성요소별 기여도 변화, 보건행정학회지, 제11권 제3호, 한국보건행정학회, 2001.

유승흠, 손명세, 박은철, 결정론적 모형에 의한 노인진료비 상승요인 분석, 예방의학회지, 제27권 제1호, 한국예방의학회, 1994.

전창배, 고수경, 주요국의 총액예산제 운영실태와 쟁점, 국민건강보험공단, 2001.

차병준, 박재용, 감신, 의료보험 시범지역의 전 국민 의료보험실시전후의 진료비 증가 기여도 분석, 보건행정학회지, 제2권 제2호, 한국보건행정학회, 1992.

홍석균, 진료비 목표관리제 도입방안, 보건복지포럼, 한국보건사회연구소, 2001.

Aas IHM, Incentives and financing methods, Health Policy 1995: 34: 205-220.

Abel-Smith, B. (1992), Cost containment and new priorities in the European community, The Milbank Quarterly, 3, 393-416.

Abel-Smith, B. Mossialos E. Cost containment and health care reform:a study of the european union, Health policy, 1994:89(2), 89-134.

Anell A. and Svarvar P., Health care reforms and cost containment in Sweden, In: Mossialos E. and Grand J. (Eds), Health care and cost containment in the European Union, Ashgate, 1999.

Ashby J. Craig L., Why do hospital costs continue to increase? Health Affairs 1992: 11(2): 134-147.

Asmuth M., Blum K, Fack-Asmuth W., Gumbrich G., Muller U., Offermanns M., Begleitforschung zur Bundespflegesatzverordnung 1995, Abschluβbericht: Deutches Krankenhaus-Institut, 1999.

Barer M., Hospital Financing in Canada, In: Herdman, R.C. (Eds), Hospital Financing in seven countries, OTA-BP_H-148, 1995.

Barer, M.L. et al, Reminding our Ps and Qs: Medical cost controls in Canada, Health affairs, 1996.

Bishop, C. et al, Evaluation of Global budgeting strategies, 1994

Bundesministerium fur soziale sicherheit und generationen(Federal Ministry of social security and generations:Austria), Kranken anstalten in Osterreich(hospitals in Austria), 2001.

Haupverband der Osterreichischen Sozialversicherungstrger(The main Association of Austrian social security institution), Statistics Daten aus der Sozialversicherung, 2001.

Busse R. and Howorth C., Fixed budget in the pharmaceutical sector In Germany: Effect on costs and quality, In: Schwartz, F. Glennerster H. and Saltman R. (Eds), Fixing Health Budgets: Experience from Europe and North America, Johnson Wiley & Sons Ltd, England, 1996.

Busse R. Schwartz FW, Financing reforms in the German hospital sector: from full cost cover principle to prospective case fees, Medical Care 1997: 35(10): OS40-49

Busse R. and Howorth C., Cost containment in Germany: twenty years experience, In: Mossialos E. and Grand J. (Eds),Health care and cost containment in the European Union, Ashgate, 1999.

Calltorp J., Swedish experience with fixed regional budgets, In: Schwartz, F. Glennerster H. and Saltman R. (Eds), Fixing Health Budgets: Experience from Europe and North America, Johnson Wiley & Sons Ltd, England, 1996.

Casasnovas G., Health care and cost containment in Spain, In: Mossialos E. and Grand J. (Eds), Health care and cost containment in the European Union, Ashgate, 1999.

Christiansen T., Enemark U., Clausen J. and Poulsen P., Healh care and cost containment in Denmark, In: Mossialos E. and Grand J. (Eds), Health care and cost containment in the European Union, Ashgate, 1999.

Cichon, M., Modelling in health care finance, A joint technical publication of the International Labor Office(ILO) and the International Social Security Association, 1999.

Clive H. Smee, Setting Regional Allocations and National Budgets in the UK,

In: Friedrich Wilhelm Schwartz(eds), Fixing Health Budgets: Experience from Europe and North America, 1996.

Comas-Herrera A., Is there convergence in the health expenditures of the EU Member states?, In: Mossialos E. and Grand J. (Eds), Health care and cost containment in the European Union, Ashgate, 1999.

Crainich D. and Closon M., Cost containment and health care reform in Belgium, In: Mossialos E. and Grand J. (Eds), Health care and cost containment in the European Union, Ashgate, 1999.

Danzon, PM, Global budgets versus competitive cost-control strategies, AEI press, 1994.

Dixon A. and Mossialos E., Health Care Systems in eight countries: trend and challenges, European Observatory on Health Care System, 2002.

Edwards N., Hensher M. and Werneke U., Changing hospital systems, In: Saltman R., Figueras J. and Sakellarides C. (Eds), Critical Challenges for health care reform in Europe, Open University Press, 1998.

Ellis, R.P., Risk adjustmnt and Disease Burden Assessment, 2001

Embacher G. and Schneider R., The Austrian procedures and diagoses oriented hospital financing system, In; Proceeding of the 18th international case mix conference, Austria, 2002.

European Observatory on Health Care System, Health Care Systems in Transition-Australia, 2001a.

European Observatory on Health Care System, Health Care Systems in Transition-Austria, 2001b.

European Observatory on Health Care System, Health Care Systems in Transition-Belgium, 2000a.

European Observatory on Health Care System, Health Care Systems in Transition-Canada, 1996a.

European Observatory on Health Care System, Health Care Systems in Transition-Denmark, 2001c.

European Observatory on Health Care System, Health Care Systems in Transition-Finland, 2002a.

European Observatory on Health Care System, The Changing Health Care System in France, 2000b.

European Observatory on Health Care System, Health Care Systems in Transition-Germany, 2000c.

European Observatory on Health Care System, Health Care Systems in Transition-Greece, 1996b.

European Observatory on Health Care System, Health Care Systems in Transition-Italy, 2001d.

European Observatory on Health Care System, Health Care Systems in Transition-Luxembourg, 1999a.

European Observatory on Health Care System, Health Care Systems in Transition-Netherlands, 1997.

European Observatory on Health Care System, Health Care Systems in Transition-New Zealand, 2001e.

European Observatory on Health Care System, Health Care Systems in Transition-Norway, 2000d.

European Observatory on Health Care System, Health Care Systems in Transition-Portugal, 1999b.

European Observatory on Health Care System, Health Care Systems in Transition-Spain, 2000e.

European Observatory on Health Care System, Health Care Systems in Transition-Sweden, 2001f.

European Observatory on Health Care System, Health Care Systems in Transition-Switzerland, 2000f.

European Observatory on Health Care System, Health Care Systems in Transition-United Kingdom, 1999c.

European Observatory on Health Care Systems, Health Care Systems in eight countries: trend and challenges, 2002b.

Fattore G., Cost containment and reforms in the Italian Natinal Health Service, In: Mossialos E. and Grand J. (Eds), Health care and cost containment in the European Union, Ashgate, 1999.

Glaser, W., Paying the Hospital, Jossey-Bass Publisher, 1987

Glaser, W., How expenditure caps and expenditure targets really work, The

Milbank Quarterly 2, pp.97-127, 1993.

Glennerster H., Fixed budgets for fundholding general practitioners in the UK, In: Schwartz, F. Glennerster H. and Saltman R. (Eds), Fixing Health Budgets: Experience from Europe and North America, Johnson Wiley & Sons Ltd, England, 1996.

Guellec M., Hospital Financing in France, In: Herdman, R.C. (Eds), Hospital Financing in seven countries, OTA-BP_H-148, 1995.

Hakkinen U., Cost containment in Finnish health care, In: Mossialos E. and Grand J. (Eds), Health care and cost containment in the European Union, Ashgate, 1999.

Hansen, P. and A. King, The determinants of health care expenditure: Acointeration approach, Journal of Health Economics 15, pp.127-137, 1996

HCFA, Proposed method of incorporating Health status risk adjusters into medicare choice payments, 1999.

Gray A. and Normand C., Hospital Financing in England, In: Herdman, R.C. (Eds), Hospital Financing in seven countries, OTA-BP_H-148, 1995.

Henke K-D, Murray MA, Ade C. Global budgeting in Germany: lessons for the United States. Health Affairs, 1994:13(4), 7-21.

Holahan, J., Linda JB, Stephan Z, Strategies for implementing Global Budget, The Milbank Quarterly, Vol.72, No.3, 1994.

Hughes J., Health expenditure and cost containment in Ireland, In: Mossialos E. and Grand J. (Eds), Health care and cost containment in the European Union, Ashgate, 1999.

Jelovac, I., Physician payment contracts, treatment decisions and diagnosis accuracy, Health Economics, No.10, pp.9-25, 2001.

Kanavos P. and Yfantopoulos J., Cost containment and health expenditure in the EU: a macroeconomic perspective, In: Mossialos E. and Grand J. (Eds), Health care and cost containment in the European Union, Ashgate, 1999.

Kieke GH, Health care, health policies and health care reforms in the Netherlands, international publication series health, welfare and sports, 2001.

Langenbrunner J. and Wiley M., Hospital payment mechanism: theory and practice in transition countries, In: Hospitals in a changing Europe, Open

University Press, 2002.

Lancry P. and Sandier S., Twenty years of cures for French heath care system, In: Mossialos E. and Grand J. (Eds), Health care and cost containment in the European Union, Ashgate, 1999.

Lassey M. Lassey W. and Jinks M., Health care systems around the world, Prentice Hall, 1997.

Leidl R., Hospital Financing in Germany, In: Herdman, R.C. (Eds), Hospital Financing in seven countries, OTA-BP_H-148, 1995.

Loo M. Kahan J. and Okma K., Developments in health care cost containment in the Netherlands, In: Mossialos E. and Grand J. (Eds), Health care and cost containment in the European Union, Ashgate, 1999.

Maarse J., Hospital Financing in the Netherlands, In:Herdman, R.C.(Eds), Hospital Financing in seven countries, OTA-BP_H-148, 1995.

Maarse H., Fixed budget in the inpatient sector: the case of the Netherlands, In: Schwartz, F. Glennerster H. and Saltman R. (Eds), Fixing Health Budgets: Experience from Europe and North America, Johnson Wiley & Sons Ltd, England, 1996.

Maynard A., Efficiency of spending under fixed budgets, In: Schwartz, F. Glennerster H. and Saltman R. (Eds), Fixing Health Budgets: Experience from Europe and North America, Johnson Wiley & Sons Ltd, England, 1996.

Mays N. and Bevan G. Resource allocation in the health service: A review of the methods of the Resource Allocation Working Party, Belford Square Press, 1987.

McCoskey, S.K., Health care expenditures and GDP: panel data unit root test results, journal of health economics 17, pp.369-376, 1998.

Mckee M. and Healy J., The significance of hospitals: an introduction, In: Hospitals in a changing Europe, Open University Press, 2002.

Michael, W., Health care rationing: Canada's lesson, Consumer's research magazine, Vol.76, 1993.

Ministerie van Volksgezindheid, Welzijn en Sport(Ministry of health, welfare and sports: Netherland), Health Care, Health policies and health care reforms in the Netherlands, 2001a.

Ministerie van Volksgezindheid, Welzijn en Sport(Ministry of health, welfare and sports: Netherland), The individual health professional Act, 2001b.

Ministerie van Volksgezindheid, Welzijn en Sport(Ministry of health, welfare and sports: Netherland), The status of general and university hospitals, 2001c.

Ministerie van Volksgezindheid, Welzijn en Sport(Ministry of health, welfare and sports: Netherland), Health insurance in the Netherlands, 2002

Mossialos E. and Grand J. "Cost containment in the EU: an overview", In: Mossialos E. and Grand J. (Eds), Health care and cost containment in the European Union, Ashgate, 1999a.

Mossialos E., Health care and cost containment in Luxembourg, In: Mossialos E. and Grand J. (Eds), Health care and cost containment in the European Union, Ashgate, 1999b.

Mossialos E. Dixon A., Figueras J. and Kutzin J., Funding health care: options for Europe, open university press, 2002.,

Nestman L., Federal and provisional roles in Canadian health care budgets, In: Schwartz, F. Glennerster H. and Saltman R. (Eds), Fixing Health Budgets: Experience from Europe and North America, Johnson Wiley & Sons Ltd, England, 1996.

Neuner L., Reimbursement of intensive care units in non profit hospitals in Austria, In; Proceeding of the 18th international case mix conference, Austria, 2002.

OECD Health Data 2001, OECD, 2002.

Paulson E., Hospital Financing in Sweden, In: Herdman, R.C. (Eds), Hospital Financing in seven countries, OTA-BP_H-148, 1995.

Pereira J., Campos A., Ramos F., Simoes J. and Reis V., Health care reform and cost containment in Portugal, In: Mossialos E. and Grand J. (Eds), Health care and cost containment in the European Union, Ashgate, 1999.

Pfeiffer K., The possible effects of a new hospital financing, In: Schwartz, F. Glennerster H. and Saltman R. (Eds), Fixing Health Budgets: Experience from Europe and North America, Johnson Wiley & Sons Ltd, England, 1996.

Redmon D., Yakoboski P, The nominal and real effects of hospital global budgets in France, Inquiry 1995: 32: 174-83.

Renner G., Calculation of Austrian DRG's and continuous model evaluation, In; Proceeding of the 18th international case mix conference, Austria, 2002.

Richard S. and Schonbach K., German sickness funds under fixed budgets, In: Schwartz, F. Glennerster H. and Saltman R. (Eds), Fixing Health Budgets: Experience from Europe and North America, Johnson Wiley & Sons Ltd, England, 1996.

Saltman R., Thinking about planned markets and fixed budgets, In: Schwartz, F. Glennerster H. and Saltman R. (Eds), Fixing Health Budgets: Experience from Europe and North America, Johnson Wiley & Sons Ltd, England, 1996.

Saltman R., European health care reform, WHO Regional Office for Europe, 1997.

Schlottmann N., The implementation of DRG's in Germany, IIn; Proceeding of the 18th international case mix conference, Austria, 2002.

Schwartz WB, Mendelson DN, Hospital cost containment in the 1980s. Hard lessons learned and prospects for the 1990s, New England Journal of Medicine 1991: 324: 1037-42

Schwartz WB, Busse R, Fixed budgets in the Ambulatory care sector the German experience, In: Schwartz, F. Glennerster H. and Saltman R. (Eds), Fixing Health Budgets: Experience from Europe and North America, Johnson Wiley & Sons Ltd, England, 1996.

Sissouras A, Karokis A. and Mossialos E., Health care and cost containment in Greece, In: Mossialos E. and Grand J. (Eds), Health care and cost containment in the European Union, Ashgate, 1999.

Technical review panel on the Medicare trustees reports, Review of assumptions and Methods of the Medicare Trustees' financial projections, 2000

Theurl E., Health expenditure and cost control in Austria, In: Mossialos E. and Grand J. (Eds), Health care and cost containment in the European Union, Ashgate, 1999.

Ven, V., Wynard P.M.M., Regulated competition in health care: with or without a global budget?, European economic review, Vol.39, pp.786-795, 1995a.

Ven, V., Regulation, competiton and Equity: With or without a fixed budget?, In: Schwartz, F. Glennerster H. and Saltman R. (Eds), Fixing Health Budgets: Experience from Europe and North America, Johnson Wiley & Sons

Ltd, England, 1996.

Wiley, M.H. (1992) Hospital financing reform and case-mix measurement: an international review, Health Care Financing Review, 13(4): 119-33.

Wiley M., Finance operating costs for acute hospital services, In: Saltman R., Figueras J. and Sakellarides C. (Eds), Critical Challenges for health care reform in Europe, Open University Press, 1998.

Yaung, Quality improvement under global budgeting, International Conference on Health Care Reform, 2002.

http://www.cvz.nl

http://www.doh.gov.uk/dohreport/report2001, 2001.

http://www.gesundheit.bmsg.gv.at

http://www.minivws.nl

http://www.oecd.org

http://www.sante.gouv.fr

http://www.sozvers.at

부 록

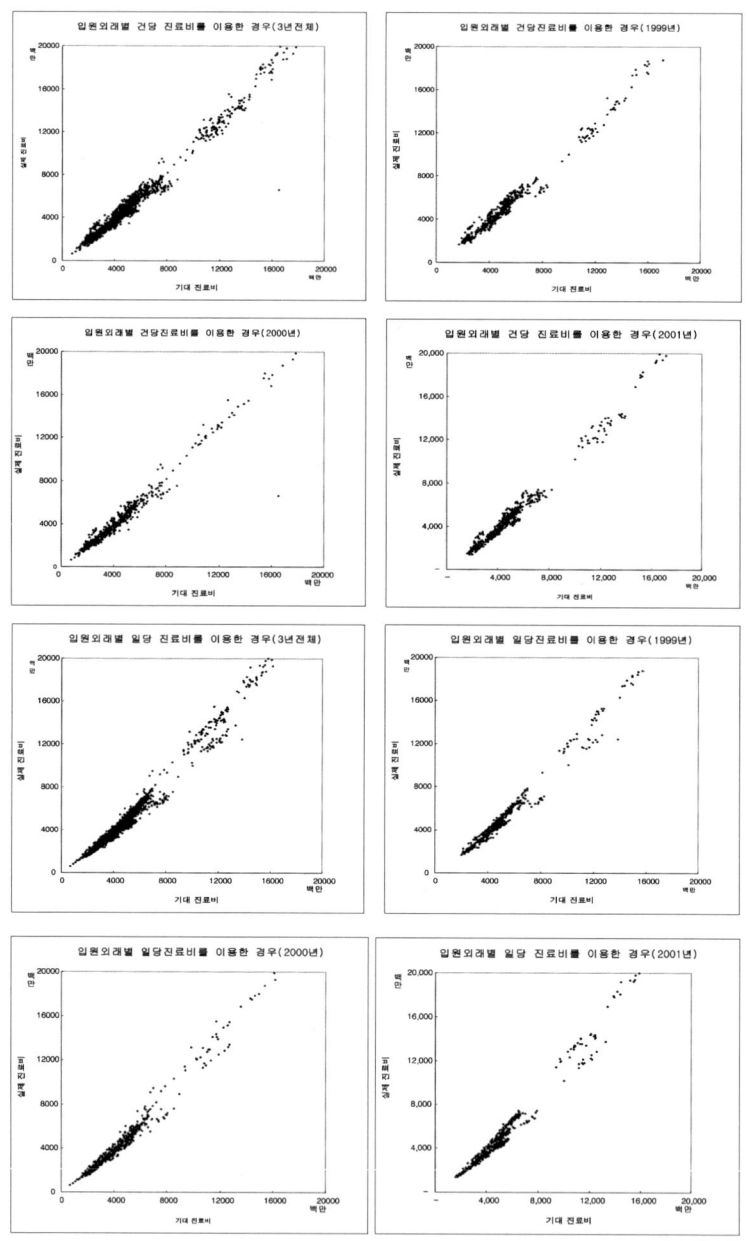

〈부록 그림 1〉 모형A1'과 모형A2'를 이용한 경우의 기대 진료비와
실제진료비 (1999~2001)

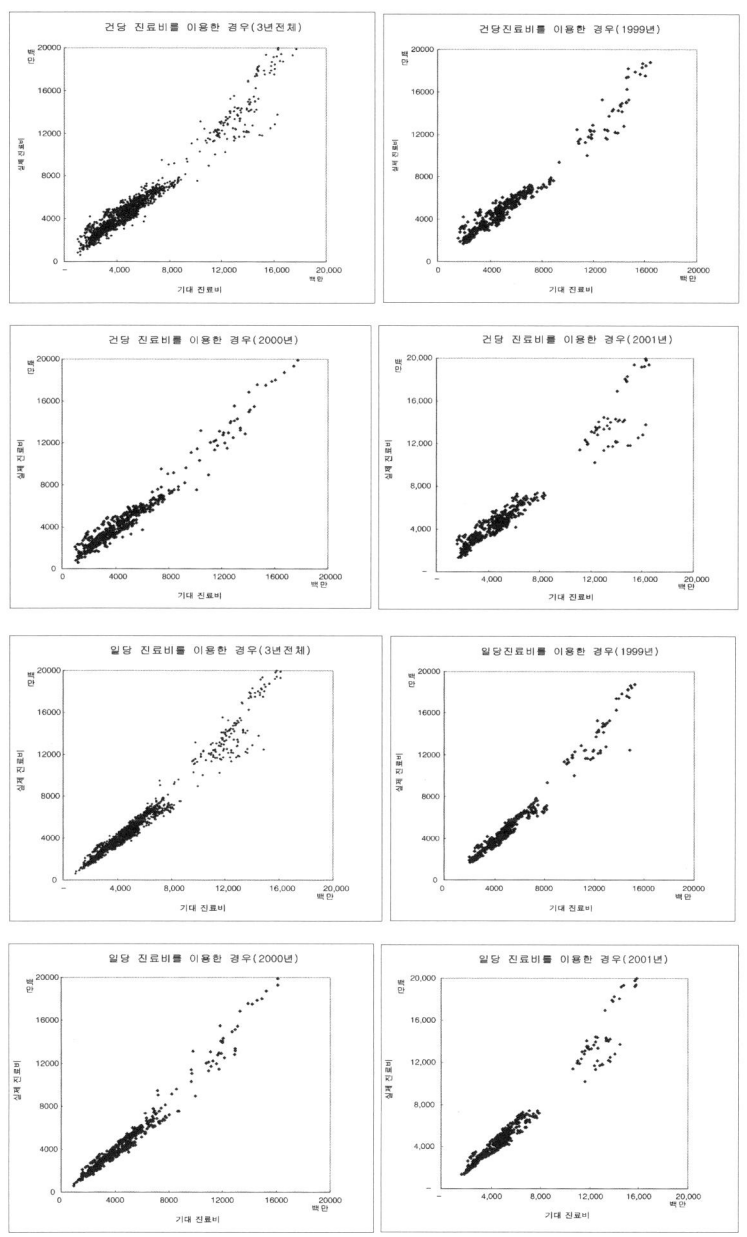

〈부록 그림 2〉 모형A1"과 모형A2"를 이용한 경우의 기대 진료비와
실제진료비(1999~2001)

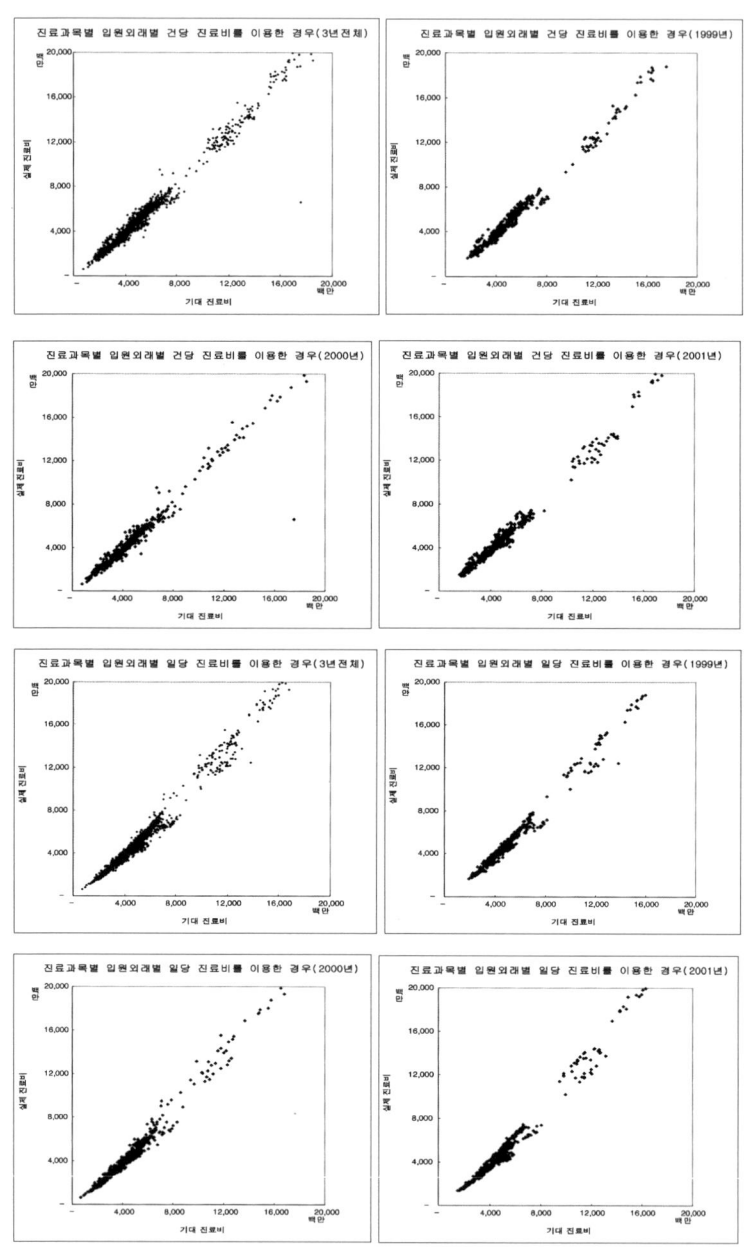

〈부록 그림 3〉 모형B1'과 모형B2'를 이용한 경우의 기대 진료비와
실제진료비(1999~2001)

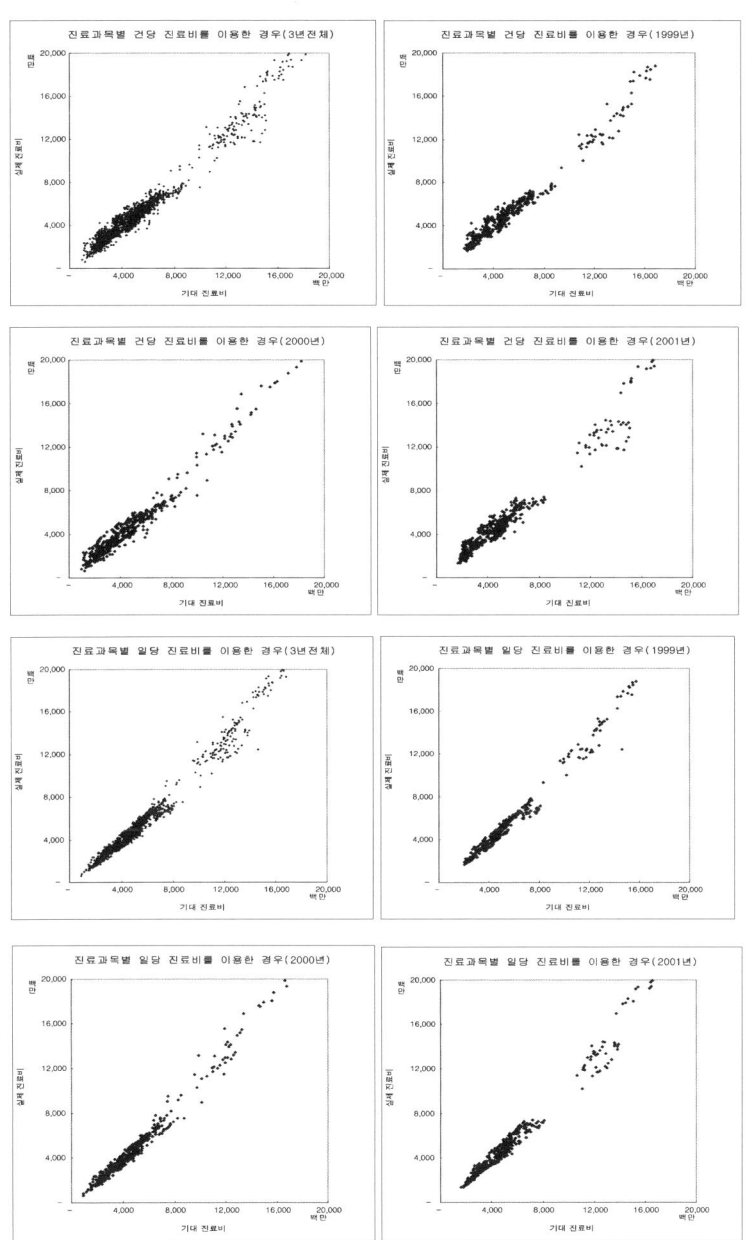

〈부록 그림 4〉 모형B1"과 모형B2"를 이용한 경우의 기대 진료비와
실제진료비(1999~2001)

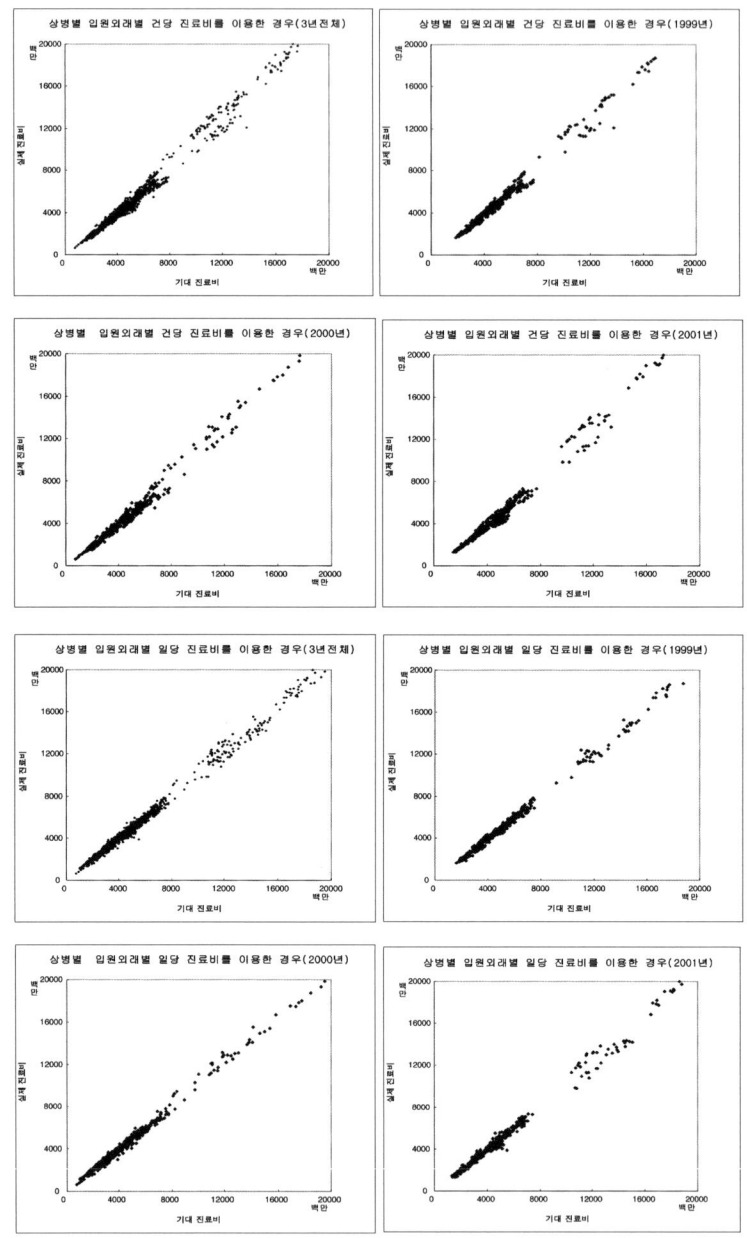

〈부록 그림 5〉 모형C1'과 모형C2'를 이용한 경우의 기대 진료비와
실제진료비(1999~2001)

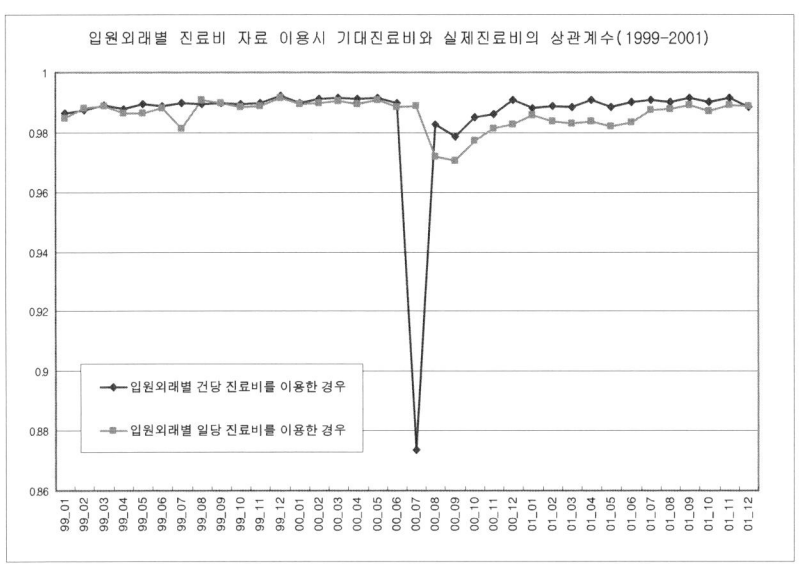

〈부록 그림 6〉 모형A1'와 A2'적용 시 기대 진료비와 실제진료비의 상관계수

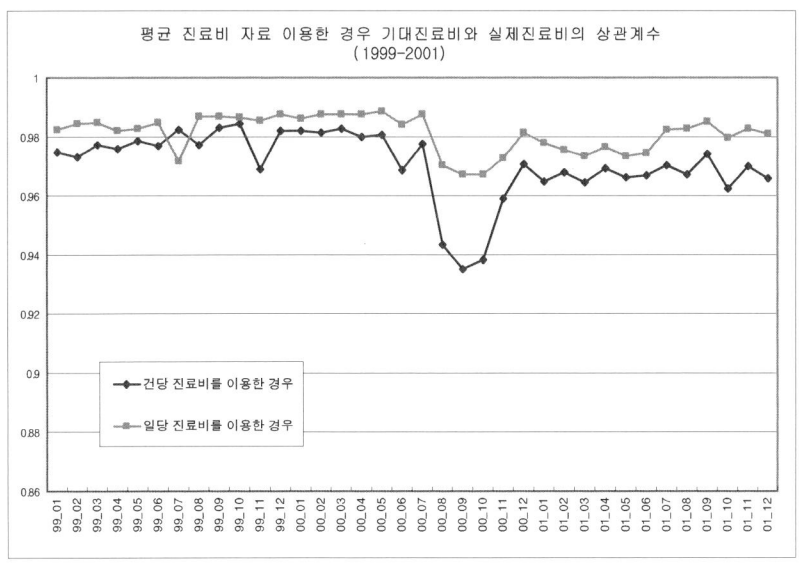

〈부록 그림 7〉 모형A1"와 A2"적용 시 기대 진료비와 실제진료비의 상관계수

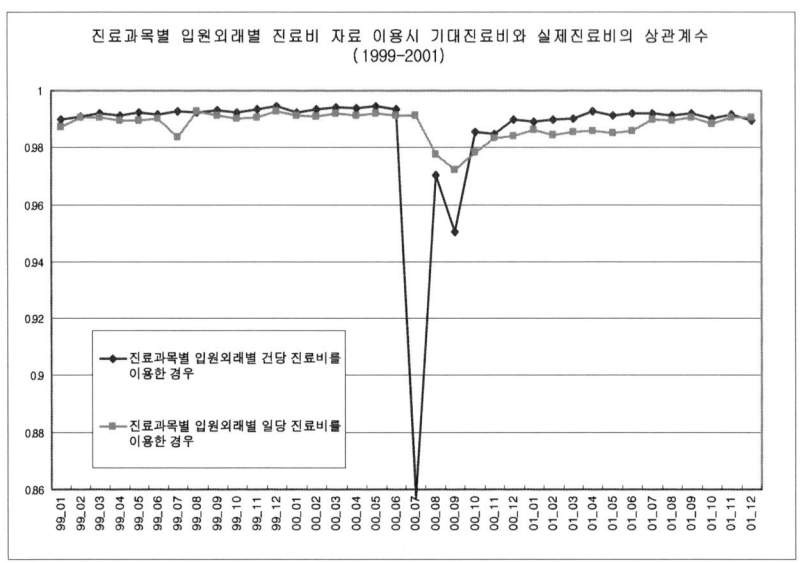

〈부록 그림 8〉 모형B1'과 B2'적용 시 기대 진료비와 실제진료비의 상관계수

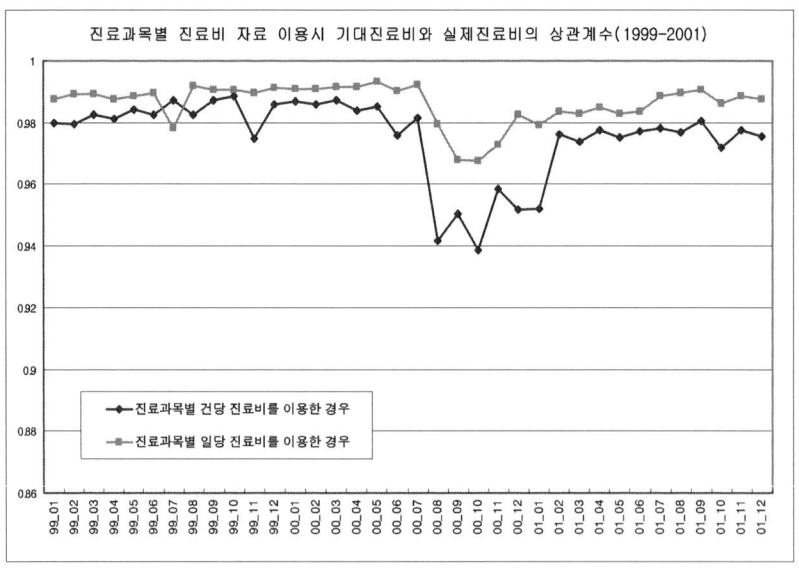

〈부록 그림 9〉 모형B1"과 B2"적용 시 기대 진료비와 실제진료비의 상관계수

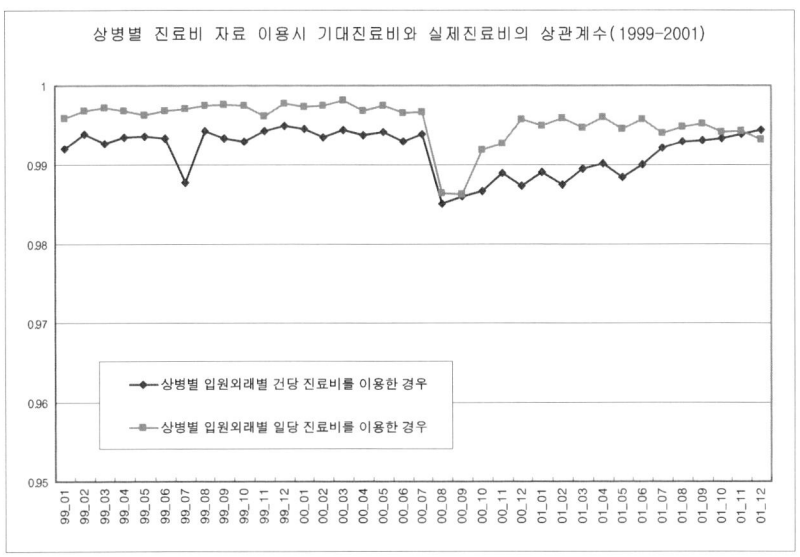

〈부록 그림 10〉 모형C1'과 C2'적용 시 기대 진료비와 실제진료비의 상관계수

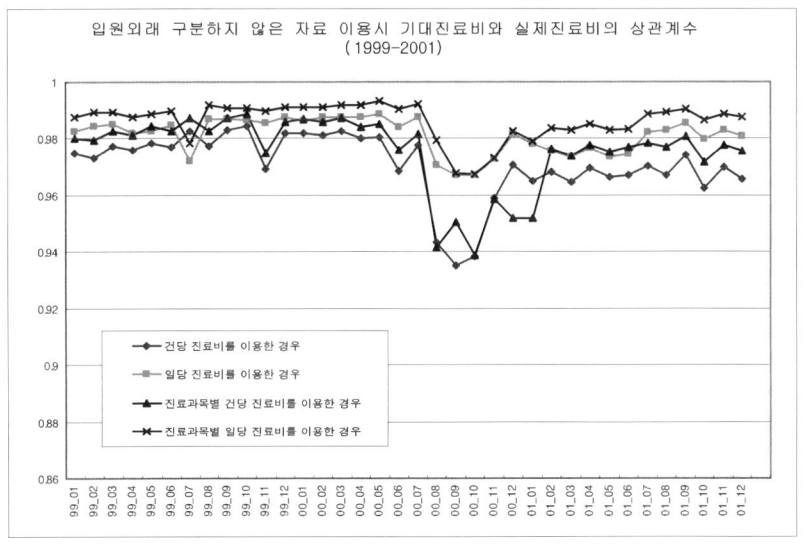

〈부록 그림 11〉 입원외래를 구분하지 않은 모형을 이용한 경우의
기대 진료비와 실제진료비의 상관계수(1999-2001)

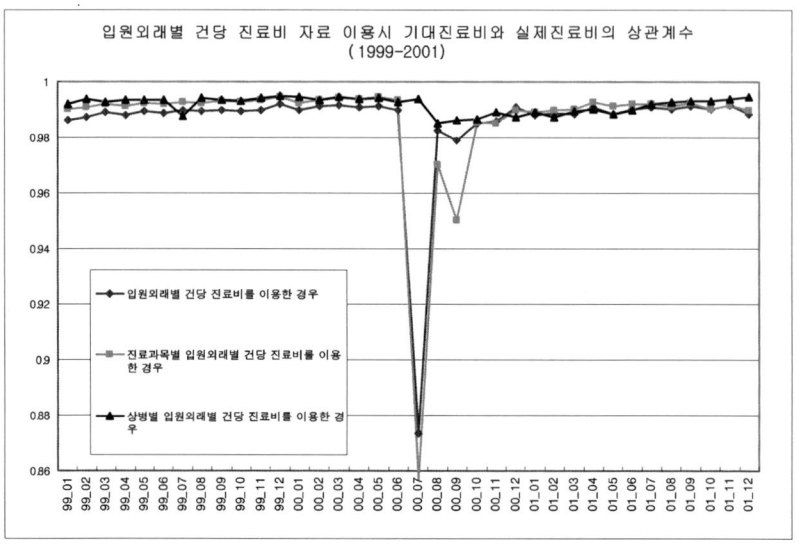

〈부록 그림 12〉 입원외래를 구분한 건당 진료비 모형을 이용한 경우의
기대 진료비와 실제진료비의 상관계수(1999-2001)

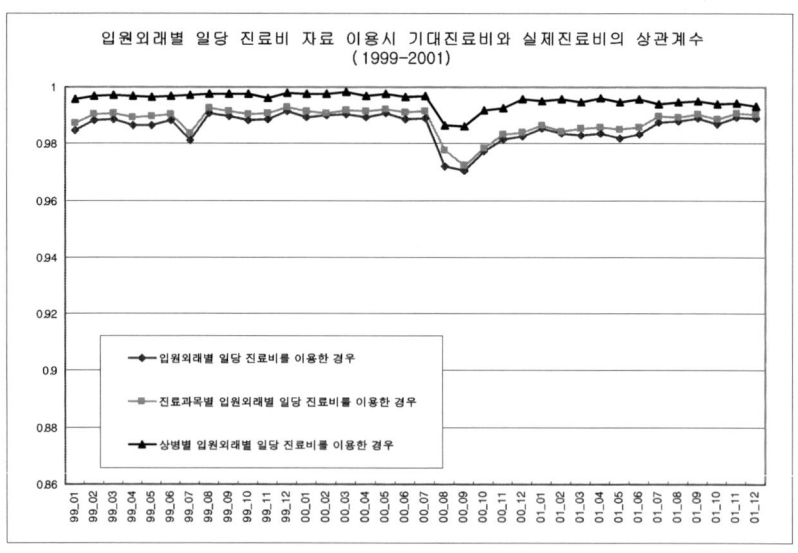

〈부록 그림 13〉 입원외래를 구분한 일당 진료비 모형을 이용한 경우의
기대 진료비와 실제진료비의 상관계수(1999-2001)

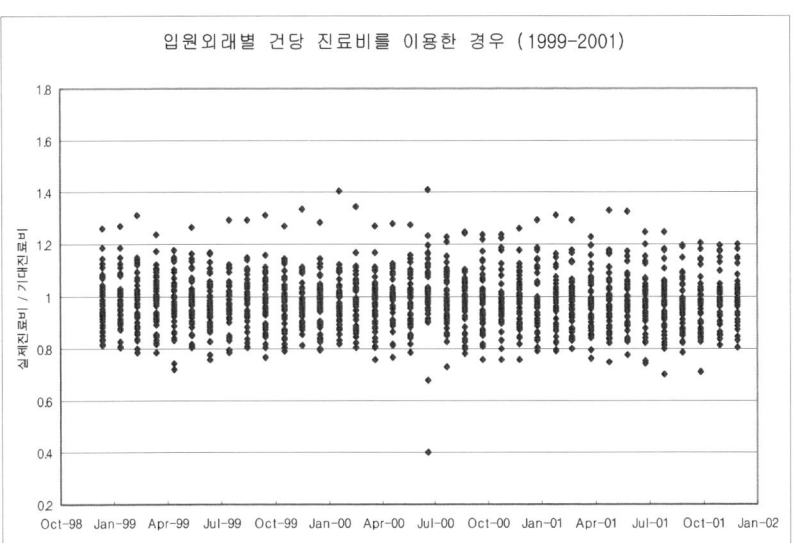

〈부록 그림 14〉 모형A1'를 이용한 경우의 기대 진료비와 실제진료비의 비

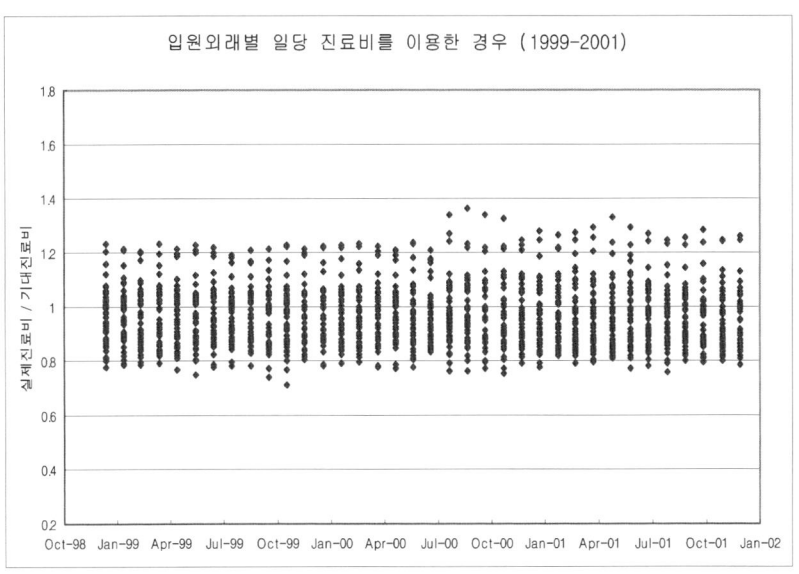

〈부록 그림 15〉 모형A2'를 이용한 경우의 기대 진료비와 실제진료비의 비

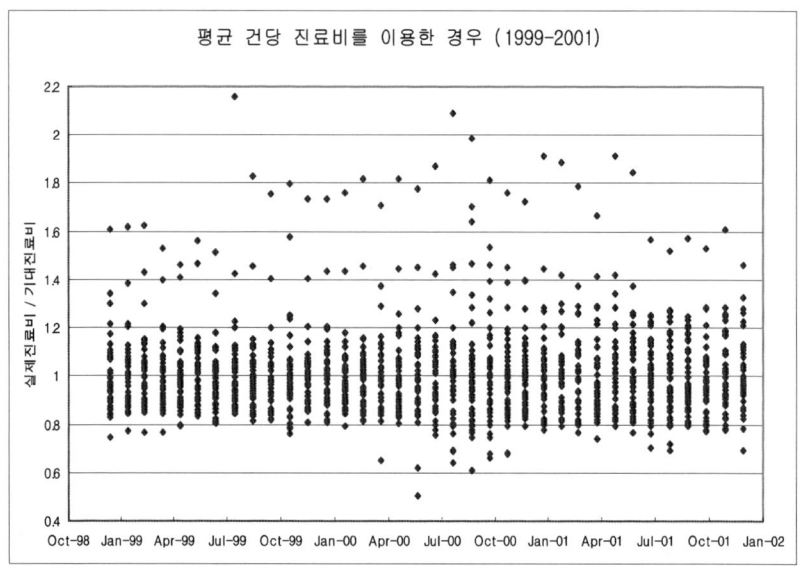

〈부록 그림 16〉 모형A1"를 이용한 경우의 기대 진료비와 실제진료비의 비

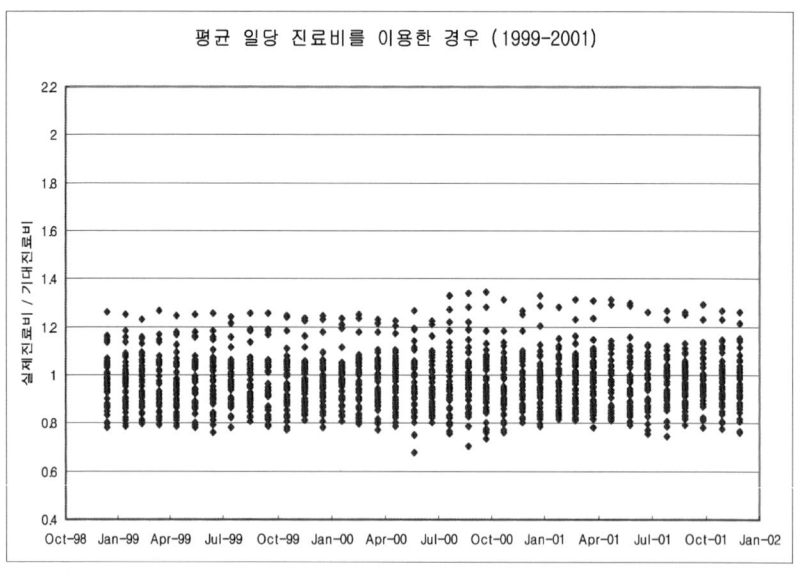

〈부록 그림 17〉 모형A2"를 이용한 경우의 기대 진료비와 실제진료비의 비

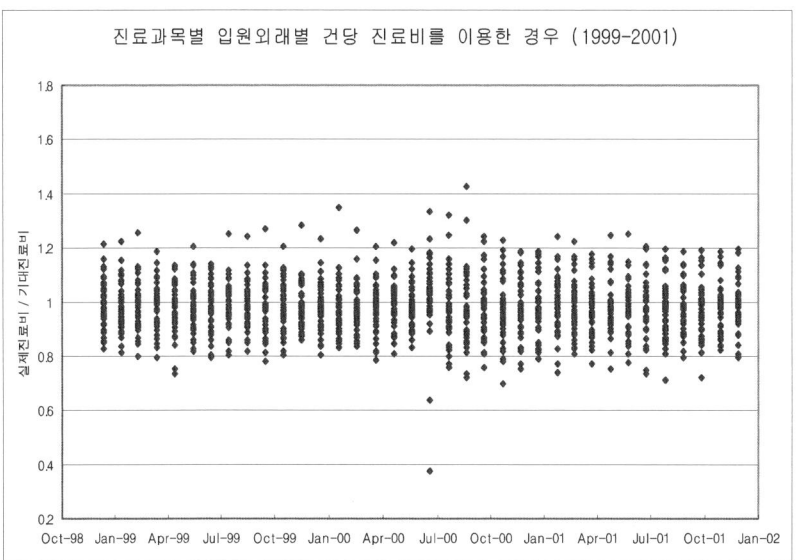

〈부록 그림 18〉 모형B1'를 이용한 경우의 기대 진료비와 실제진료비의 비

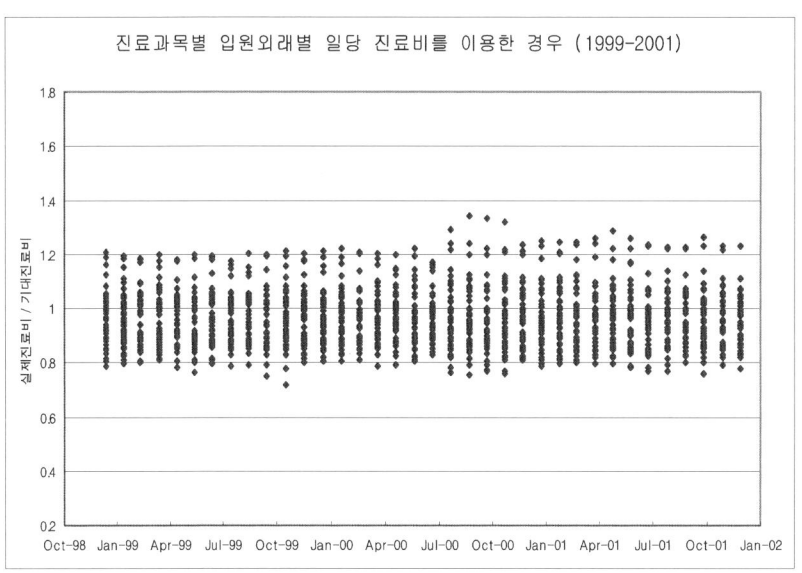

〈부록 그림 19〉 모형B2'를 이용한 경우의 기대 진료비와 실제진료비의 비

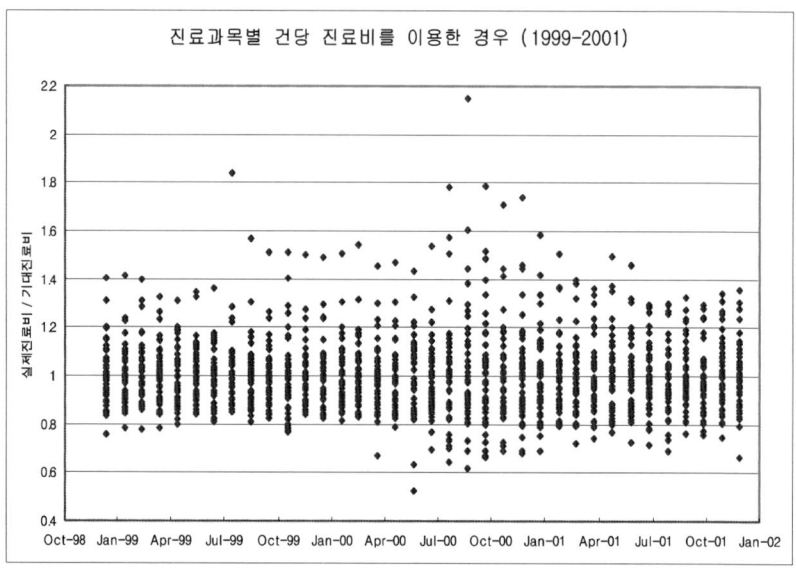

〈부록 그림 20〉 모형B1"를 이용한 경우의 기대 진료비와 실제진료비의 비

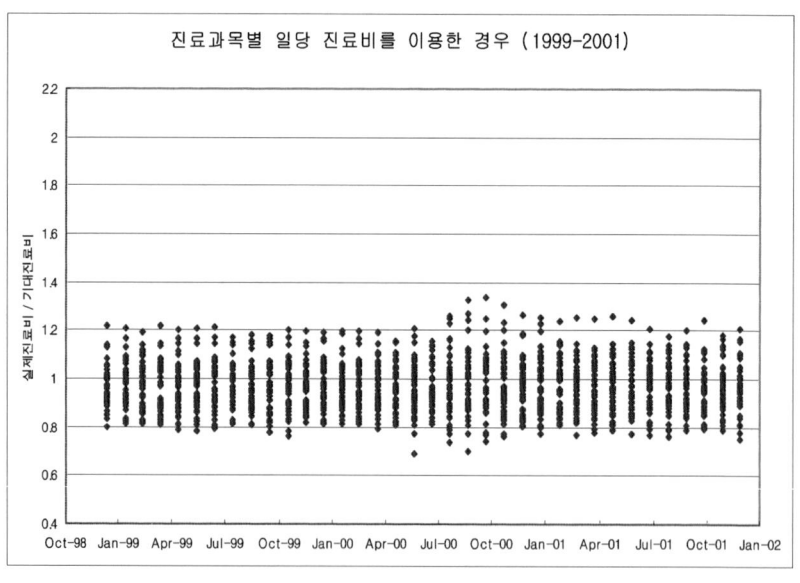

〈부록 그림 21〉 모형B2"를 이용한 경우의 기대 진료비와 실제진료비의 비

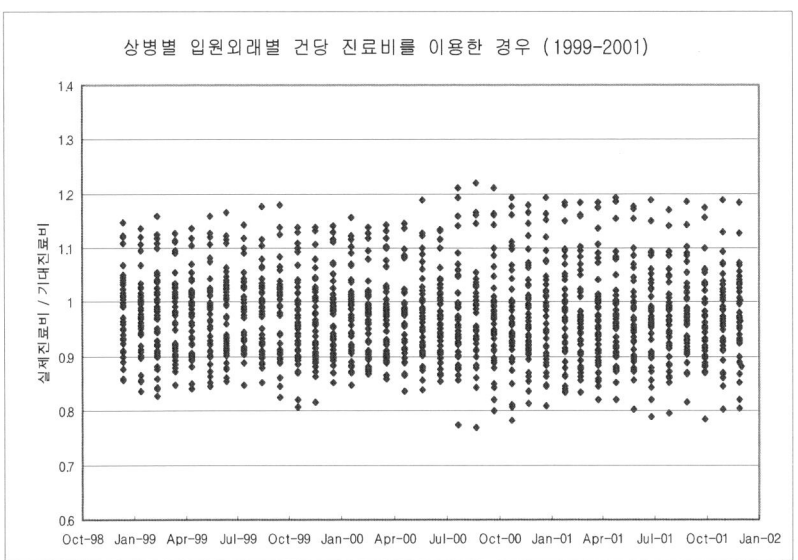

〈부록 그림 22〉 모형C1'를 이용한 경우의 기대 진료비와 실제진료비의 비

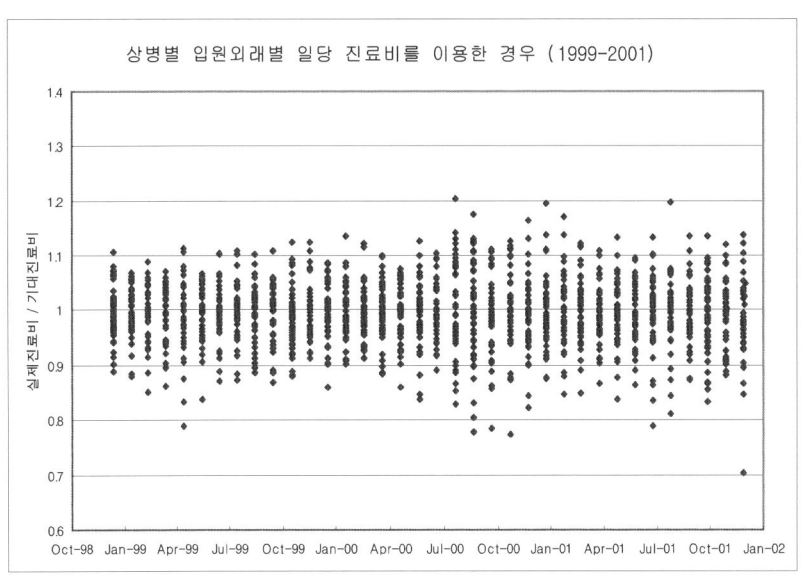

〈부록 그림 23〉 모형C2'를 이용한 경우의 기대 진료비와 실제진료비의 비

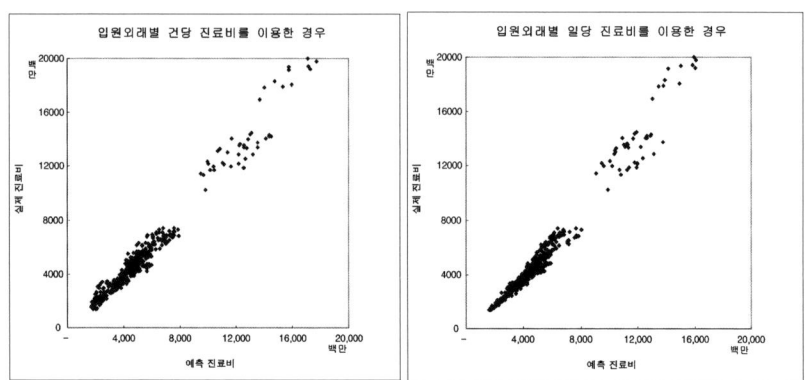

〈부록 그림 24〉 모형A1'과 모형A2'를 이용한 경우의
예측진료비와 실제진료비(2001년)

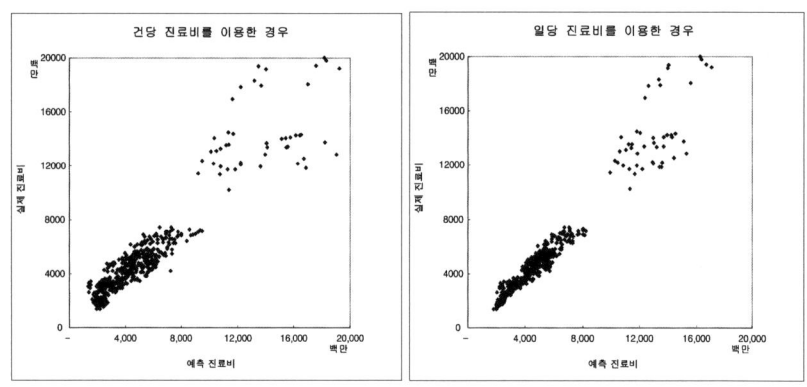

〈부록 그림 25〉 모형A1"과 모형A2"를 이용한 경우의
예측진료비와 실제진료비(2001년)

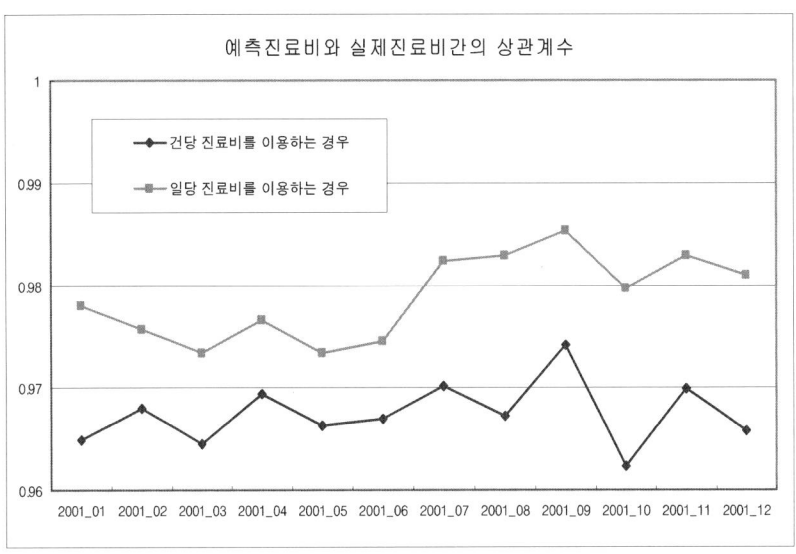

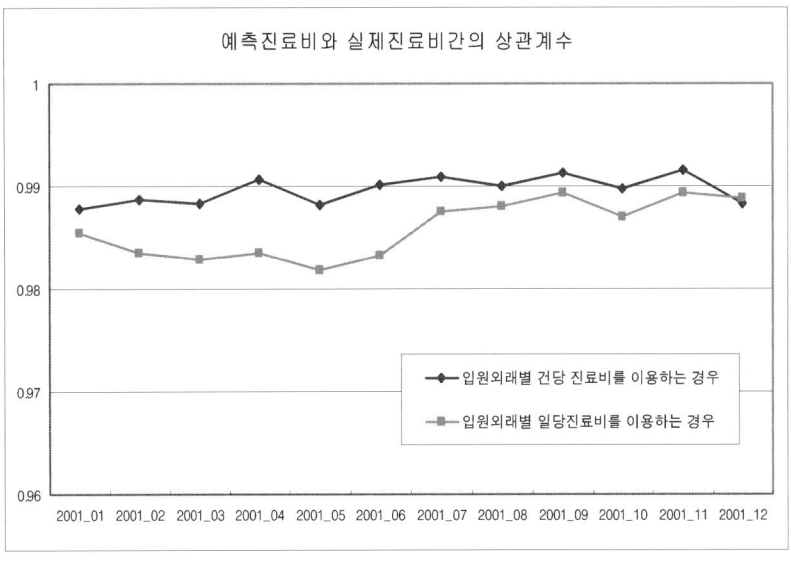

〈부록 그림 26〉 예측진료비와 실제진료비 간의 상관계수(2001년)

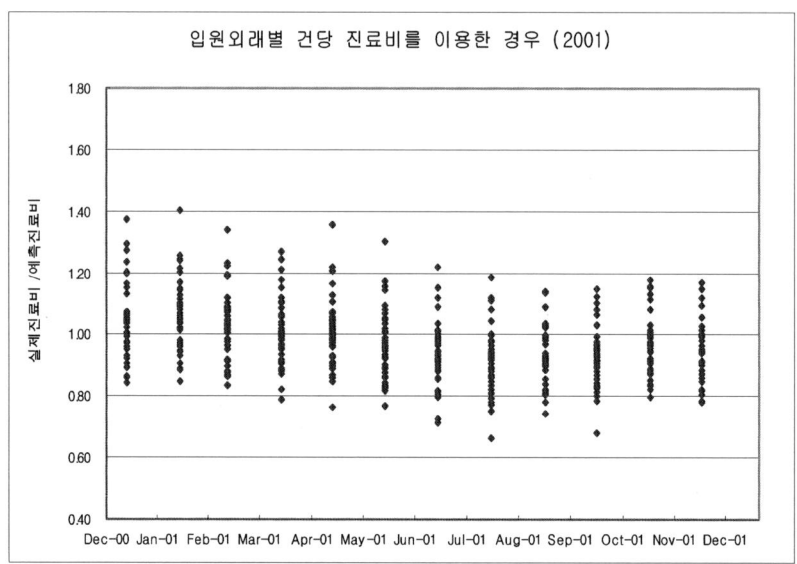

〈부록 그림 27〉 모형A1'을 이용한 경우 예측진료비와 실제진료비의 비

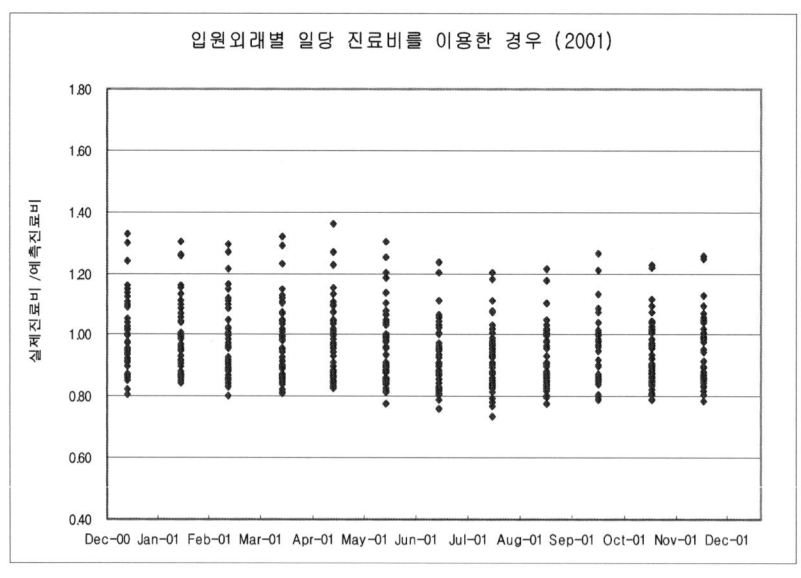

〈부록 그림 28〉 모형A2'을 이용한 경우 예측진료비와 실제진료비의 비

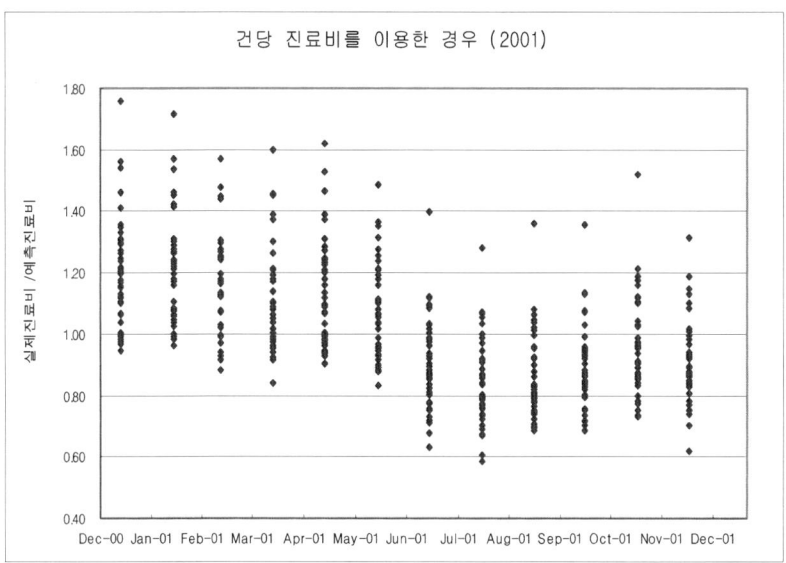

〈부록 그림 29〉 모형A1"을 이용한 경우 예측진료비와 실제진료비의 비

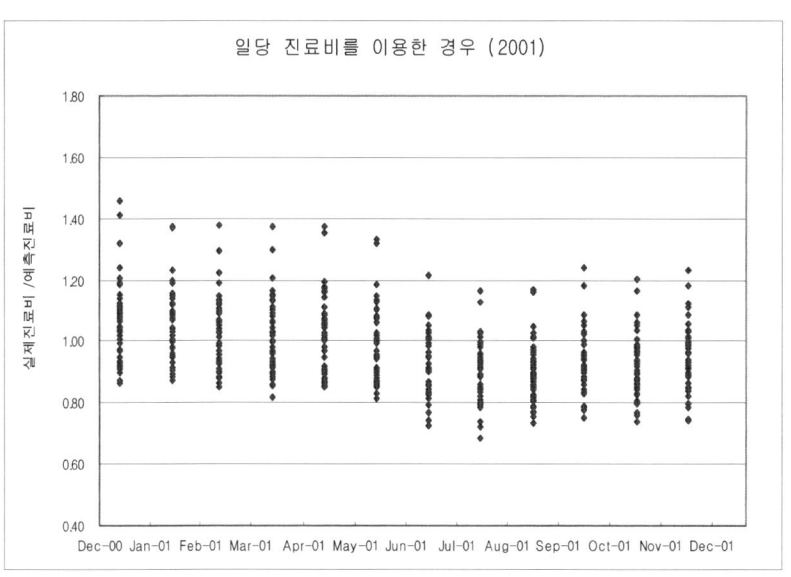

〈부록 그림 30〉 모형A2"을 이용한 경우 예측진료비와 실제진료비의 비

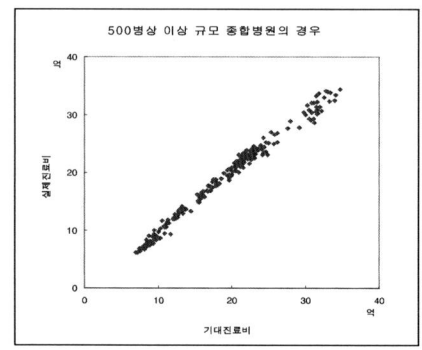

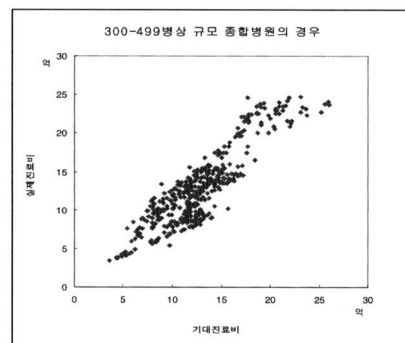 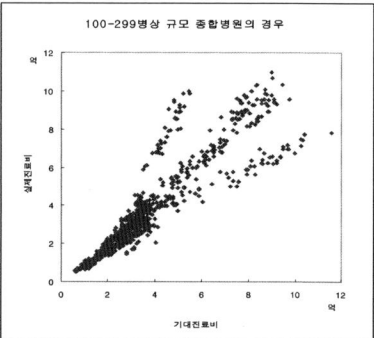

〈부록 그림 31〉 종합병원에 대한 모형A2'적용 시 기대 진료비와 실제진료비

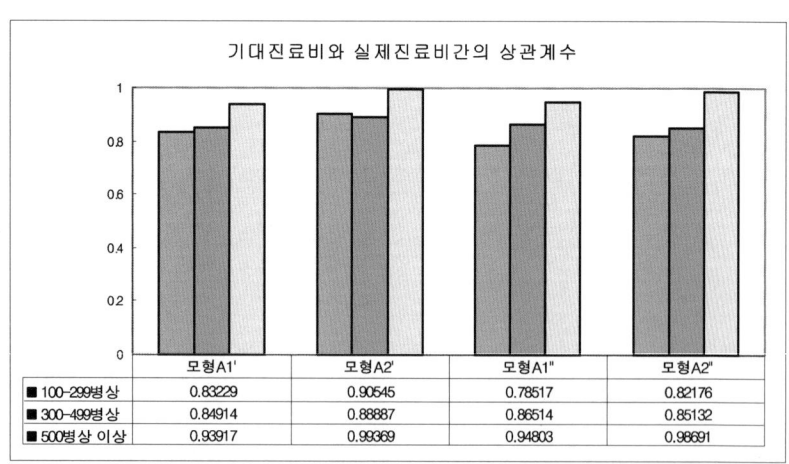

	모형A1'	모형A2'	모형A1"	모형A2"
■ 100-299병상	0.83229	0.90545	0.78517	0.82176
■ 300-499병상	0.84914	0.88887	0.86514	0.85132
■ 500병상 이상	0.93917	0.99369	0.94803	0.98691

〈부록 그림 32〉 기대 진료비와 실제진료비의 상관계수(3년 전체)

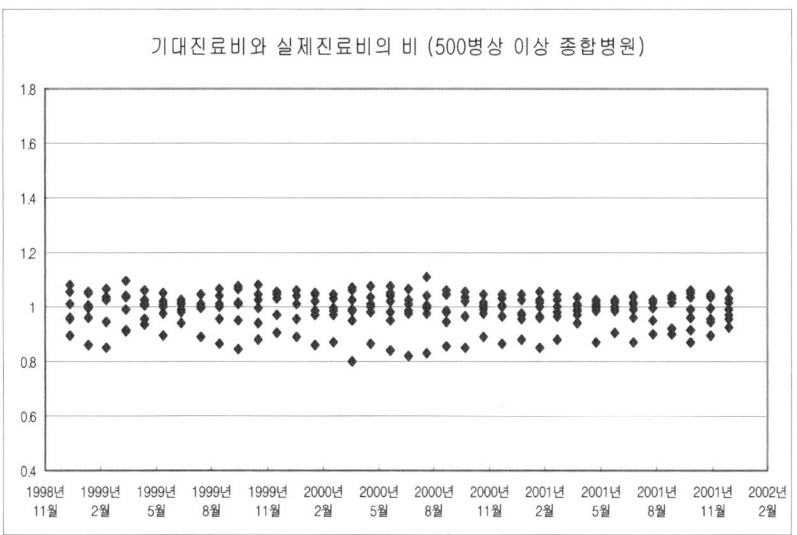

〈부록 그림 33〉 모형A2'적용 시 기대 진료비 대비 실제진료비의 비
(500병상 이상 종합병원의 경우)

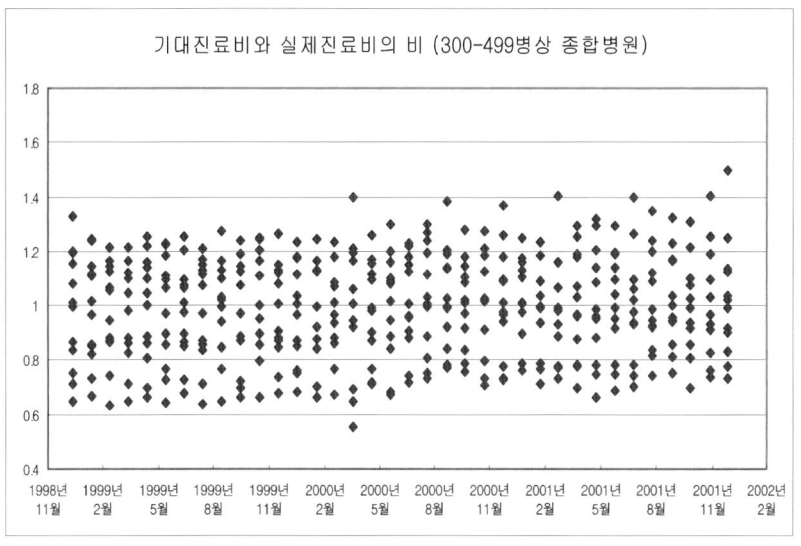

〈부록 그림 34〉 모형A2'적용 시 기대 진료비 대비 실제진료비의 비
(300-499병상 종합병원의 경우)

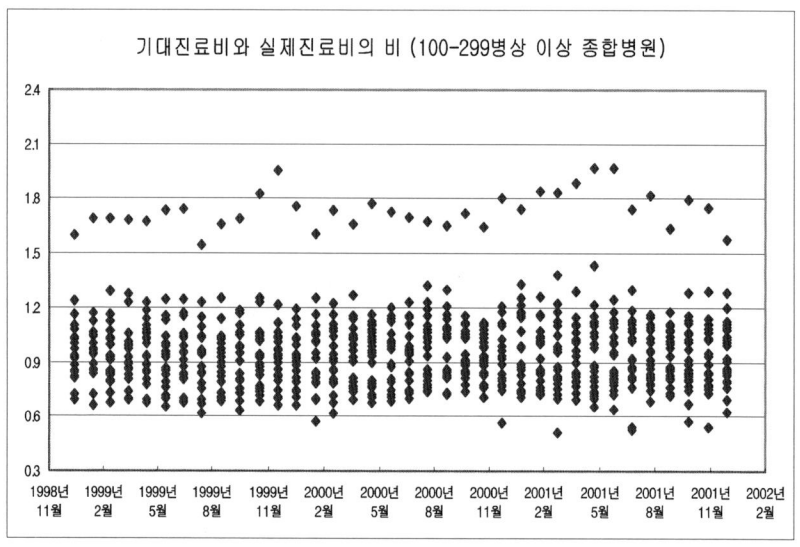

〈부록 그림 35〉 모형A2'적용 시 기대 진료비 대비 실제진료비의 비
(100-299병상 종합병원의 경우)

〈부록 표 1〉 각 모형별 기대 진료비와 실제진료비 간의 상관계수(1999-2001)

구분	3년 전체	1999년	2000년	2001년
모형A1'	0.98543	0.98913	0.97704	0.98969
모형B1'	0.98635	0.99222	0.97524	0.99097
모형C1'	0.99188	0.99289	0.99193	0.99116
모형A1"	0.97343	0.97780	0.97556	0.96719
모형B1"	0.97827	0.98291	0.97763	0.97419
모형A2'	0.98602	0.98752	0.98540	0.98583
모형B2'	0.98800	0.98965	0.98735	0.98767
모형C2'	0.99591	0.99688	0.99632	0.99466
모형A2"	0.98187	0.98336	0.98372	0.97881
모형B2"	0.98704	0.98844	0.98729	0.98567

〈부록 표 2〉 예측진료비와 실제진료비와의 상관계수

구분	예측진료비와의 상관계수	비고: 기대 진료비와의 상관계수
모형A1'	0.98479	0.98969
모형A1"	0.93657	0.96719
모형A2'	0.98387	0.98583
모형A2"	0.97112	0.97881

〈부록 표 3〉 outlier 색출을 위한 cut-off point 적용

cut-off point(관찰치를 가진 기관 수, 가장 많은 관찰치를 가진 기관의 관찰치수 / 전체 관찰치수)

모 형	cut-off point A	cut-off point B	cut-off point C
모형A1'	1.2(3, 30 / 38)	1.15(8, 33 / 86)	1.1(14, 35 / 187)
모형A2'	1.2(3, 32 / 72)	1.15(5, 36 / 106)	1.1(9, 36 / 160)
모형B2'	1.2(3, 20 / 49)	1.15(6, 33 / 98)	1.1(11, 36 / 153)
모형A2'	1.2(3, 32 / 72)	1.15(5, 36 / 106)	1.1(9, 36 / 160)
모형C1'	1.15(4, 22 / 46)	1.1(7, 36 / 125)	1.05(16, 36 / 246)
모형B2'	1.15(5, 2 / 6)	1.1(15, 12 / 68)	1.05(30, 27 / 262)
모형A1"	1.5(4, 33 / 38)	1.4(5, 35 / 64)	1.2(10, 36 / 147)
모형A2"	1.2(5, 34 / 65)	1.15(7, 36 / 103)	1.1(11, 36 / 167)
모형B1"	1.4(4, 23 / 35)	1.3(7, 30 / 72)	1.2(11, 34 / 143)
모형B2"	1.2(4, 22 / 31)	1.15(7, 34 / 69)	1.1(14, 36 / 162)

〈부록 표 4〉 모형A1'적용 시 outlier기관의 특성

기관번호	지역	병상 수	인력 수	평균월진료비	일당 진료비	건당 진료비
Y 2	서울	934	1,843	5,351	90,723	183,801
Y 3	서울	445	897	2,201	78,967	169,095
Y 4	서울	1,621	3,634	11,503	85,823	166,828
Y 9	서울	1,683	1,270	13,673	101,887	197,256
Y11	서울	671	775	2,192	77,025	189,554
Y13	서울	641	719	3,073	109,740	318,945
Y16	서울	418	674	1,920	73,456	162,054
Y18	서울	2,341	3,280	17,535	111,726	221,222
Y21	서울	1,364	1,564	11,612	99,884	196,169
Y23	부산	1,495	1,259	4,321	91,177	261,151
Y24	부산	947	1,477	5,262	91,659	198,089
Y25	부산	899	1,455	5,089	96,972	222,048
Y38	광주	1,162	1,734	6,082	93,876	195,342
Y40	대구	1,044	1,620	6,101	90,449	184,140
해당 기관 평균		1,119	1,586	6,851	92,383	204,692
전체 평균		953	1,366	4,948	89,154	187,685

〈부록 표 5〉 모형A2'적용 시 outlier기관의 특성

기관번호	지역	병상 수	인력 수	평균월진료비	일당 진료비	건당 진료비
Y 2	서울	934	1,843	5,351	90,723	183,801
Y 9	서울	1,683	1,270	13,673	101,887	197,256
Y12	서울	897	1,630	6,898	91,524	166,027
Y13	서울	641	719	3,073	109,740	318,945
Y18	서울	2,341	3,280	17,535	111,726	221,222
Y21	서울	1,364	1,564	11,612	99,884	196,169
Y27	경기	1,131	2,440	6,006	92,630	182,896
Y38	광주	1,162	1,734	6,082	93,876	195,342
Y40	대구	1,044	1,620	6,101	90,449	184,140
해당 기관 평균		1,244	1,789	8,481	98,049	205,089
전체 평균		953	1,366	4,948	89,154	187,685

〈부록 표 6〉 모형A1"적용 시 outlier기관의 특성

기관번호	지역	병상 수	인력 수	평균월진료비	일당 진료비	건당 진료비
Y13	서울	641	719	3,073	109,740	318,945
Y18	서울	2,341	3,280	17,535	111,726	221,222
Y23	부산	1,495	1,259	4,321	91,177	261,151
Y25	부산	899	1,455	5,089	96,972	222,048
Y27	경기	1,131	2,440	6,006	92,630	182,896
Y29	강원	962	1,326	4,435	95,528	230,892
Y33	대전	722	888	2,883	83,864	194,460
Y37	전북	883	1,177	3,532	92,474	209,355
Y39	광주	710	702	2,298	85,547	209,564
Y43	경남	758	995	3,008	85,607	223,316
해당 기관 평균		1,054	1,424	5,218	94,527	227,385
전체 평균		953	1,366	4,948	89,154	187,685

〈부록 표 7〉 모형A2"적용 시 outlier기관의 특성

기관번호	지역	병상 수	인력 수	평균월진료비	일당 진료비	건당 진료비
Y 9	서울	1,683	1,270	13,673	101,887	197,256
Y12	서울	897	1,630	6,898	91,524	166,027
Y13	서울	641	719	3,073	109,740	318,945
Y18	서울	2,341	3,280	17,535	111,726	221,222
Y21	서울	1,364	1,564	11,612	99,884	196,169
Y25	부산	899	1,455	5,089	96,972	222,048
Y27	경기	1,131	2,440	6,006	92,630	182,896
Y29	강원	962	1,326	4,435	95,528	230,892
Y38	광주	1,162	1,734	6,082	93,876	195,342
Y40	대구	1,044	1,620	6,101	90,449	184,140
Y43	경남	758	995	3,008	85,607	223,316
해당 기관 평균		1,171	1,639	7,592	97,257	212,568
전체 평균		953	1,366	4,948	89,154	187,685

<부록 표 8> 모형B1'적용 시 outlier기관의 특성

기관번호	지역	병상 수	인력 수	평균월진료비	일당 진료비	건당 진료비
Y 2	서울	934	1,843	5,351	90,723	183,801
Y11	서울	671	775	2,192	77,025	189,554
Y13	서울	641	719	3,073	109,740	318,945
Y18	서울	2,341	3,280	17,535	111,726	221,222
Y20	서울	797	1,205	3,549	78,146	159,506
Y21	서울	1,364	1,564	11,612	99,884	196,169
Y24	부산	947	1,477	5,262	91,659	198,089
Y38	광주	1,162	1,734	6,082	93,876	195,342
해당 기관 평균		1,107	1,575	6,832	94,097	207,829
전체 평균		953	1,366	4,948	89,154	187,685

<부록 표 9> 모형B2'적용 시 outlier기관의 특성

기관번호	지역	병상 수	인력 수	평균월진료비	일당 진료비	건당 진료비
Y2	서울	934	1,843	5,351	90,723	183,801
Y9	서울	1,683	1,270	13,673	101,887	197,256
Y12	서울	897	1,630	6,898	91,524	166,027
Y18	서울	2,341	3,280	17,535	111,726	221,222
Y21	서울	1,364	1,564	11,612	99,884	196,169
Y40	대구	1,044	1,620	6,101	90,449	184,140
해당 기관 평균		1,377	1,868	10,195	97,699	191,436
전체 평균		953	1,366	4,948	89,154	187,685

〈부록 표 10〉 모형B1"적용 시 outlier기관의 특성

기관번호	지역	병상 수	인력 수	평균월진료비	일당 진료비	건당 진료비
Y 7	서울	1,030	1,543	5,687	80,964	170,581
Y13	서울	641	719	3,073	109,740	318,945
Y18	서울	2,341	3,280	17,535	111,726	221,222
Y23	부산	1,495	1,259	4,321	91,177	261,151
Y25	부산	899	1,455	5,089	96,972	222,048
Y27	경기	1,131	2,440	6,006	92,630	182,896
Y29	강원	962	1,326	4,435	95,528	230,892
Y35	충남	930	1,030	3,036	85,380	191,168
Y37	전북	883	1,177	3,532	92,474	209,355
Y39	광주	710	702	2,298	85,547	209,564
Y43	경남	758	995	3,008	85,607	223,316
해당 기관 평균		1,071	1,448	5,275	93,431	221,922
전체 평균		953	1,366	4,948	89,154	187,685

〈부록 표 11〉 모형B2"적용 시 outlier기관의 특성

기관번호	지역	병상 수	인력 수	평균월진료비	일당 진료비	건당 진료비
Y2	서울	934	1,843	5,351	90,723	183,801
Y7	서울	1,030	1,543	5,687	80,964	170,581
Y9	서울	1,683	1,270	13,673	101,887	197,256
Y12	서울	897	1,630	6,898	91,524	166,027
Y13	서울	641	719	3,073	109,740	318,945
Y18	서울	2,341	3,280	17,535	111,726	221,222
Y21	서울	1,364	1,564	11,612	99,884	196,169
Y25	부산	899	1,455	5,089	96,972	222,048
Y27	경기	1,131	2,440	6,006	92,630	182,896
Y29	강원	962	1,326	4,435	95,528	230,892
Y37	전북	883	1,177	3,532	92,474	209,355
Y38	광주	1,162	1,734	6,082	93,876	195,342
Y40	대구	1,044	1,620	6,101	90,449	184,140
Y43	경남	758	995	3,008	85,607	223,316
해당 기관 평균		1,124	1,614	7,006	95,285	207,285
전체 평균		953	1,366	4,948	89,154	187,685

〈부록 표 12〉 모형C1'적용 시 outlier기관의 특성

기관번호	지역	병상 수	인력 수	평균월진료비	일당 진료비	건당 진료비
Y 9	서울	1,683	1,270	13,673	101,887	197,256
Y12	서울	897	1,630	6,898	91,524	166,027
Y14	서울	821	1,462	4,608	92,769	186,995
Y18	서울	2,341	3,280	17,535	111,726	221,222
Y21	서울	1,364	1,564	11,612	99,884	196,169
Y27	경기	1,131	2,440	6,006	92,630	182,896
Y29	강원	962	1,326	4,435	95,528	230,892
해당 기관 평균		1,314	1,853	9,252	97,993	197,351
전체 평균		953	1,366	4,948	89,154	187,685

〈부록 표 13〉 모형C2'적용 시 outlier기관의 특성

기관번호	지역	병상 수	인력 수	평균월진료비	일당 진료비	건당 진료비
Y 1	서울	591	854	1,867	73,252	157,509
Y 3	서울	445	897	2,201	78,967	169,095
Y10	서울	726	1,171	3,186	83,111	181,785
Y11	서울	671	775	2,192	77,025	189,554
Y13	서울	641	719	3,073	109,740	318,945
Y16	서울	418	674	1,920	73,456	162,054
Y17	서울	762	849	3,213	83,827	194,105
Y18	서울	2,341	3,280	17,535	111,726	221,222
Y19	서울	800	1,059	4,065	75,560	155,841
Y20	서울	797	1,205	3,549	78,146	159,506
Y21	서울	1,364	1,564	11,612	99,884	196,169
Y24	부산	947	1,477	5,262	91,659	198,089
Y25	부산	899	1,455	5,089	96,972	222,048
Y30	강원	606	634	2,005	72,708	169,448
Y37	전북	883	1,177	3,532	92,474	209,355
해당 기관 평균		859	1,186	4,687	86,567	193,648
전체 평균		953	1,366	4,948	89,154	187,685

⋙ 저자 약력 ⋘

고수경(高秀京)

서울대학교 간호학과 졸업(간호학사)
서울대학교 보건대학원 졸업(보건학 석사)
서울대학교 대학원 보건학과 졸업(보건학 박사)

국민건강보험공단 주임연구원
서울대학교 보건환경연구소 선임연구원
건강보험심사평가원 책임연구원
현재 한국화이자제약 의학부 Outcomes Research 부장

연구보고서 ⟫

「의료기관 종별 구분 개선에 따른 의료기관 종별 인정·평가 기준 개발」
「건강보험·산재보험·자동차보험과의 진료비 지불 및 심사체계에 대한 연구」
「국내외 사회보장 권리구제 제도 연구」
「인구고령화시대를 대비한 한방병원산업의 사회적 역할증대방안에 대한 연구」
「급성관상동맥증후군환자에 대한 clopidogrel의 비용−효과분석」
「천식의 사회적 비용」
외 다수

연구논문 ⟫

「Are league tables controlling epidemic of caesarean sections in South Korea?」
「The effects of patient cost sharing on ambulatory utilization in South Korea」
「현행 사회보험 권리구제제도의 문제점 및 개선방안」
「만성 B형 간염 약물치료대안의 비용−효과분석」
「고콜레스테롤혈증 약물치료대안의 비용−효과분석」
「제왕절개 분만율 발표 후 요양기관의 분만행태 변화」
「지불용의접근법을 이용한 간호서비스의 가격결정」
「우리나라 병원근로자의 임금체계에 대한 연구」
외 다수

병원 총액예산제

이 · 론 · 과 · 실 · 제

- 초판 인쇄   2007년 11월 20일
- 초판 발행   2007년 11월 20일

- 지 은 이   고수경
- 펴 낸 이   채종준
- 펴 낸 곳   한국학술정보㈜
           경기도 파주시 교하읍 문발리 513-5
           파주출판문화정보산업단지
           전화 031) 908-3181(대표) · 팩스 031) 908-3160
           홈페이지 http://www.kstudy.com
           e-mail(출판사업부) publish@kstudy.com
- 등   록   제일산-115호(2000. 6. 19)
- 가   격   28,000원

ISBN   978-89-534-7743-8 93510 (Paper Book)
        978-89-534-7744-5 98510 (e-Book)